U0198250

美学区种植成功之道
TECHNIQUES FOR SUCCESS WITH IMPLANTS IN THE ESTHETIC ZONE

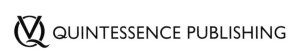

QUINTESSENCE PUBLISHING

Berlin | Chicago | Tokyo
Barcelona | London | Milan | Mexico City | Moscow | Paris | Prague | Seoul | Warsaw
Beijing | Istanbul | Sao Paulo | Zagreb

Techniques for
SUCCESS WITH IMPLANTS
in the Esthetic Zone

美学区种植成功之道

（德）阿恩特·哈佩
（Arndt Happe）
　　　　　　　主编
（德）格尔德·克尔纳
（Gerd Körner）

汤春波　主译

北方联合出版传媒（集团）股份有限公司
辽宁科学技术出版社
沈　阳

编者名单 Contributors

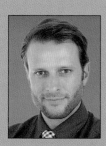

Christian Coachman, DDS, CDT
Founder
Digital Smile Design
São Paulo, Brazil

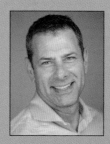

Tal Morr, DMD, MSD
Private Practice Limited to
  Prosthodontics
Miami, Florida

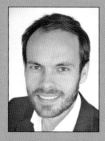

Vincent Fehmer, MDT
Division of Fixed Prosthodontics and
  Biomaterials
Clinic of Dental Medicine
University of Geneva
Geneva, Switzerland

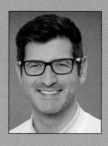

Daniel Rothamel, MD, DMD, PhD
Professor
Department of Maxillofacial and
  Plastic Surgery
University Hospital of Düsseldorf
Düsseldorf, Germany

Head of the Division of Maxillofacial
  Surgery
Protestant Hospital Bethesda
Mönchengladbach, Germany

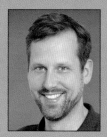

Pascal Holthaus, ZTM
Master Dental Technologist
Münster, Germany

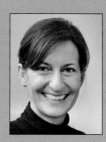

Irena Sailer, Prof Dr Med Dent
Head
Division of Fixed Prosthodontics
  and Biomaterials
Clinic of Dental Medicine
University of Geneva
Geneva, Switzerland

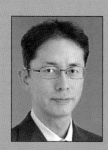

Tomohiro Ishikawa, DDS
Private Practice
Hamamatsu, Japan

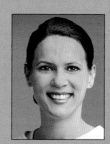

Anja Zembic, PD, DMD
Consultant
Department of Fixed and Removable
  Prosthodontics
University of Zürich
Zürich, Switzerland

主译简介 Translator

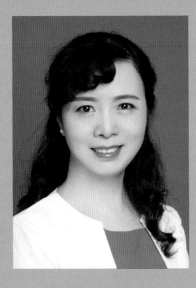

            汤春波，女，民革党员，1966年12月出生于江苏省淮安市。口腔临床医学博士，教授，主任医师，博士生导师，美国UCLA牙学院访问学者。本科毕业于南京医学院口腔系，2002年获吉林大学口腔临床医学硕士学位，2009年获南京医科大学口腔临床医学博士学位。现在南京医科大学附属口腔医院口腔种植科工作，并任科主任一职。曾获江苏省"六大人才高峰"高层次人才。承担或完成国家科技部中德合作课题子项目1项，国家级自然科学基金项目2项，省级和校级科学基金项目5项。共发表学术论文70余篇，其中SCI收录20余篇。参编专著3部。培养硕士研究生30余人，博士研究生10余人。获得国家发明专利2项，实用新型专利2项，软件著作权1项，江苏医学科技奖三等奖1项，江苏省医学新技术引进奖4项。

    参与学术团队和任职情况：中华口腔医学会口腔种植专业委员会常务委员，第三届江苏省口腔医学会口腔种植专业委员会主任委员，国际牙医师学院院士，国际口腔种植医师学会中国总会副会长，中国整形美容协会口腔整形美容分会常务理事。中国医师协会口腔医师分会口腔种植医师工作委员会委员，中华口腔医学会口腔颌面修复专业委员会委员，江苏省民革省委委员，民革南京医科大学基层委员会主任委员，南京市鼓楼区政协委员。目前担任《口腔医学》《口腔生物医学》《中国口腔种植学杂志》《临床口腔种植研究》《临床牙科种植学及相关研究》杂志编委。国家自然科学基金评审专家，江苏省重点学科评审专家，教育部研究生学位论文评审专家。

    主要研究方向：（1）重度骨萎缩的无牙颌患者种植修复及口腔功能重建；（2）数字化技术引导下的穿颧种植修复及口腔功能重建；（3）外胚层发育不全患者口腔功能重建；（4）种植体周围骨组织再生基础与临床研究；（5）种植体表面改性方法研究；（6）牙组织再生和干细胞的信号传导调控机制研究。

    临床业务专长：各种复杂病例的种植修复治疗，包括美学区种植修复、重度牙周病患者的即刻种植修复、颌骨缺损种植体倾斜植入、重度骨萎缩患者穿颧种植修复治疗以及数字化种植修复技术的应用等。获得的专利项目"种植牙开窗式转移杆""一种固定可拆卸式义齿""基于愈合基台牙颌模型的种植义齿个性化基台设计方法"，极大地为种植后口腔修复与重建提供了便利条件。率先在江苏省开展了"外胚叶发育不全"儿童的序列修复治疗，还给患儿们一个健康的童年和更加自信的人生。

译者名单 Translators

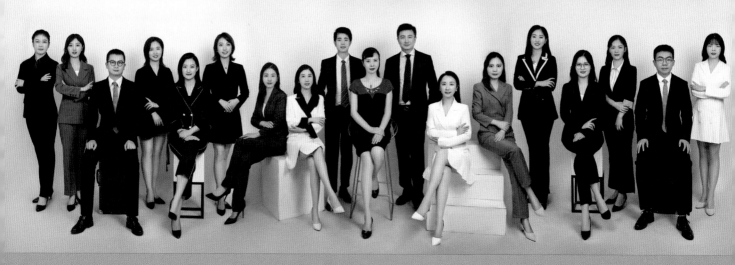

汤春波
南京医科大学附属口腔医院

刘 堃
合肥市口腔医院（安徽医科大学合肥口腔临床学院）

吴沂蓁
南京医科大学附属口腔医院

褚壮壮
南京医科大学附属口腔医院

李 北
南京医科大学附属口腔医院

聂鹤鹏
南京医科大学附属口腔医院

刘 琳
南京医科大学附属口腔医院

汪乔那
南京医科大学附属口腔医院

刘亚静
南京医科大学附属口腔医院

吴 瑾
南京医科大学附属口腔医院

吴 迪
南京医科大学附属口腔医院

葛雨然
南京医科大学附属口腔医院

吴奇蓉
南京医科大学附属口腔医院

雷 晨
南京医科大学附属口腔医院

延验喆
南京医科大学附属口腔医院

王 萍
南京医科大学附属口腔医院

张晓真
南京医科大学附属口腔医院

袁春平
南京医科大学附属口腔医院

序言 Foreword

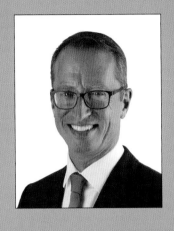

目前，口腔医生普遍持有一个错误的观念，即认为美学区种植体植入以及修复就像"扣篮"——属于简单的操作，尤其是与要求更高的种植体支持式全口义齿修复相比。虽然前牙区视野开阔，容易进行手术和修复，软硬组织的缺损区较局限，且该类患者往往更年轻，拥有更好的愈合能力，但是这并不意味着前牙美学区的修复是简单的——其实恰恰相反。

尽管前牙位点更容易进行操作，但种植体支持式修复以及取得邻近软硬组织的美学效果需要非常精准的种植体植入位点。种植体植入的位置和角度（以及修复）存在微小的偏差，都可能对最终效果产生严重影响。术前骨量和组织缺损的病例相对较少见，但是，当这些缺损确实存在时，往往位于最明显可见的区域。因此，治疗需要更多地关注细节和微创，最好采用显微外科技术来修复这些缺损。此外，需要进行美学区种植治疗的往往是年轻人，从而也带来了更大的挑战。治疗程序本身可能并不困难，但治疗后数年至数十年的美学和功能效果的维持是难题。

在过去的几年中，我们已获得大量关于借助种植修复来恢复美学效果的患者信息，我们从过去总结经验，那时我们常常热衷于尝试和实施"最新"的技术（通常没有充分的科学依据和临床经验），而不是真正满足患者的需求。

因此，鲜有对当前知识和提供可预测性、长期效果的临床技术进行总结的最新且全面的书刊。在本书中，Happe博士和Körner博士以及他们的团队实现了这一目标，为初学者以及经验丰富的外科医生和种植修复医生编写了一本独特且详尽的指南用书，以最容易理解的方式说明了如何在美学区植入种植体并进行修复治疗。作者通过当前外科、修复的原则和技术指导读者，包括治疗计划、基本美学准则到显微外科技术、CAD/CAM技术，以及在美学区进行更复杂、更具挑战性的种植修复治疗。本书罗列了所引用的科学出版物的详细清单，并采用循证的方法来汇总信息和选择最合适的技术。

我一直很敬佩Happe博士的科学贡献、渊博学识和临床技能，这些都在本书中体现得淋漓尽致。本书内容全面、科学严谨，且展示了卓越的临床操作，使其成为任何有志向的口腔医生必不可少的指南。我由衷地祝贺作者创作了这本最新的医学著作，并且期待读者能够跟随Happe博士及其团队，尽情享受本书所描绘的精彩旅程。

Markus B. Blatz, DMD, PhD
宾夕法尼亚大学牙学院
口腔预防与修复科学系
数字创新学院主席兼副院长

前言 Preface

"如果你想读一本还未被书写的书，那么你必定是完成书写的人。"

——TONI MORRISON

自20世纪90年代中期以来，我将种植体植入作为口腔外科手术训练的一部分，并致力于追求更自然的效果。熟悉美学区种植修复的人都会赞同这一点，仅在外科手术中追求自然，会带来一些令人沮丧的体验——尤其是在设定了较高的美学标准时。我很快发现，如果不将牙周病学、修复学和美学考虑在内，那么种植修复将不会取得令人满意的效果，因此我参加了与上述学科相关的一些会议和课程。但问题在于，当你投入到另一门学科时，全新的、大量的信息在等待着你去学习。此外，你还会意识到，其他学科诸如口腔正畸学、殆学、口腔技工学等也同样重要，这些使你在初始阶段就会不知所措。

随着时间的推移，你会获取经验，并且在学习的过程中能够更准确地筛选你需要的信息、评估各种技术的临床相关性。这些都会提高专业知识的确定性、专业性和实践性。然而，这并非易事，感谢所有读者和老师对我的宝贵支持和信任。我们经常以抽象的方式谈论"学习曲线"，却很容易忘记，美学区种植修复的失败案例是令人沮丧的，代价昂贵且痛苦不堪，但是它们和成功一样，都属于宝贵的经验。

作为一名年轻的口腔医生，我非常赞同出版

一本专门针对美学区种植修复的指南用书，而这也正是我们推出这本书的动力。当Körner博士和我决定写这本书时，市面上几乎没有任何涉及美学区种植修复的参考书籍。当我们着手本书时，一些知名学者的出版物恰好在一章或多章中涉及该主题。因此我们也思考过继续书写是否真的有意义？当我们怀着极大的兴趣阅读了这些作品后，发现每本书都能够以独特的方式吸引我们。同时因为本书将结合口腔其他相关学科，我们认为本书是对现有文献合适的补充。毕竟每本书都会以特定的方式反映出书写者的经验和人格魅力。

令我们感到高兴的是，我们得到了业内人士的关注和支持，其中一些已经和我们成为朋友，他们乐意提供自己独特的专业知识和见解，也因此极大地丰富了本书的内容。通过本书，我们希望所有感兴趣的同道一起参与到牙周病学、种植治疗和口腔修复以及美学区种植修复方案的理解与探索中。希望我们对本书的激情可以为读者点燃一束光。

Arndt Happe

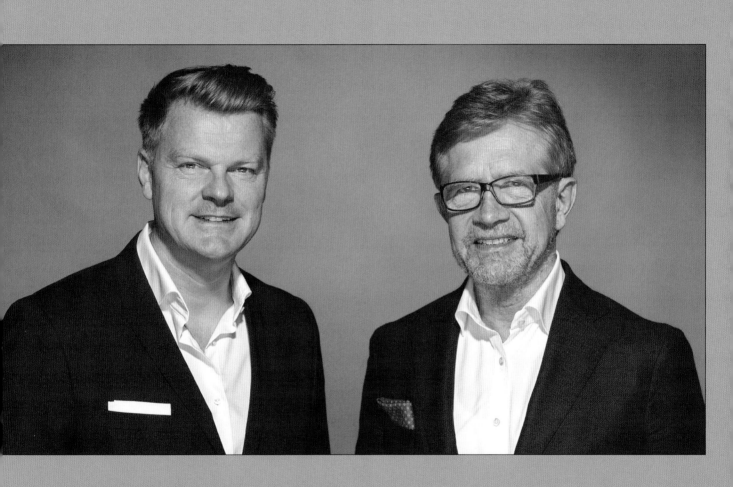

译者前言 Preface

长期以来，评价种植治疗成功与否的指标一直是种植体的存留率，其美学指标却常常被忽略。行使功能往往是种植修复的第一要求，但在前牙美学区，美学效果满意度才是患者最关注的问题。如何获得良好的美学效果，与剩余软硬组织的数量和质量、种植体植入的三维位置以及基台和修复体的选择密切相关。目前，与口腔种植相关的图书层出不穷，却很少有学者将目光聚焦于前牙美学区这一最受瞩目的口腔区域。

由Happe博士、Körner博士以及他们的专家团队所编写的《Techniques for success with implants in the esthetic zone》于2019年出版，为广大的口腔种植医生提供了一本详尽的美学区操作指南。在这本书中，作者从美学区种植的手术设计、美学分析、外科操作、软硬组织增量、二期手术方式到最终的修复体设计及并发症处理都做了细致的整理。结合丰富的病例图片，对当前的理论知识和临床技术进行了全面的总结，无论是初学者还是临床经验丰富的种植医生，都可以通过此书对美学区种植技术达到更深层次的理解。

近10年来，我国口腔种植需求大量增加，种植相关技术也得到了快速发展。因此，很多医生已经错误地将美学区种植划归为比较简单的临床技术，但事实并非如此。由于需要进行美学区种植治疗的患者大多数为年轻人，这意味着对美观的要求更高，操作过程中微小的偏差都可能对最终的修复效果造成严重影响。实现了牙缺失的功能性修复，同时努力实现其美学修复效果，这是口腔种植由初级向高级的发展过程。此外，在未来的数年甚至数十年中，美观及功能的维持也是我们需要关注的难题。

我本人及团队骨干成员将Happe博士和Körner博士主编的《Techniques for success with implants in the esthetic zone》译成中文，并将书名翻译为《美学区种植成功之道》，希望借此帮助临床种植医生正视美学区种植技术的重要性，并为他们提供详尽的治疗思路和外科修复操作指南，最终引导美学区种植走向成功的道路。希望我国同行们在未来的种植发展中，更多地关注种植修复的美学指标，达到功能与美学并存。

2021年秋 于南京

目录 Contents

1

简介
Introduction

/ Arndt Happe, Gerd Körner

在学术界，对种植治疗后的美学评估长期以来一直被忽略。评价种植治疗成功与否的传统方法是记录存留率，但这些仅能表明种植体能否在口腔中行使功能。在规定的时间内诸如种植体的稳固性和牙槽骨水平的最小改变等因素已被认作评价种植体骨结合以及种植体成功与否的指标[1]。之后，口腔医学相关文献中有学者提出了牙颌面区域美学的个性化评价标准，并针对种植修复的美学评价标准进行了系统的讨论[2-8]。

从患者的角度来看，种植体周围软组织和上部修复结构的外观是种植修复成功的一个重要指标（图1-1）。2003年，Vermylen等[8]发表了一项有关单颗牙种植修复的患者满意度调查，结果表明，美学效果满意度是患者主要关注的问题。

古希腊时期，柏拉图和亚里士多德在美与美学的背景下针对对称性进行了讨论。但是实际上人的肉眼能发现多少对称或不对称？2006年，Kokich等学者[9]对这个话题进行了探索，并比较了非专业人员、口腔全科医生和正畸专科医生对于牙齿审美之间的偏差。为此，他们使用图像处理程序巧妙地设计了7个女人的笑容。对牙冠长度、牙冠宽度、中线偏差、牙间隙、龈乳头高度以及黏膜与嘴唇的关系进行了极微小的变动。然后由3组人员对图像进行评估。结果表明，正畸专科医生对牙齿状况的评估比口腔全科医生和非专业人员更细致。3组人员都能够发现单侧牙冠宽度2mm的差异。当一侧中切牙龈缘的变化仅为0.5mm时，只有受过培训的口腔医生能够识别出来，非专业

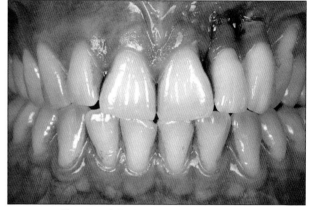

图1-1 / 尽管上颌左侧侧切牙和尖牙处的种植体已进行多年的功能负载，但由于美学效果太差，对该患者而言这样的结果不算成功。

人员仅能识别1.5mm以上的变化。3组人员都能发现牙间隙，且双侧龈乳头高度变化比单侧更醒目。正畸专科医生和非专业人员都认为牙龈暴露超过3mm是不美观的[9]。

Gehrke等[10]进行了类似的研究，调查了对称与非对称情况对邻接区龈乳头的长度和位置的影响，以比较口腔医生和非专业人员的美学敏感性。通过参考数字化设计的理想牙列图片，改变图片中龈乳头高度和冠向接触点的位置，采用问卷调查的方式，105名口腔医生和106名非专业人员对图片进行评估，然后对问卷结果进行分析。作者得出结论，龈乳头的缺失与中线处的"黑三角"能够被非专业人员和口腔医生所发现，但就美学影响方面的判断却有所不同。非专业人员可以容忍逐渐丧失的龈乳头，由于接触点的延长，剩余的间隙完全被黏膜充满，从而避免了"黑三

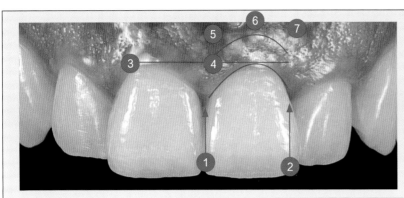

粉色美学评分

1. 近中龈乳头
2. 远中龈乳头
3. 边缘黏膜的高度
4. 软组织的轮廓（外形）
5. 牙槽骨隆突（凸度、骨量）
6. 软组织的颜色
7. 软组织的质地

图1-2 / 粉色美学评分：Fürhauser等提出用于评估种植体周围软组织情况的指数[13]。

角"的形成。在评估接触点或龈乳头高度的不对称变化方面，口腔医生的评判则更为苛刻。

2004年，Belser等[11]批判了一个事实，即临床试验忽略了种植修复体的形态，在有关前牙种植修复临床效果的综述中，"尽管美学区种植修复在文献中有充分记载……但其中大部分研究并没有明确的美学参数"[11]表明在科学研究中美学效果记载不充分，也没有作为评价种植修复成功的标准。

口腔评分

在口腔医学领域已有很多客观的衡量标准用来评估美学缺陷。在2005年，Meijer等[12]提出了白色美学评分（white esthetic score，WES）来评估种植修复体的美学效果。该指数根据9个参数评估并记录牙冠和软组织的外观。此外，Fürhauser等[13]发表了一个仅用于评估种植体周围软组织的指标，称为粉色美学评分（pink esthetic score，PES）（图1-2），包括7个用于描述软组织情况的参数，从0到2进行评分，最高评分为14分。2009年，Belser等[14]提出了简化指数，同时评估软组织和上部修复结构，结合PES/WES得分，涵盖用于评估修复体和种植体周围软组织的5个参

数，最高评分为10分。

患者相关因素

对初诊患者进行诊断评估是理所当然的，包括某种形式的筛查以检查各种疾病。例如牙周筛查指数（periodontal screening index，PSI）可以识别或排除牙周炎；颞下颌筛查用以评估颞下颌关节和受累肌肉的情况[15]。因此，在患者进行种植治疗之前，应筛查美学风险因素以识别美学风险高的患者。目前国际上已建立一种用于评估种植治疗风险的方法，称为SAC分类，该分类将病例分为简单、中等和复杂3个级别[16]。

唇部张力

笑线影响风险评估。根据Fradeani的研究[17]，低笑线者最多暴露上颌前牙的75%，中等笑线者暴露上颌前牙的75%～100%以及龈乳头顶端，高笑线者暴露100%的上颌前牙以及唇侧软组织。大约20%的人为低笑线，70%的人为中等笑线，10%的人为高笑线。女性的笑线更倾向于高笑线[18]。因为高笑线的患者会暴露唇侧软组织，所以该区域的退缩或其他美学问题会较易被发觉，而在低

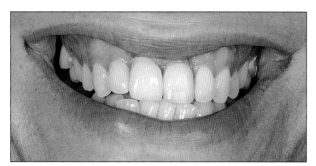

图1-3 / 高笑线患者，上颌中切牙区暴露出美学和功能均较差的种植体周围软组织情况。

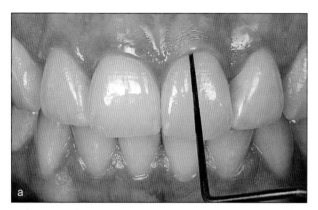

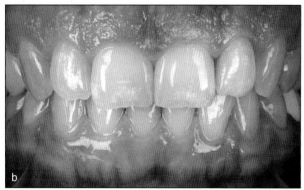

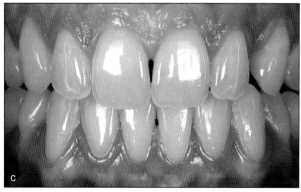

图1-4 / （a）临床上，借助牙周探针可以确定牙周生物型。两种组织类型：（b）厚的牙周生物型，具有坚硬的纤维组织和扁平的龈乳头轮廓（扇贝形）；（c）薄的牙周生物型，组织脆弱、透明且龈乳头轮廓较高。

笑线的患者中则不易被注意到（图1-3）。

组织表型

另一个典型的患者相关因素是牙周组织表型，也称为牙周形态或牙周生物型。根据Müller等[19]的研究，75%的患者龈缘组织厚度（咀嚼黏膜）小于1mm，只有25%的患者龈缘组织厚度大于1mm。Kois[4]和Kan等[20]推测不同的组织类型对医源性或炎性创伤的反应也不同，因此对治疗方案的可预测性产生影响。临床病例表明，与厚的纤维结缔组织相比，薄的组织更容易因手术创伤产生瘢痕和退缩反应。

Kan等[20]的一项临床试验表明，生物型较厚的患者，其单颗牙种植体周围组织的尺寸（例如邻接区龈乳头的组织厚度）也较大，从而影响美观。对于即刻种植而言，牙周生物型为薄型的患者明显比厚型患者更容易发生软组织的严重退缩[21]。

通常情况下，直接测量各类组织的厚度是不现实的。在临床实践中，可基于牙周探针透过牙龈边缘所显示的透明度进行测量（图1-4a），De Rouck等[22]在2009年提出此方法，并通过100名患者的测试结果表明该方法与直接测量的结果相近。在2010年，Kan等[23]的一项前瞻性临床试验表明，仅靠视觉确定生物型而不依靠牙周探针，并不是一种可靠的方法。组织厚度对于修复材料的选择也有很大影响（请参见第11章）。

龈乳头和扇贝形结构

龈乳头即所谓的扇贝形结构在评估种植体周围软组织的所有评分中都起着重要作用。扇贝形结构描述了唇侧龈缘和龈乳头顶点之间的水平差异有多大，以及因此导致的牙龈轮廓起伏的多少。种植修复时，平坦而宽大的龈乳头（图

1-4b）往往比高而窄的龈乳头[4]（图1-4c）更容易重建。Jemt[24]提出了一项指数来评估和分类龈乳头情况：

- 0：无龈乳头。
- 1：一半以下的牙间隙被龈乳头填充。
- 2：一半及以上的牙间隙被龈乳头填充。
- 3：龈乳头充满牙间隙（即龈乳头尺寸合适）。
- 4：龈乳头增生。

2001年，Choquet等[25]报告称在单颗牙种植修复中，龈乳头的重建在很大程度上取决于种植体周围骨的垂直位置，并且需要满足牙冠接触点与牙槽骨之间的距离≤5mm。Kan等[20]也发现在单颗牙种植中，龈乳头区的组织高度取决于相邻牙齿的附着；他们还研究了个体组织表型的影响，结果表明，厚的牙周表型可能比薄的牙周表型具有更高的龈乳头高度。在相互作用下，邻牙的附着丧失对种植体周围软组织产生了极大的限制。骨组织作为基础，决定了软组织的垂直位置。因此，无法通过手术修补并重建相邻牙齿的骨质缺损，最终会导致相应软组织的缺损，在大多数情况下，这些是影响局部预后的因素。

在相邻的种植体之间进行可预测的龈乳头重建实际上存在很大的问题[26]，尤其是在需要进行三维（3D）骨增量措施的情况下[27]。牙冠的外形以及邻接点的位置都会影响种植修复体的美学预后，牙间龈乳头的缺失亦然。尽管龈乳头的缺失可以被方形牙狭长的接触空间所掩盖，但在牙冠呈三角形的情况下该问题则暴露无遗，并很快导致该区域出现"黑三角"[4]。

生物学因素

当计划美学区种植修复时，必须了解有关种植体周围组织的生物学原理（图1-5），这些因素与患者无关。例如种植体修复后相关结构的重

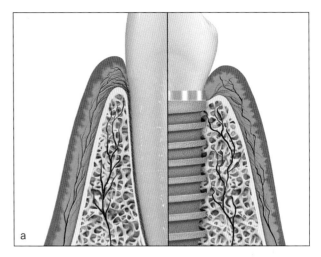

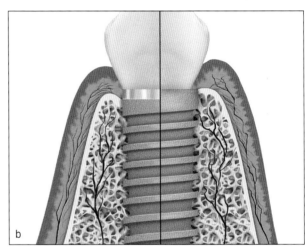

图1-5 ／（a）与天然牙不同，种植体无附着：结缔组织的胶原纤维不与种植体结合，并且在牙槽嵴顶不存在嵴上纤维组织。因为种植体没有牙周间隙，缺少血管，导致种植体周围组织血供较差。此外，种植体各部件之间的微间隙对种植体也存在影响。上述情况使种植体周围重建软组织和龈乳头十分困难。（b）未进行平台转移（左）和进行平台转移（右）的种植体周围结构的比较。

建，在暴露分体式或两段式的种植体时，应以与天然牙的生物学宽度相同的方式在种植体周围建立生物学宽度[28-29]，即牙槽骨应位于种植体和基台界面或微间隙的冠方1.3~2.6mm[30-31]。决定软组织位置、起支撑作用的骨组织退缩，可能会导致唇侧软组织退缩和邻牙间龈乳头高度不足（图1-6a~f）[26]，这种情况在单颗牙种植中往往不会发生，因为此时龈乳头的高度是由相邻牙齿的附着决定。然而，在相邻两颗种植体之间重建龈

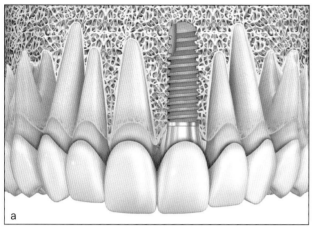
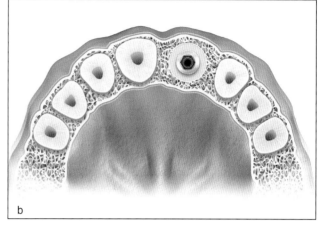
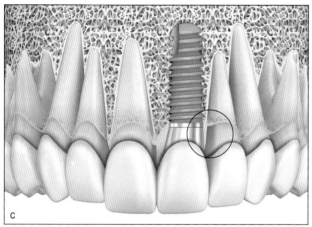
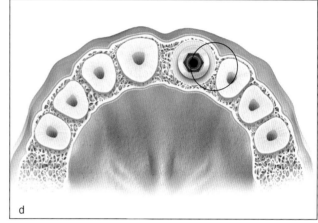
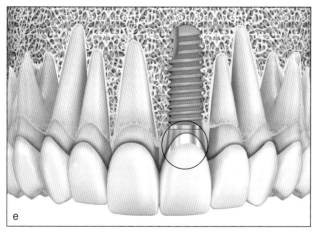
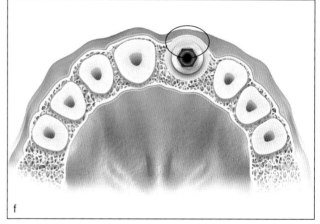

图1-6 /（a、b）非平台转移种植体周围的解剖结构。（c、d）直径过大和远端错位导致龈乳头丧失。（e、f）直径过大和唇侧错位导致组织退缩。

乳头却具有较高的不可预测性（图1-6g～j和图1-7）[26]。早在2005年Grunder等[26]就以图画方式描述了生物学因素及其对美学的影响，并因此推动了对种植体周围骨组织有积极影响的平台转移

技术的使用。随后，直径较小的基台逐渐被用来将微间隙沿中心方向转移，从而远离骨组织（图1-5b）。

相邻牙齿邻接的丧失是另一种因素。骨组织

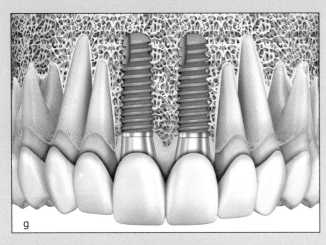

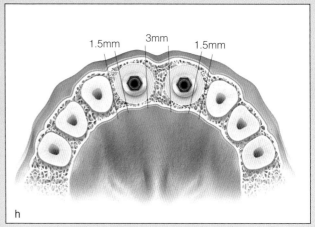

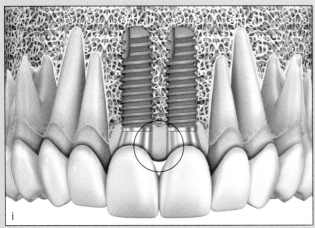

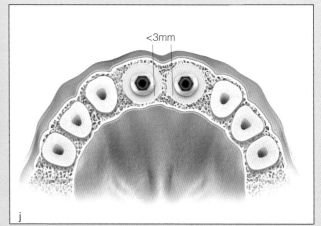

图1-6（续）/（g、h）相邻种植体间推荐的距离。（i、j）相邻种植体过近导致龈乳头丧失（经Grunder等[26]的许可转载）。

图1-7/（a）种植体设计为（即机械加工）1.4mm的光滑肩台。（b）全口重建后的全瓷修复体，包括在上颌右侧侧切牙和尖牙部位以及下颌右侧尖牙部位的种植体。上颌侧切牙和尖牙邻接区软组织缺损。（技工工作由A. Nolte完成）

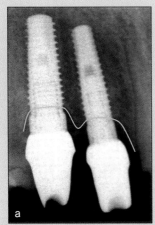

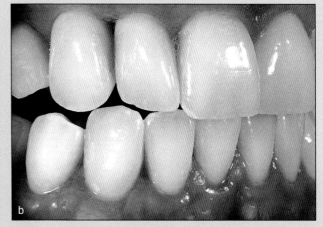

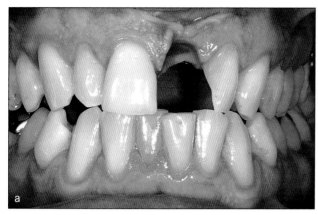
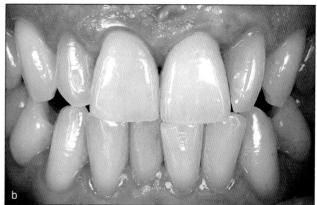

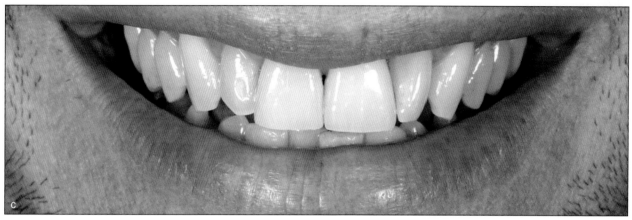

图1-8 /（a）牙槽嵴的三维缺损、瘢痕、三角形的牙型以及扭转的上颌左侧侧切牙的近中附着丧失，上颌左侧中切牙处单颗牙缺隙的术前状况很糟糕。（b）进行全瓷冠修复后10年采取种植体修复。（c）患者为中位笑线。（技工工作由A. Nolte完成）

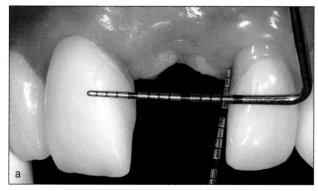
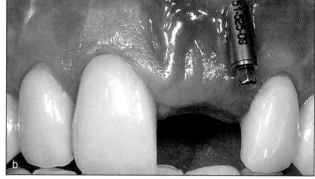

图1-9 /（a）左侧中切牙的术前不良情况是由于中切牙区组织的垂直缺陷和侧切牙的附着丧失所致。（b）牵张成骨后的垂直向骨增量。

高度或附着水平决定了预期的软组织高度，如果牙周已有破坏，则可能导致邻接缺失（图1-8），在这种情况下，即使花费大量的时间和精力也无法很好地改善邻牙软组织的情况（图1-9和图1-10）。

表1-1总结了垂直向软组织的限制[7,32]。Tarnow等[33]的多中心研究表明，种植体之间的软组织高度平均为3.4mm，但存在很大的个体差异。作者对33名患者共136个龈乳头进行了测量，发现龈乳头高度最高达7mm。但是，最常见的高

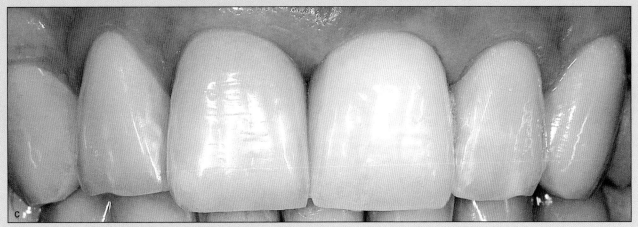

图1-9（续）/（c）进行种植体植入和冠修复后的最终形态。（技工工作由K. Müterthies完成）

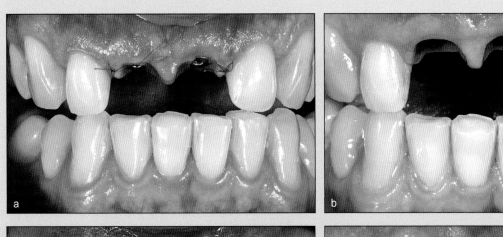

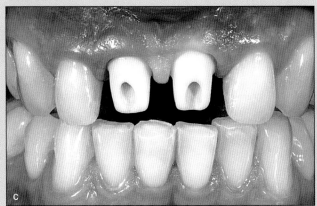

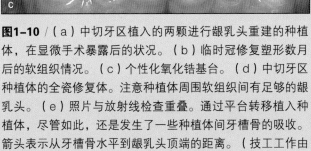

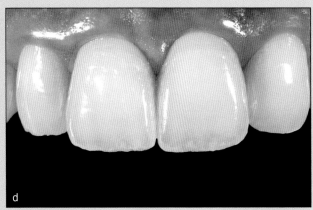

图1-10 /（a）中切牙区植入的两颗进行龈乳头重建的种植体，在显微手术暴露后的状况。（b）临时冠修复塑形数月后的软组织情况。（c）个性化氧化锆基台。（d）中切牙区种植体的全瓷修复体。注意种植体周围软组织间有足够的龈乳头。（e）照片与放射线检查重叠。通过平台转移植入种植体，尽管如此，还是发生了一些种植体间牙槽骨的吸收。箭头表示从牙槽骨水平到龈乳头顶端的距离。（技工工作由A. Nolte完成）

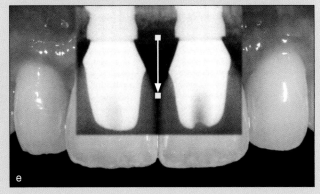

表1-1 垂直向软组织的限制*

等级	修复环境	最小距离	垂直向软组织的限制
1	牙-牙	1.0mm	5.0mm
2	牙-桥	–	6.5mm
3	桥-桥	–	6.0mm
4	牙-种植体	1.5mm	4.5mm
5	种植体-桥	–	5.5mm
6	种植体-种植体	3.0mm	3.5mm

–，不适用

*Salama等[7]的数据，经Salama等[32]的许可转载

度是2mm（16.9%）、3mm（35.3%）和4mm（37.5%）。很遗憾，该研究未提供有关患者组织表型或手术方案的信息。但是对一体式和分体式种植系统以及一期和二期种植程序进行了比较。

Tymstra等[27]研究了10名在前牙区植入相邻种植体的患者，这些患者需要在种植体植入前进行骨增量。在修复完成后，患者和医生分别对美学效果进行评估，评分范围从0到10，结果显示，患者对修复体美学效果的满意度高于口腔医生，最终结论是在骨增量后植入多颗种植体，其龈乳头情况通常不能令人满意。

种植体唇侧软组织的退缩也是对美学效果产生不利影响的因素之一。在一项针对63颗种植体为期1年的研究中，Small和Tarnow[34]研究了在二期手术种植体暴露后种植体周围软组织的变化。研究显示80%的种植体出现唇侧软组织退缩，在二期手术3个月后平均退缩0.75mm，6个月后平均退缩0.85mm，12个月后平均退缩1.05mm。作者得出的结论是，临床医生应在美学区种植体暴露后至少要等待3个月，然后制作种植体上部修复结构。

在一项针对11名患者为期1年的前瞻性研究中，Cardaropoli等[35]还研究了上颌前牙区单颗牙种植后周围组织的变化，1年后，其唇侧软组织退缩0.6mm，在同一观察期内龈乳头则出现生长。这些结果与Grunder[36]的研究一致，他在一项针对10名患者为期1年的研究中，测得70%的种植体唇侧软组织平均退缩0.5mm，并发现所有种植位点的龈乳头体积均增加了。

手术因素

未修复的牙槽嵴缺损是引起美学问题的常见原因。现有文献已清楚地表明，尽管治疗方法多种多样，但牙槽嵴的三维缺损仍难以修复[37-38]。在美学敏感的前牙列，显微外科技术常被用来帮助患者获得美观、自然的软组织外观[39-40]（图1-11）。尤其在龈乳头区，美学成功与失败往往取决于毫米级的差异。显微外科技术在牙周手术中已经非常成熟，具有组织创伤较小和愈合效果较好[41-42]等优点。总而言之，在美学区种植修复中，避免种植体植入或骨增量手术并发症对美学效果产生的损害是十分重要的。

Botticelli等[43]和Araújo等[44]通过动物模型证实了将种植体即刻植入拔牙窝内并不会保存骨组织，牙槽窝的骨改建过程仍在进行。在这之后，即刻种植的概念便被重新评估[45]，Schropp等[46]

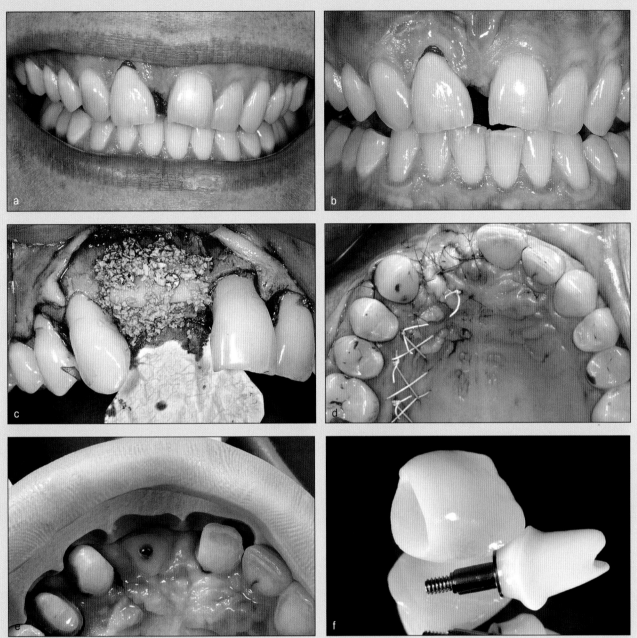

图1-11 /（a）上颌右侧侧切牙先天缺失以及上颌右侧中切牙的移位导致该患者的笑容不和谐，这种情况不值得继续保留患牙。（b）牙槽嵴的缺损、瘢痕和较差的整体美学效果等不利的术前状况。右侧中切牙计划进行种植修复。（c）种植体植入位点的三维骨增量。不使用垂直切口避免产生额外的瘢痕，且对皮瓣的血液供应也更为有利。（d）显微外科缝合。利用腭侧获取的纤维结缔组织对种植位点进行软组织增量。（e）根据蜡型提前预备邻牙，并用硅橡胶导板检查。（f）全瓷种植修复体：边缘瓷覆盖、个性化氧化锆基台和全瓷冠。

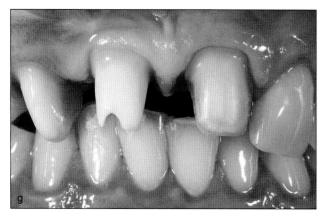
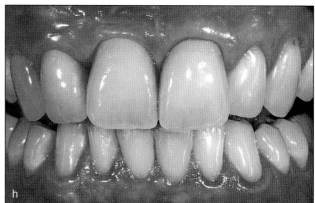
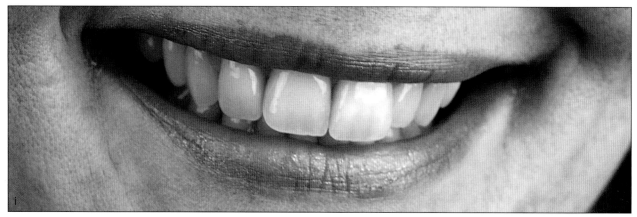

图1-11（续）/（g）全瓷基台的临床状况。（h）修复后6个月的最终外观。（i）治疗后的微笑照。（技工工作由A. Nolte完成）

的研究发现，拔牙后1年的水平向骨丧失可能高达50%，而将异种移植材料充填于拔牙窝的唇侧区可显著减少骨量的丧失[47]。因此，建议仅在唇侧骨板完整且牙周生物型为厚龈型的情况下进行即刻种植。此外，应将种植体植入拔牙窝内偏舌腭侧区，并使用经过验证的方法对唇侧区进行骨增量（请参见第4章）。除了骨增量，还建议利用结缔组织移植材料对可能发生或已经存在的组织缺损进行弥补[4]。

种植体的三维位置是影响最终修复美学效果的重要因素（请参见第5章），需以修复为导向设计种植体植入位点[3]。Chen等[47]研究了牙龈生物型、种植体植入位点和两种不同种植系统对42例即刻种植患者唇侧软组织退缩程度的影响，并总结出种植体的植入位点对最终美学效果影响最大。该研究结果指导临床，种植体植入应稍偏腭侧，因此可避免唇侧组织增量手术。如果种植体植入轴向过于偏向唇侧，即使种植修复后针对唇侧组织退缩进行弥补性外科手术也不会获得很好的预后。

修复材料相关因素

修复材料对种植修复体的美学效果有很大影响。钛质基台可以透过前庭软组织显示出来，在薄龈型软组织区尤为明显[51]。Führhauser等[13]关于PES发表的多篇引用率较高的文献表明，有60%的种植修复体周围软组织表现出明显的颜色

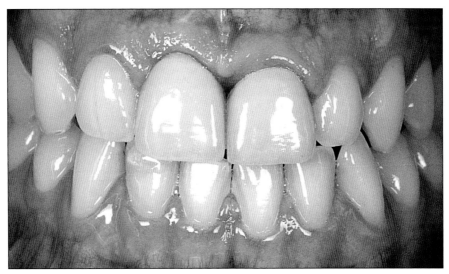

图1-12 / 右侧中切牙区的软组织因基台材料出现退缩和半透明等变化。

13

偏差。Jung等[52]进行的体外动物模型研究结果表明，口腔黏膜颜色的变化主要是由半透明材料引起的。在不同的组织厚度下，分别针对不进行贴面修复与进行瓷贴面修复的钛和氧化锆基台，使用分光光度计测量其黏膜色差。结果显示，即使在组织厚度为3mm时，钛基台也会引起明显的色差（图1-12）；相反，当组织厚度超过2mm时，氧化锆基台不再引起色差。得出结论：全瓷基台可产生更好的美学效果，尤其是在唇侧软组织较薄的患者中。

哈佛大学采用分光光度计进行的一项临床试验表明，与相邻天然牙相比，使用钛基台的前牙种植体可明显看到软组织的变色[51]。该课题组的另一项临床试验则证实了浅橙色和浅粉红色最适合遮盖基台颜色，而白色作为基台颜色效果不佳。

苏黎世大学对30名患者进行了一项前瞻性随机对照试验，对种植体支持式烤瓷熔附金属修复体与全瓷修复体进行了直接比较[54]。结果表明，

两种材料都会引起组织颜色的变化。

但全瓷修复体的表现相对好一些。基台的光学效应会影响依赖组织厚度的种植修复体的美学效果，会有一章专门讨论该主题（请参见第11章）。

结论

以下是种植修复美学成功的关键因素：
1. 正确的种植体植入三维位置。
2. 适当的骨改建和稳定的骨量。
3. 软组织足够的厚度和良好的质量。
4. 基台和修复体合适的穿龈形式、材料和形态。
5. 软组织轮廓的形成及保存。

在后续章节中将对这些方面中的每一个细节进行详细说明，并提出基于实践的、带有合理证据的概念。表1-2总结了影响美学效果的常见风险因素。

表1-2 种植治疗风险评估的分类*

美学风险	低	中	高
患者相关因素			
健康状况	健康，配合（ASA 1）[†]	轻度疾病，无障碍（ASA 2）	多种疾病，免疫系统受损（ASA 3及更高级别）
吸烟状况	不吸烟	轻度吸烟（每天吸烟少于10支）	大量吸烟（每天吸烟10支以上）
口腔卫生	优	良	差
解剖因素			
相邻种植体	无	–	有
间隙宽度	解剖间隙宽度[‡]	–	间隙较小
软组织因素			
笑线	低	中	高
牙周生物型	厚	中	薄
角化龈/黏膜的宽度	4mm	2mm	< 2mm
软组织的质量	完整/健康	瘢痕	严重瘢痕，变色
龈乳头的轮廓	平坦	中等	高
牙齿因素			
牙齿形状	矩形	–	三角形
邻接	面状	–	点状
邻牙修复情况	天然健康牙	–	修复
邻牙附着	无附着丧失	–	附着丧失
邻接点的位置	骨上 < 5mm	骨上5.5 ~ 6.5mm	骨上 > 7mm
骨因素			
水平向骨量	无水平向缺损	水平向中等缺损	水平向严重缺损
垂直向骨量	无垂直向缺损	无垂直向缺损	垂直向缺损
缺损范围	–	1颗牙	> 1颗牙

–，不适用
*改编自Belser等[55]以及Renouard和Rangert[56]
[†]美国麻醉医师协会ASA身体状况分类
[‡]中切牙、尖牙和前磨牙至少7mm，侧切牙至少5mm

（吴迪 汤春波）

扫一扫即可浏览
参考文献

"当花朵不能绽放时，你需要修复的是它生长的环境，而不是花儿本身。"

——ALEXANDER DEN HEIJER

2

必要条件
Requirements

/ Arndt Happe

16

实施种植牙手术必须满足一些硬件条件，包括医院的条件设施、医生与助手的从业资格和操作能力。

种植和牙周手术需要口腔医生具有较高的手术技巧，并要求团队能够提供高标准的卫生条件，确保进行安全和成功的治疗（图2-1）。口腔医生和助理应定期参加继续教育课程，以便严格执行最新的卫生条例。合理的质量管理是手术成功的另一个先决条件。

除了高卫生标准之外，应注意，患者带着一定的焦虑和期望来到诊所，因此对于候诊室和咨询室等区域，可以考虑暖色调的材料和配色方案。第一印象对患者和医生之间信任的建立起着关键作用。环境是交流的一部分，它应该传达一种质量感和美学感染力。最好有一个单独的咨询室，给患者和其陪同者留出空间（图2-2和图2-3）。另外，用于医疗用途的房间应给人以专业、有序、清洁之感（图2-4~图2-6）。

术前和术后护理

除了口腔医生的专业能力和严格遵守的卫生标准，患者的术前和术后护理也是治疗的关键所在。只有在患者接受系统的术前和术后护理的情况下，才能取得良好的长期效果。在本书中描述的所有治疗方法，都要求口腔组织健康且没有炎症。患者不仅要接受口腔卫生指导，而且临床上也要求达到清洁。如果没有清洁，就必须在术前

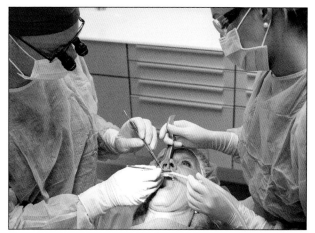

图2-1 / 门诊手术需要一定的卫生条件，这是安全和成功治疗的先决条件。

护理进行补救。

口腔诊所必须为此提供场地、设备和人员资源。训练有素的医务人员（如洁牙师、口腔医生助理）和有效的回访系统是治疗成功的重要条件。如果使用转诊系统，有必要确保患者在种植治疗前后的转诊过程中得到适当的护理。

没有牙周和种植体周围炎症是保持长期美学与健康效果的基本条件。只有在种植体周围组织和邻近牙齿的牙周组织没有炎症时，组织才能稳定。已知牙周炎和种植体周围炎的菌谱和发病机制非常相似[1]。绝大多数牙周和种植体周围疾病是由微生物定植引起的，这些微生物在牙齿和种植体的表面形成生物膜。这种生物膜会引起周围

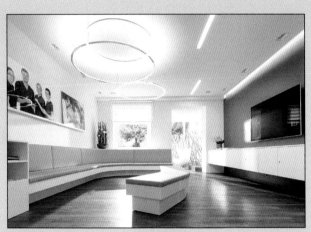

图2-2 / 舒适而专业的候诊室示例。

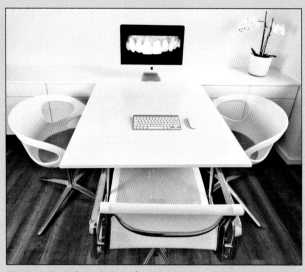

图2-3 / 与患者面谈治疗计划的咨询室。这是一个可以容纳多人的私人空间。

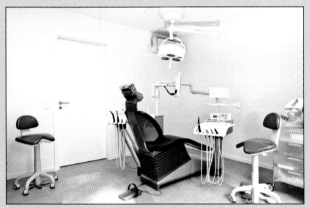

图2-4 / 口腔治疗和种植手术室。

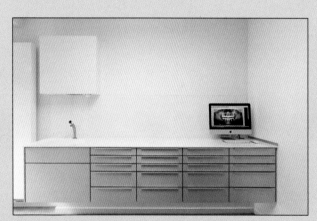

图2-5 / 治疗室表面整洁、流线型、布局合理，有利于患者的护理。

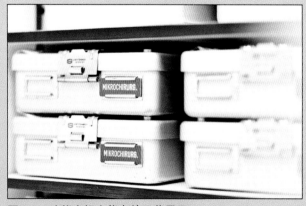

图2-6 / 功能空间应能存放无菌用品。

软组织（如牙龈和种植体周围黏膜）的局部炎症反应。如果在家中没有采取适当的口腔卫生措施定期清除生物膜，就会使得致病菌滋生于牙周组织，最终导致软组织的慢性炎症（如牙龈炎或种植体周围黏膜炎）。在牙周病易感的患者中，这种慢性炎症可导致牙周炎或种植体周围炎的形成[2-3]。

牙周炎和种植体周围炎的发病机制阐明了生物膜在这些疾病发展中的关键作用。口腔卫生差的患者发生种植体周围炎的风险明显较高[4]。牙周炎患者的患病风险也明显更高[2,4]。与牙周炎一样，吸烟也是一个必须考虑的额外风险因素。

增加造成种植体周围炎、具有统计学意义的风险因素有很多[4-8]。每个因素的比值比（OR）描述了其对种植体周围炎的相对影响（例如OR为2表示该因子导致发生种植体周围炎的可能性增加1倍）：

• 较差的口腔卫生：OR = 14.3。
• 可控制的牙周炎：OR = 3.1 ~ 4.7。
• 5mm或更深的剩余牙周袋：OR= 5。
• 吸烟：OR = 3.6 ~ 4.6。
• 无术前预防和术后护理：OR = 5.9。
• 有牙周炎病史和缺乏术后护理：OR = 11。

这些说明术前和术后护理及患者教育对种植治疗的成功起着重要作用。

术前护理

术前护理目的之一是清楚地告知患者，他们自己在种植治疗的长期成功中扮演什么角色，以及他们在家中应该采取什么口腔卫生措施来定期、充分地清除生物膜。术前护理目的之二是应使组织健康无炎症。已有牙周损伤的患者，通常有较高的发生种植体周围病变的风险[9-12]。现有的牙周炎必须在种植前接受治疗是学科共识[2-3]。

在一项临床试验中发现，仅在天然基牙有一处局部探诊深度≥5mm的牙周炎患者，与没有这种深度牙周袋的牙周炎患者相比，发生种植体周围炎的风险更高[8]。超过50%的成年人患有牙周炎，11%的成年人患有特别严重的牙周炎；这证明了有许多潜在的种植患者，实际上由于他们的牙周损伤增加了他们患种植体周围炎的风险[2]。患者必须了解菌斑、种植体周围炎和长期预后之间的关系。牙周受损的患者（以及吸烟或患糖尿病的患者）必须被告知他们患病风险的增加[3]。对于吸烟的患者，在适当的情况下，应考虑烟草/尼古丁戒断或评估个体风险[7]。

作为术前护理的一部分，不值得保存的牙齿必须被拔掉，牙周感染必须通过系统的牙周治疗加以控制。牙周的情况必须在制订切实的种植计划之前、适当的愈合阶段之后重新评估。

欧洲牙周病研讨会的共识会议就种植治疗前应采取的步骤提出以下建议[13]：

• 应告知患者种植体周围炎的风险和需要采取的预防措施。
• 应该准备每名患者的风险分析，以识别系统风险和局部风险。在适当的情况下，包括烟草戒断和消除牙周袋。
• 由于菌斑控制是预防种植体周围炎的基础，患者必须定期接受指导，并接受适当的口腔卫生宣教。
• 种植修复的设计应该考虑到这样一个事实：由于粘接剂的残留，粘接修复体具有较高的种植体周围感染的风险。

术后护理

二期手术种植体暴露于口腔后，微生物立即开始定植。在愈合基台放置后仅1~2周，就可以在种植体上检测到与牙周袋中发现的相同潜在牙周致病微生物[14-15]。定期清除生物膜是种植体修复术后口腔卫生护理的基础。为了实现这一目标，需要建立一个系统，以便对种植患者进行充分的、个性化的维护。

以牙槽骨缺失为主要特征的种植体周围炎的发病机制表明，黏膜炎常先于种植体周围炎发生。由于目前对种植体周围炎的治疗方案仍不理想，因此预防该疾病，特别是预防作为种植体周围炎前驱疾病的黏膜炎至关重要[3,13]。文献中黏膜炎的患病率为43%，种植体周围炎的患病率为22%[2]。欧洲牙周病研讨会的共识会议就种植术后的护理提供以下建议[13]：

- 回访间隔应根据患者的个人需要决定（如每3个月、6个月或12个月），需要耐心地合作。
- 如果患者过去曾因侵袭性牙周炎接受过治疗，应选择较短的回访间隔。
- 在回访过程中，应定期检查种植体周围组织，这包括记录探诊结果，特别关注是否探诊出血。

应采取预防措施，以确保种植体和基台这些相对柔软的钛材料在清洁时不变粗糙。虽然美学领域倾向于使用陶瓷基台，但仍有必要了解与粗糙的钛基台相关的风险。预制加工、商用钛基台表面的粗糙度（Ra）为0.15～0.24μm[16-18]。如果基台的粗糙度（Ra）达到0.8μm，与预制加工过的基台相比菌斑的堆积增加25倍，菌斑的致病性也增加[19]。这些数字说明了种植修复体表面清洁的重要性。

下列方法或仪器在临床上与种植体的清洁有关：
- 超声洁治器。
- 塑料头的超声洁治器。
- 压缩空气或声波洁治器（空气洁治器）。
- 钢制刮匙。
- 钛制刮匙。
- 聚四氟乙烯刮匙。
- 塑料刮匙。

- 空气抛光装置。
- 抛光杯。
- 抛光刷。
- 复合磨具。

作者推荐的方法是塑料刮匙和空气抛光装置，然后用抛光杯抛光（图2-7和图2-8）。在体外，塑料刮匙比空气抛光装置清洁更有效[20]。在体内，空气抛光装置、塑料刮匙和橡胶杯抛光尽可能地不使表面变粗糙，随后清洁基台表面的菌斑定植，在所有方法中都是相似的[21]。因此，这些方法是有效的，使种植体表面基本不变。另一方面，声波、超声和金属器械会导致种植体表面粗糙度显著增加[22-23]。

Cafiero等[24]还研究了对钛表面的不同清洗方法，包括配合含有锆石或珍珠岩（火山玻璃）为磨料颗粒的清洁膏使用抛光杯和抛光刷，以及一个两挡（低气压和高气压）的含甘氨酸粉的空气抛光装置。含有锆石颗粒的抛光膏造成最高的表面粗糙度（Ra）为0.30～0.33μm，含有珍珠岩的抛光膏造成的粗糙度较低（Ra为0.25～0.28μm）。空气抛光装置在低挡时造成的表面粗糙度（Ra）为0.23μm，在高挡时造成的粗糙度（Ra）为0.16μm。

以下方法和器械会导致种植体颈部明显粗糙：
- 超声洁治器（Ra=2.08μm）。
- 钢制刮匙（Ra=1.32μm）。
- 钛制刮匙（Ra=0.8μm）。
- 声波洁治器（空气洁治器）（Ra=0.68～0.8μm）。

下列方法或仪器可使种植体颈部轻微粗糙：
- 软质抛光杯（Ra=0.48～0.57μm）。
- 软质抛光刷（Ra=0.43～0.57μm）。
- 聚四氟乙烯刮匙（Ra=0.53μm）。

- 塑料刮匙（Ra=0.49μm）。
- 塑料头的超声洁治器（Ra=0.44~0.52μm）。

以下方法或器械不会造成种植体颈部的粗糙或可以增加光滑度：
- 磨料橡胶抛光机，如用于汞合金抛光（Ra=0.22~0.36μm）。
- 锆石磨料抛光膏（Ra=0.30~0.33μm）。
- 珍珠岩磨料抛光膏（Ra=0.25~0.28μm）。
- 含甘氨酸粉末的空气抛光装置（Ra=0.17~0.23μm）。

口腔摄影

牙科治疗的摄影记录从未像当今这样简单。任何放射学软件目前都可以管理数字化临床图像。与X线片和模型类似，数字化临床图像现在应该作为常规方式，用于美学区的临床诊断和治疗。由于各种各样（包括沟通、记录、分析、计划、司法鉴定等）原因，甚至是营销的原因，系统地记录种植治疗是明智的，特别是在美学区。

与患者沟通

临床照片可以帮助劝说患者，提高他们对自身问题的认识。与在牙椅上照镜子不同，在咨询室里通过屏幕进行讨论可以创造出一种非同寻常的氛围。患者能够充分参与决策自己的治疗和护理，而不是被动地接受治疗程序。

结果的记录与比较

黏膜外观的改变、组织的收缩、牙齿的移动，以及更多的变化都可以被数字化记录，因此可以与术前进行比较。

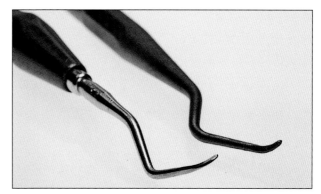

图2-7／与钛制刮匙（左）不同，粗糙的塑料刮匙（右）不会使种植体的颈部明显粗糙。

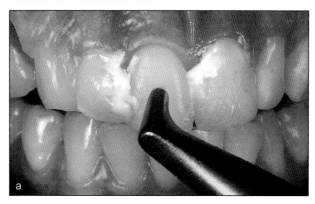

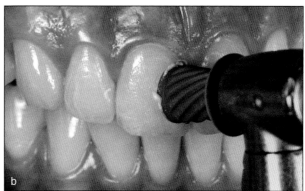

图2-8／（a）甘氨酸粉末气流用于清洁修复体和去除生物膜。（b）抛光杯，用于抛光修复体表面。

美学分析和设计

有单独的一个章节专门讲述口腔摄影帮助下的美学分析（请参见第5章）。对所记录的信息进行深入和系统的分析，可以使医生对问题有一个细致入微的看法，并对整体情况有一个概览，而不会拘泥于细节。在图像和模型的帮助下，临床

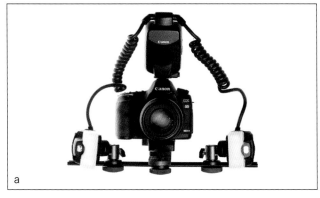
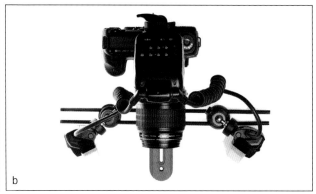
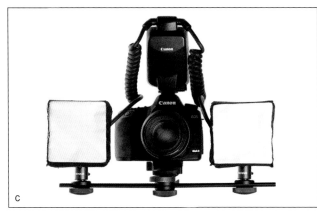
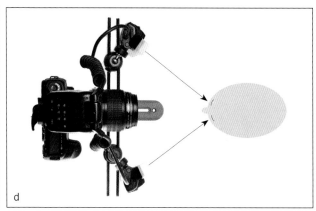

图2-9 /（a）佳能数码单反相机，带有侧闪系统，安装在视频挂载稳定系统上（Novoflex）。（b）摄影系统的俯视图。（c）装有小型柔光箱的侧灯，适用于平面的闪光照明。（d）侧闪的光线方向。

医生甚至可以在患者不在场的情况下，仅仅在办公桌上就能设计治疗方案。这些计划过程可以用图像记录下来，这样就可以作为口腔医生和技师之间交流的工具。这也促进了不同地点的专家们之间的合作。

法律作用

术前、术中和术后情况的记录可以在发生法律纠纷时提供一定程度的证据。图像通常可以澄清与保险公司和评估人员相关的事项。

市场作用

前后记录中的治疗结果可以提供给患者和潜在患者，这提供了快速且形象的比较。这些也可以用于患者转诊。

临床摄影资料
设备

口腔微距摄影使用微距镜头和特殊的闪光系统。以下是作者推荐的摄影系统和配置（图2-9和图2-10）：

佳能的配置
- 佳能5D mark IV。
- 佳能100mm微距镜头。
- 佳能MT-24EX带柔光箱的微距双头闪光灯（图2-9c）。

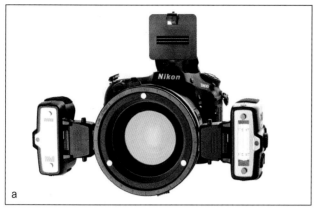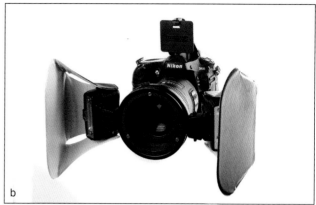

图2-10 /（a）尼康数码单反相机带有侧闪系统。（b）闪光灯上的反光装置，以配合平面的闪光照明。

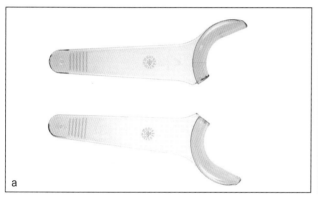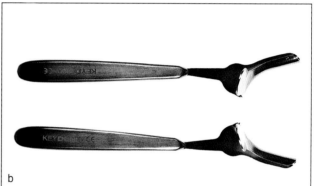

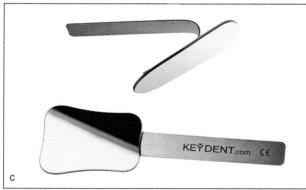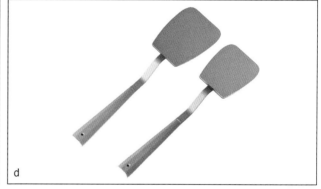

图2-11 /（a）修剪好的、定制的塑料开口器。（b）可消毒的金属开口器。（c、d）口内反光镜：长方形用于拍摄𬌗面的图像，舌形用于拍摄侧面的图像。

尼康的配置

- 尼康D800。
- 尼康100mm微距镜头。
- 尼康微距闪光灯R1C1。
- 反光板（图2-10b）。

侧闪（也被称为双闪）在美学区的使用是有意义的，因为它能使牙齿的外观更加精确。当光线从侧面照射牙齿时（图2-9d），牙齿的内部特征更加明显。柔光箱与反光板改变牙齿和软组织表面的光线反射，使闪光灯的光线变得更加柔和平坦。还需要开口器和反光镜来拍摄有用的临床照片（图2-11和图2-12）。牙齿可以暴露在黑色背景板下（图2-13和图2-14）。

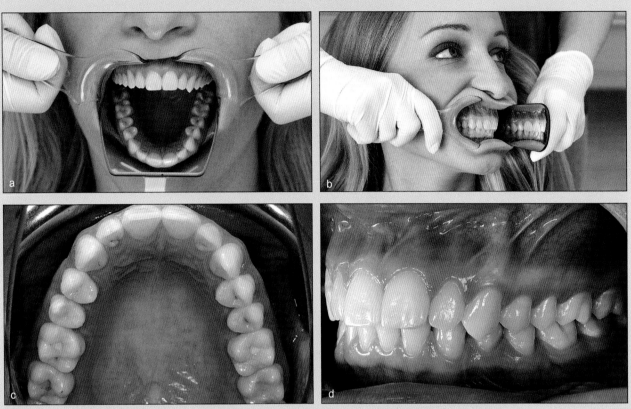

图2-12 / （a）殆面摄影技术。（b）侧面摄影技术。（c）殆面照。（d）侧面照。

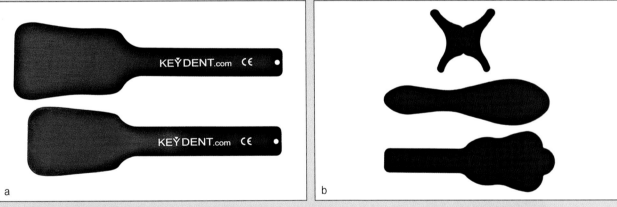

图2-13 / （a）黑色背景板（对比板）由阳极氧化铝制成，这些是可以消毒的。（b）金属、硅涂层对比板。

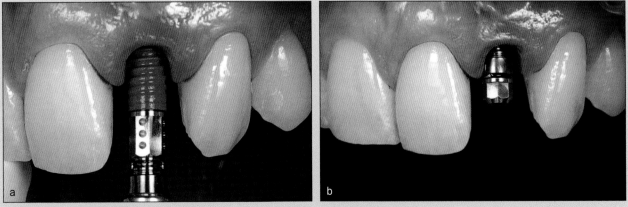

图2-14 / （a）无黑色背景板的临床图像。（b）有黑色背景板的临床图像。

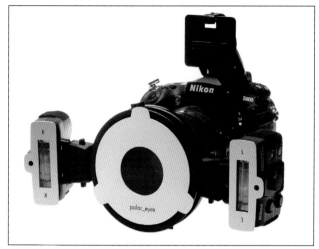

图2-15 / 带偏振滤光镜的相机系统。

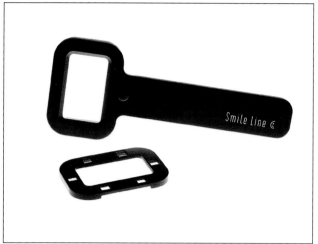

图2-16 / 用于患者的偏振滤光镜。

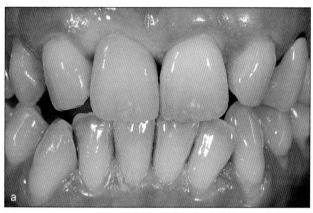

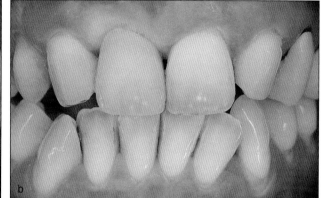

图2-17 / （a）无偏振滤光镜的临床图像（种植牙冠试戴）。（b）带有偏振滤光镜的临床图像。

偏振滤光镜

光线在牙面上的反射会掩盖细节，并在与技工室交流时造成问题。置于微距闪光灯和镜头前的偏振滤光镜，可以去除闪光灯的光线在牙面和组织面的反射（图2-15~图2-17）。这使得内部细节更容易被观察到。除了口腔摄影，合适的光线和偏振滤光镜可直接用于评估患者的特征。然而，带有偏振滤光镜的图像不适合用来评估面部特性，因为它们会抹去这方面分析所必需的反射。这两种技术共同应用，可以获取和评估口内与面部特征。

人像摄影

使用前面提到的摄影系统拍摄的肖像用于临床记录并进行美学分析。更专业的照片，可以通过专业工作室简单的闪光灯组来获得（例如Bowens Gemini200工具包）。闪光灯组按照所需的光线方向被放置在三脚架上或安装在天花板上。一侧闪光灯的光线从患者的一侧通过，照亮患者一侧和患者身后的墙壁，而另一侧的闪光灯照亮患者的另一侧以及整个脸。闪光灯的位置和设置应通过试验照片进行测试。相机上的曝光设置和闪光灯的精确设置也应进行试验以获得最佳效果（图2-18）。

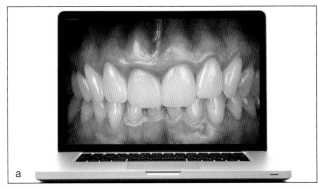

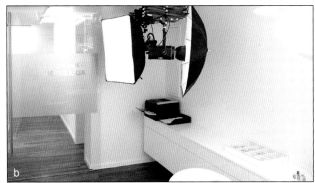

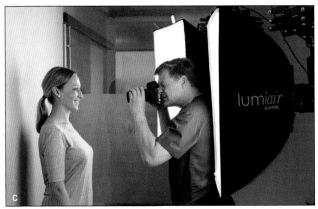

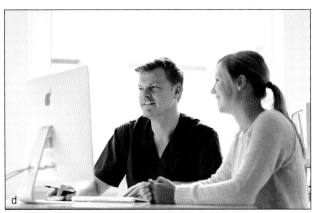

图2-18 /（a）数码照片可以大大简化与患者的沟通。（b）专业的闪光灯组安装在牙科诊所的天花板上。（c）在适当的设置下，只需相对较少的投入就可以拍摄专业的患者肖像。（d）患者能够和医生一起看照片，而不是坐在牙椅上，对患者来说也是一种更舒适的体验。

（吴奇蓉　汤春波）

扫一扫即可浏览
参考文献

显微外科不是一种技术，而是一种态度。

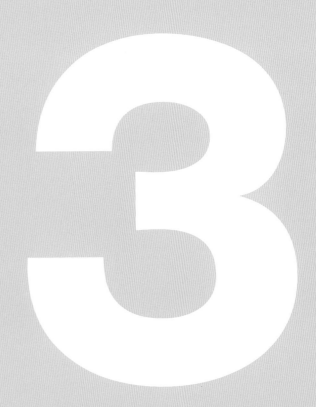

3

显微外科
Microsurgery

/ Arndt Happe, Gerd Körner

"显微外科"是指从手部血管外科的微创外科发展而来的一种手术技术。为了进行显微手术，外科医生使用某种形式的光学放大装置，如放大镜（放大2~5倍；图3-1）或手术显微镜。

从技术上讲，可以制造出尺寸为11-0的极细的针线组合；这些组合尤其适用于血管显微外科和神经外科。通常，牙科显微手术使用6-0和7-0的缝线。在显微外科技术的实施用于牙周外科手术这一转变之后，这些技术很快也被应用于种植手术[1-4]。

通过荧光血管造影术，Burkhardt和Lang[5]在一项自身对照临床试验中发现，在手术后即刻和术后1周，显微手术治疗的部位血管化明显优于传统宏观手术治疗的部位。薄型手术器械明显将微血管结构的损伤降至最低，并将坏死等并发症降至最低。由于使用精密的器械和极其精细的缝合材料，伤口边缘可以实现近似精确的对位。这些效应可以用来减少美观区的瘢痕，也可以用来进行某些牙周整形手术，这是传统外科技术不可能做到的。出于这些原因，显微外科在骨增量手术中也提供了可预测的结果，因为在这些骨增量手术中，皮瓣坏死和裂开并随后暴露骨增量材料是典型的并发症[6]。

器械

作者使用以下器械进行显微外科手术（图

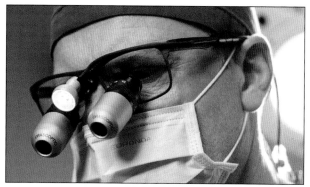

图3-1 / 具有3倍、4倍和5倍放大倍率和发光二极管（LED）灯。

3-2~图3-13）：

- 直显微持针器（Laschal PCF-N_7TCL/R/M1）。
- 显微缝合剪刀（Laschal #71-15-30C/R）。
- 显微手术打结镊（Laschal PLAF/R/1x2）。
- 显微外科手术刀手柄（美国Dental Systems Mamadent Mikro 071）。
- 隧道刀（美国Dental Systems Mamadent Mikro 006）。
- 大骨锉（美国Dental Systems Mamadent Mikro 007）。
- 显微外科骨锉（美国Dental Systems Mamadent Mikro 070）。
- 钛充填器（美国Dental Systems Mamadent Mikro 074）。

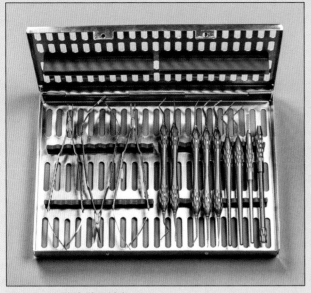

图3-2 / 显微外科器械盘。

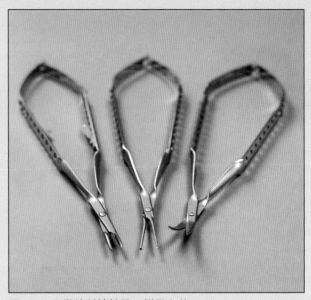

图3-3 / 显微外科持针器、钳子和剪刀。

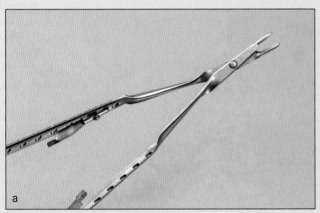

a

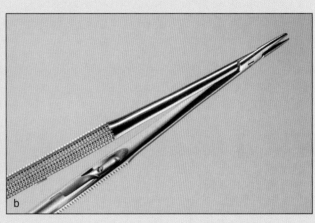

b

图3-4 / （a、b）直显微持针器。

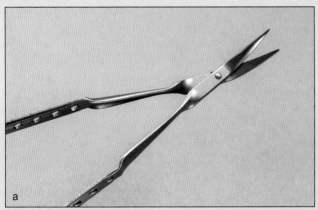

a

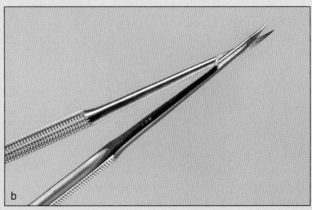

b

图3-5 / （a、b）显微缝合剪刀。

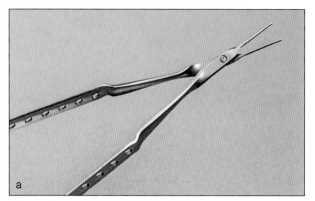

图3-6 /（a、b）显微外科用无创镊子。

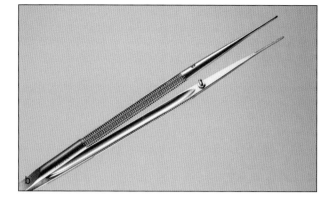

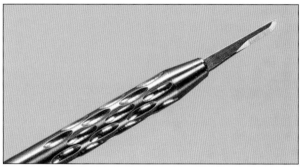

图3-7 / 显微外科手术刀手柄。

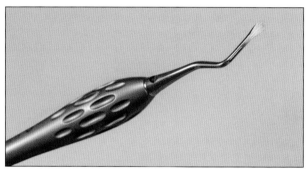

图3-8 / 隧道刀。

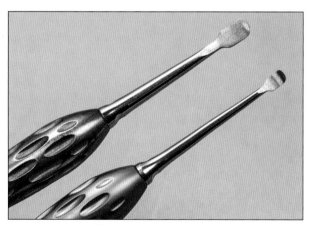

图3-9 / 骨锉：末端大而直。

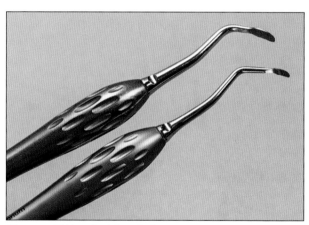

图3-10 / 骨锉：末端大而弯曲。

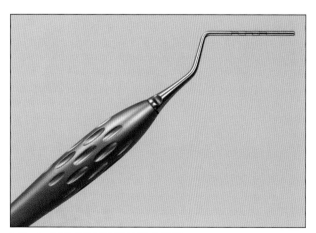

图3-11 / 用于即刻种植的钛充填器。

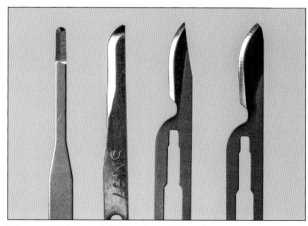

图3-12 / 手术刀：（从左至右）显微刀片、SM 67、15c、15。

图3-13 / 两种针-缝线组合：6-0（左）；4-0（右）。

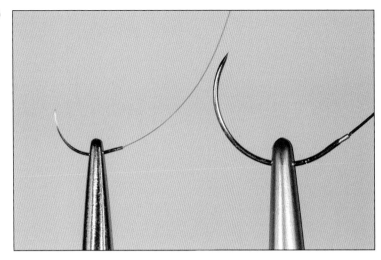

缝合材料

显微外科缝合材料必须具备下列特点：

- 无菌。
- 高抗撕裂性。
- 生物相容性。
- 结实有力。
- 无毛细现象。

显微外科一般只使用非创伤性缝合材料，这些针的一个特点是，向缝合线的过渡没有任何直径上的变化，并且缝合线完全填满了穿刺通道（图3-13）。

如果可能的话，应避免使用可吸收缝合材料。因为水解会将组织中的物质分解成乙二醇和乳酸，这两种物质在中间代谢过程中会被分解，这种反应会延迟伤口愈合。如果临床上有必要使用可吸收缝合线，则要考虑材料的吸收时间（例如明确快速吸收材料的吸收时间为60～90天或更快）和材料的寿命。

复丝缝合线在显微外科中已过时，如果可能的话，也不应使用这些缝合线。它们有出现灯芯效应的倾向：由于复丝缝合材料的表面粗糙，液体和细菌会像随灯芯一样被吸进伤口区域[7]。

尤其是由天然丝制成的缝合材料，放置时间越长，问题就越严重[8]。

显微外科伤口缝合最好使用不可吸收的单丝缝合材料（图3-14），因为它最大限度地减少了创伤、斑块沉积和材料吸收过程引起的术后并发症。临床上使用单丝缝线时，在避免瘢痕和凹陷方面的美学效果也要好得多。

聚氟乙烯（例如Seralene，Serag Wiessner；图3-15）是生物相容性最好的缝合材料。它是疏水性的，不会像聚酰胺一样在体内因水解而改变。单丝聚丙烯的硬度相对较高，这意味着，除非其直径大于6-0的直径，否则不利于术中操作和牢固打结。另一个生物相容性最好的材料是聚酰胺/尼龙（例如Seralon，Serag Wiessner或Ethilon，Johnson & Johnson），紧随其后的是聚酯（例如Ethibond，Johnson & Johnson），最后是膨化聚四氟乙烯（ePTFE；Gore-Tex，W.L.Gore；Cytoplast，Osteogenics；Keydent，American Dental Systems）[7]。

然而，单丝ePTFE材料的优点是有弹性，提供了其他材料所没有的特性，这些材料往往更坚硬（图3-16），这对伤口的闭合是有益的。作者会特地使用ePTFE进行水平褥式缝合来固定创口（例如为了保证增量手术时创口边缘更平整）。

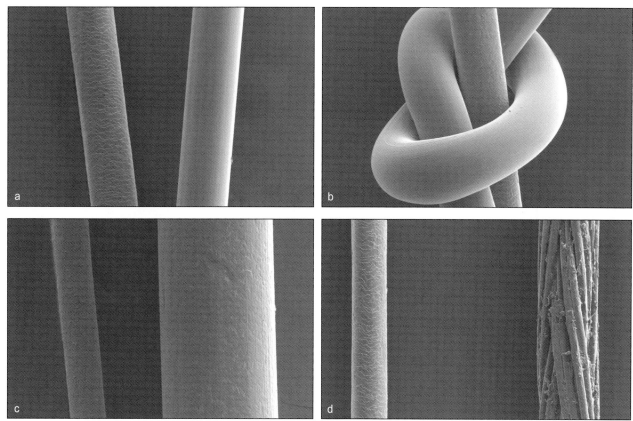

图3-14 /（a）6-0缝合材料（Seralene，Serag Wiessner；右）与扫描电子显微镜下的人类头发进行比较（200×放大倍数）。（b）在人的头发周围打结的6-0缝合材料。（c）4-0聚四氟乙烯缝合材料（Cytoplast，Osteogenics；右）与人类头发进行比较（200×放大倍数）。（d）由聚乳酸构成的6-0编织可吸收材料（PGA Resorba，Osteogenics；右）与人类头发进行比较（200×放大倍数）。（图片由Dr Andreas Schäfer，NanoAnalytics，Münster，Germany提供）

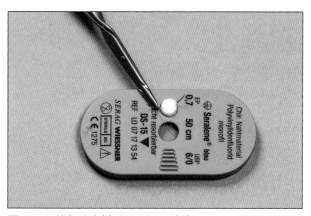

图3-15 / 从包装中拆下Seralene缝线。

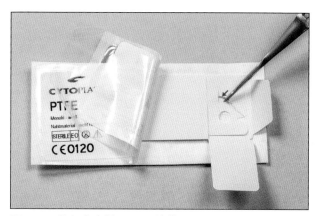

图3-16 / 从包装中拆下PTFE缝线。

　　通过这种技术，固定皮瓣，以实现创缘充分而平整地接触；即使皮瓣轻微收缩（例如拉动），这种接触也保持不变。同时，显微外科间断缝合确保了相对无创、近似精确的操作，从而保证了血管快速连接，可促进伤口快速愈合。图3-17～图3-19显示了针-缝线组合的处理和元素。

图3-17 / 应该夹在针后1/3（a），而不是在旋转区（b）。

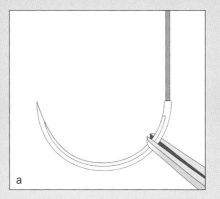
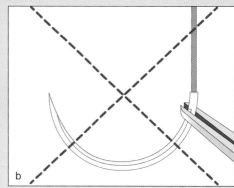

图3-18 / 针－缝线组合的元素。

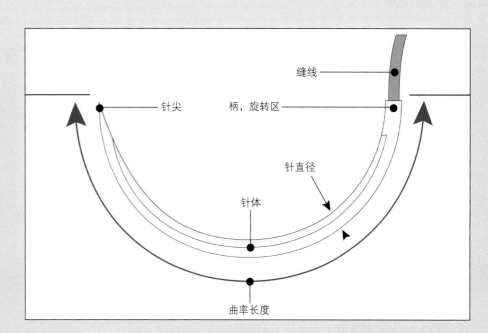

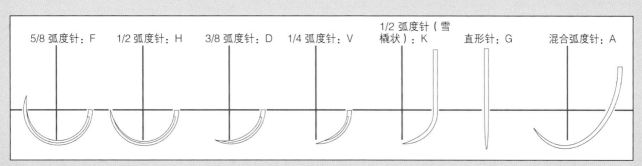

图3-19 / 不同的手术用缝针。

表3-1 外科缝合材料的线直径

USP	量度	范围（mm）
11-0	0.1	0.010～0.019
10-0	0.2	0.020～0.029
9-0	0.3	0.030～0.039
8-0	0.4	0.040～0.049
7-0	0.5	0.050～0.059
6-0	0.7	0.070～0.079
5-0	1.0	0.100～0.149
4-0	1.5	0.150～0.199
3-0	2.0	0.200～0.249
2-0	2.5	0.250～0.299
1-0	3.0	0.300～0.349
0	3.5	0.350～0.399
1	4.0	0.400～0.499
2	5.0	0.500～0.599
3+4	6.0	0.600～0.699
5	7.0	0.700～0.799
6	8.0	0.800～0.899
7	9.0	0.900～0.999
8	10.0	1.000～1.099

②	请勿重复使用
STERILE EO	灭菌方法：环氧乙烷
STERILE R	灭菌方法：辐照
⌛	使用日期（过期日期）
⌂	制造日期
LOT	批次号
ⓘ ⚠	请参阅使用说明
REF	订单号
CE 1275	被通报机构（认证机构）的CE标志和识别号

图3-20 / 缝合包上象形图的意义。

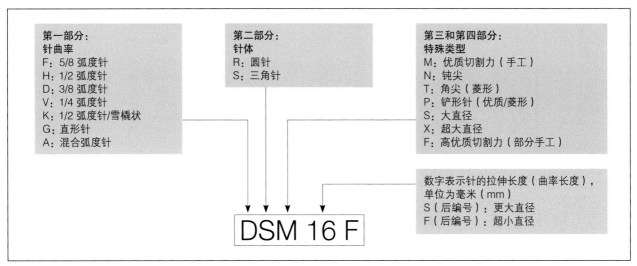

图3-21 / 识别缝针的关键元素。

　　线直径仅表示外科缝合材料的直径（以及与其相关的参数）。为此使用了两种不同的测量系统：美国USP（《美国药典》）系统和EP（《欧洲药典》）系统（公制）（表3-1）。印刷在包装上的线直径始终是最小直径，实际缝合直径通常为毫米范围内的较大值。有关缝合材料的其他信息会在包装上显示（图3-20和图3-21）。

临床实例

　　图3-22～图3-24所示的临床实例说明了显微外科器械在上颌前牙种植中的典型应用。

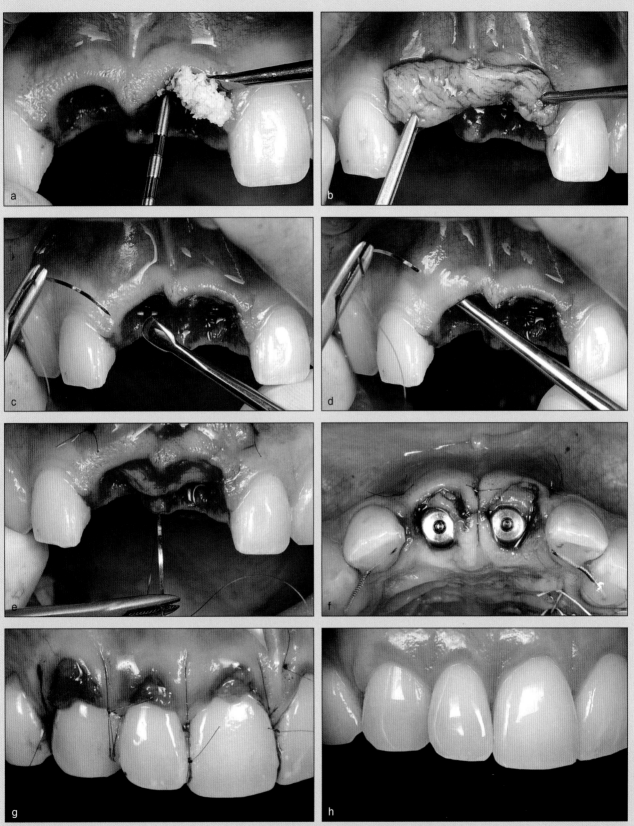

图3-22 / 使用显微外科技术在上颌中切牙位点即刻种植同期骨增量。（a）在钛充填器的帮助下，异种移植物被放置在种植体和唇侧骨板之间。（b）使用结缔组织移植物来增厚唇侧黏膜。（c）DSM 16缝合及显微骨锉处理。（d）唇侧黏膜与骨分离，形成一条隧道，当针头从唇侧进入隧道时，保持隧道开放。（e）将结缔组织移植物拉至唇侧黏膜下，用垂直褥式缝合固定。（f）显微外科完成的结缔组织移植后唇侧牙龈成形效果。（g）Zuhr和Hürzeler在牙周整形中使用显微外科的隧道技术[9]。（h）牙龈退缩处软组织覆盖愈合效果。（针对本病例牙龈退缩处覆盖的治疗，请参见第4章中的图4-10）

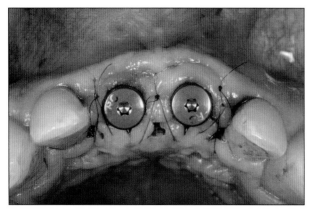

图3-23 / 用于软组织处理的精细技术，如指状分裂瓣技术，只能通过显微外科进行。

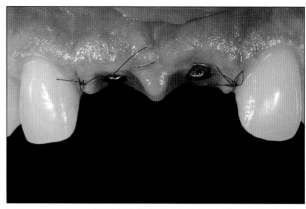

图3-24 / 由于采用单丝非创伤性缝合材料和显微外科技术，患者龈乳头重建后1周创面愈合良好。

致谢

作者希望感谢Dr Eva Nadenau对这一章的帮助。

（王萍　汤春波）

扫一扫即可浏览
参考文献

4

美学区即刻种植
Immediate Implant Placement in the Esthetic Zone

/ Arndt Happe, Gerd Körner

拔牙创愈合

牙齿的脱落不可避免地伴随着软硬组织的丧失。重建美学区牙颌面的协调和美观是现代种植学面临的最大挑战之一。拔牙后，牙槽骨经过剧烈的改建通常导致牙槽嵴的三维缺损。

拔牙后牙槽骨发生持续性改建。Cardaropoli等[1]在动物模型中详细研究了这种变化。如果牙周膜仍然存在，拔牙创内即刻形成血凝块。如果牙周膜丧失，由于成纤维细胞的迁移，血凝块形成临时有机基质，在几周内基质逐渐形成较脆弱的编织骨。大约180天后，这些编织骨大部分重塑成髓腔和脂肪组织。在此阶段，拔牙创中硬组织成分只占约15%。组织学检查显示，皮质骨覆盖（即冠状桥接）可形成牙槽嵴的愈合。虽然从动物模型的数据推导人类情况是有限的，特别是在精确的时间方面，但这项研究确实为人类拔牙创的成分可能发生的变化提供了有价值的参考。人类牙槽骨的矿化通常在拔牙后12~16周达到最高水平[2-3]。

Araújo等[4-5]发现束状骨在骨吸收过程中起着关键作用。束状骨含有沙比（Sharpey）纤维，是牙槽骨的一部分。束状骨与牙骨质和牙周膜一样，在系统发育上起源于牙囊，而非骨膜——这与颌骨其他部分不同。因为拔牙后不再需要束状骨的生理功能（即固定牙齿），因此束状骨区不可避免地出现骨吸收。吸收的性质和程度取决于唇侧骨壁的组成[4]。如果骨壁主要由束状骨组成，

骨缺损是不可避免的；然而，如果皮质骨仍然存在，即使在即刻种植后，仍有较高的可能性保留唇侧骨板。在临床操作中，可以通过测量唇侧骨板的厚度来评价其组成。临床试验表明，拔牙后的骨量缺失程度与唇侧骨板厚度成反比[6]。在一项放射学研究中，Nevins等[7]发现，一些患者中唇侧骨板在拔牙后即刻X线片上清晰可见，但在37~42天后却无法检测到，甚至训练有素的临床医生也无法预测哪些患者容易发生唇侧骨板吸收。一项使用锥形束计算机断层扫描（CBCT）诊断法对近500颗牙齿的研究表明，超过90%的牙齿唇侧骨板厚度小于1mm，尤其是在美学区[8]。

Schropp等[7]研究了46例患者拔除磨牙或前磨牙后牙槽嵴水平宽度的变化，发现骨吸收主要发生在唇侧[9]。12个月后，唇舌向牙槽骨宽度丧失约50%，大部分的吸收（约60%）发生在拔牙后的前3个月内。

植入时机

根据拔牙后发生的生理变化，我们定义并分类了以下具有重要意义的拔牙后时间点，以便根据患者的具体情况选择合适的时间点植入种植体[2]。

- 拔牙后即刻（图4-1）。
- 当拔牙创软组织愈合完成后，牙槽骨被黏膜覆盖（4~8周后；图4-2）。
- 明显的临床或放射学骨再生（拔牙后12~16

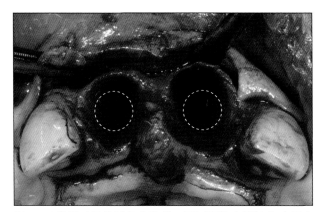

图4-1 / 拔牙时牙槽骨是完整的，可以采取立即植入（但本例龈瓣形成的原因不同，不适合立即植入）。

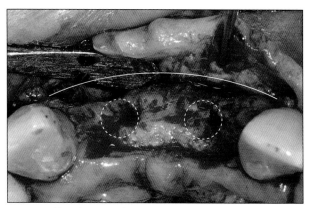

图4-2 / 结果与图4-1相似，但这是拔牙6周后的情况。唇侧骨板吸收，形成三维牙槽嵴缺损。

周）。

• 牙槽骨完全愈合（拔牙后超过16周）。

　　这些时间点会根据临床情况和组织的炎症程度而变化。根据患者的治疗计划，在不同的时间点使用相关的种植干预措施。如果牙槽骨完整，只要进行适当的风险分析，可以考虑即刻种植。然而重要的是拔牙创周围可能有组织缺陷。在这个阶段，还没有开始骨吸收。

　　如果牙槽骨有缺损需要植骨，最好等待牙槽骨的软组织完全愈合，以确保有成熟的黏膜。这有助于软组织处理和充分覆盖硬组织增量材料。如果需要骨愈合（例如因为拔牙创几何或解剖形态不能提供足够的种植体初期稳定性），种植体的植入应适当延期进行。这适合于有多个根的后牙，或拔牙创的底部接近重要的解剖结构（例如鼻底、上颌窦、神经管）。在这些情况下，预计会有进一步的骨再吸收，因此往往需要骨增量技术。

即刻种植

　　在动物模型中，Botticelli等[10]和Araújo等[5]

得出结论，拔牙后即刻植入种植体不能保存骨结构，仍会发生骨改建。因此，重新评估了即刻种植的治疗理念，并缩小了适应证的范围。此外，还倡导采用前述的关于植入时机的分类（见前一节）。

　　利用狗进行的进一步动物研究表明，手术方案和种植体的位置会影响唇侧骨板的吸收过程。例如Araújo等[11]重复了他们的实验，将更小直径的种植体植入拔牙窝的舌侧区，并使用异种骨替代材料来充填由此产生的缝隙。结果表明，该方法可显著降低唇侧骨板的吸收。Covani等[12]进行了一项类似的动物研究，结果显示，在拔牙窝的舌侧区使用直径较小的种植体，能使唇侧骨吸收最小。

　　Chen[13]等对30例即刻种植的患者进行了一项临床试验，不在种植体与唇侧骨板间隙行骨增量手术的情况下，其水平向骨吸收约50%，和Schropp等[9]所观察到的不进行即刻种植的吸收量相当。该研究的学者利用在种植体与唇侧骨板间植入小牛骨替代材料，使水平向吸收降低到17%～20%。然而，这些手术需要进行黏骨膜瓣翻开。为了达到更少的骨吸收和更好的美学效果，目前倾向于采用避免翻瓣的方法[14-15]。

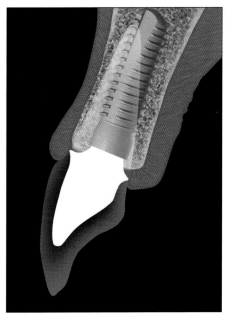

图4-3／种植体在拔牙窝内的三维位置。

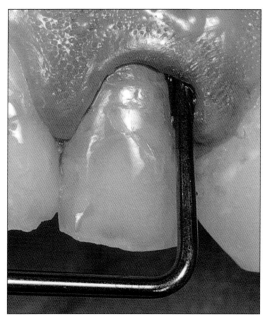

图4-4／唇侧骨板的缺失可以使用牙周探针来诊断，如图所示为上颌侧切牙的纵向折裂。

种植体的三维位置是保证美学效果的一个重要影响因素（图4-3）。这必须以有计划的修复程序为指导[16]。Chen等[13]研究了42例即刻种植患者中种植体位置对唇侧组织退缩程度的影响。他们的结论是，即刻种植位点太偏唇侧会明显导致更多的组织退缩。在临床上，这意味着种植体应该稍偏腭侧植入，并且必须避免在唇向形成角度。

另一个重要的影响因素是个体的组织生物型（也称为表现型或形态型），它代表软组织的厚度[17]。一篇2011年的关于组织生物型影响的文献综述得出结论，生物型是影响即刻种植美学效果的一个非常重要的因素，也是预测即刻种植在较长时期内是否会发生退缩的因素[18]。

综述文章回顾分析了现在所有关于即刻种植的研究，整理了典型的利弊和确定的风险因素。2009年，Chen和Buser[19]在一篇综述中称，骨增量技术联合即刻或延迟即刻种植比延期种植更有效。然而，即刻种植容易出现组织退缩。薄龈生物型、种植体位置偏唇侧、过薄或唇侧骨板缺损被认为是风险因素（图4-4）。Cochrane系统性综述[20]发现，即刻种植与延迟即刻种植的并发症发生率和种植体失败率高于延期种植，但是作者认为即刻种植的美学效果最好。

因此，对于牙周生物型较厚、唇侧骨板完整的患者，即刻种植的效果最好。种植体的直径应小于拔牙创的直径，种植体应偏腭侧植入。种植体和唇侧骨板之间的间隙至少为2mm宽，用合适的缓慢可吸收或最小可吸收的骨替代材料进行骨增量。

将种植体植入拔牙创后，初期稳定性是个需要考虑的问题。只有在拔牙创根尖部有足够骨量以保证稳定的情况下，种植体才能获得初期稳定性。此外，种植体的设计必须能形成根尖或腭侧固定。这意味着种植体的宏观设计必须遵循这一目的（例如根端锥形或具有良好的切削螺纹）。即刻种植时种植体通常无黏膜覆盖，导致非埋入式愈合。临床研究表明，对于单颗牙种植，即使

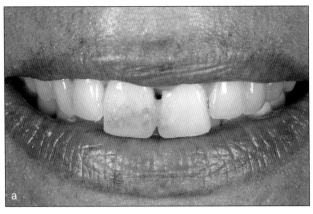
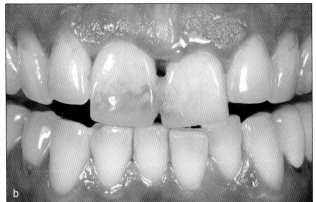
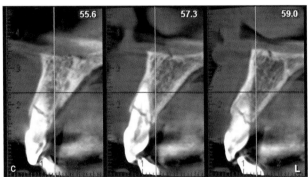
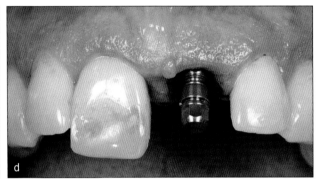

图4-5 /（a）前牙损伤几周后微笑照。（b）术前用复合夹板固定口内照。左侧中切牙有大约1mm的多余牙龈组织。右侧中切牙牙槽外牙冠折断；左侧牙槽内牙根折裂。（c）CBCT清晰显示牙根折断，唇侧骨板尚存。（d）将直径4.1mm的骨水平种植体置于距软组织边缘4mm处。上部结构将向根方取代部分软组织。因此，种植体肩部位于预定软组织边缘下方3mm处。

需要少量种植体周围骨增量，埋入式愈合和非埋入式愈合也能达到相似的临床结果[21-22]。

早在1993年，Salama H和Salama M[23]就提出了在即刻种植前通过正畸牵引拔牙来改善解剖状况，能够使拔牙创直径和垂直高度减小，这样对种植体可以产生更好的支撑力。此外，增加了骨组织垂直高度，并简化了拔牙过程。

即刻种植和即刻修复

临时基台上立即进行即刻修复可以避免牙周组织塌陷，还能够封闭创口。通过调整临时牙冠使其在静态与动态咬合过程中与对颌牙没有接触。与没有临时修复体的即刻种植相比，即刻修复能产生更好的美学效果[24]（图4-5）。

有时种植体的初期稳定性不足，无法行临时冠修复。在这种情况下，可以使用个性化的解剖型牙龈成形器来封闭创口并支撑组织。Tarnow等[25]比较了4种不同的即刻种植治疗方法：

1. 跳跃间隙未行骨增量，没有临时修复，但有一个窄的预制的牙龈成形器。

2. 跳跃间隙未行骨增量，但有临时冠。

3. 跳跃间隙行骨增量和较宽的解剖型牙龈成形器。

4. 跳跃间隙行骨增量，临时基台和临时冠修复。

图4-5（续）／（e）种植体的腭侧位置。距唇侧存留骨板有2～3mm间隙。（f）用钛充填器填入骨替代材料。（g）种植体和牙槽之间的空隙用替代材料填充。（h）用钛和丙烯酸材料制成的临时基台。穿龈部分过于凸出，需要根据唇部软组织形态对其进行调整。（i）基台与软组织形态匹配良好。（j）预备好的基台。（k）个性化基台封闭拔牙创。腭部需要进一步缩小。（l）临时丙烯酸树脂修复。

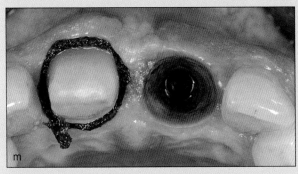

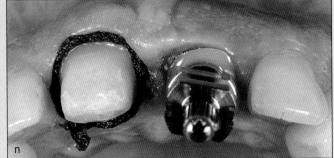

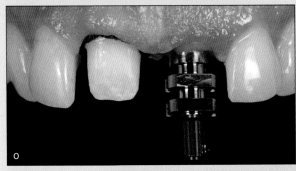

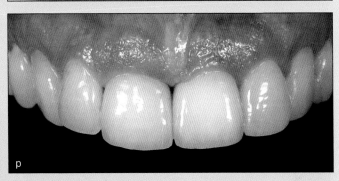

图4-5（续）/（m）相邻的右侧中切牙牙体预备。（n、o）用个性化转移杆转移穿龈轮廓。（p）右侧中切牙最终冠修复，左侧中切牙种植冠修复，左侧侧切牙无牙体预备贴面修复后1年。患者希望中切牙比治疗前短。（q）1年后唇侧轮廓。（r）修复1年后的X线片。（s）患者微笑照。

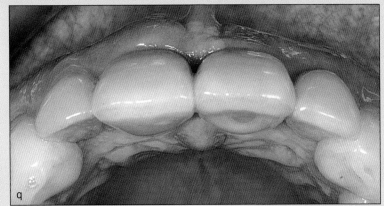

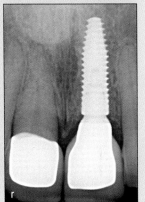

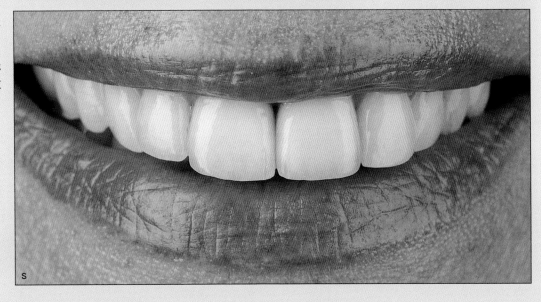

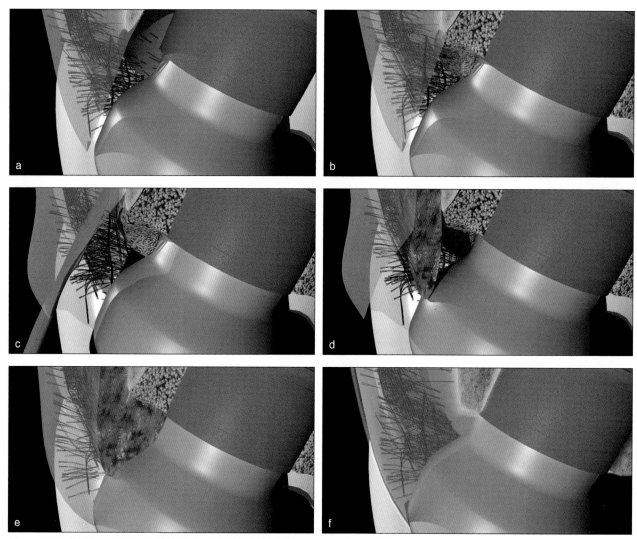

图4-6 / 技术说明。（a）将种植体放置在唇侧骨板腭侧2~3mm处，在计划的软组织边缘下方3~4mm处。（b）用骨替代材料填充唇侧空间。（c）在唇侧骨板的唇侧制备一个骨膜上袋，深度到膜龈联合处。（d）将上皮下CTG植入袋内。（e）缝合牙龈使其与牙龈成形器贴合。（f）理想情况下，牙槽嵴体积在愈合后可被保留。

经过超过4年的观察，3组和4组的轮廓变化最小，两组的跳跃间隙填充了骨替代材料，拔牙创利用临时冠或者解剖型牙龈成形器支撑并封闭[25]。

文献中有关即刻种植即刻修复的长期结果还存在争议。Barone等[26]报告了即刻种植即刻修复7年后具有良好的美学效果和稳定的软组织状况，而其他学者分别在5年和8年后观察到软组织持续退缩及轮廓消失[27-28]。

即刻种植和结缔组织移植物

为了避免软组织萎缩和轮廓丧失的问题，常用结缔组织移植（CTG）来增厚唇侧软组织。这项技术已经被一些学者报道并在临床试验中得到验证[29-31]。

在2011年，Grunder[31]发表了一个在24名患者美学区行即刻种植的病例比较。他将患者分为

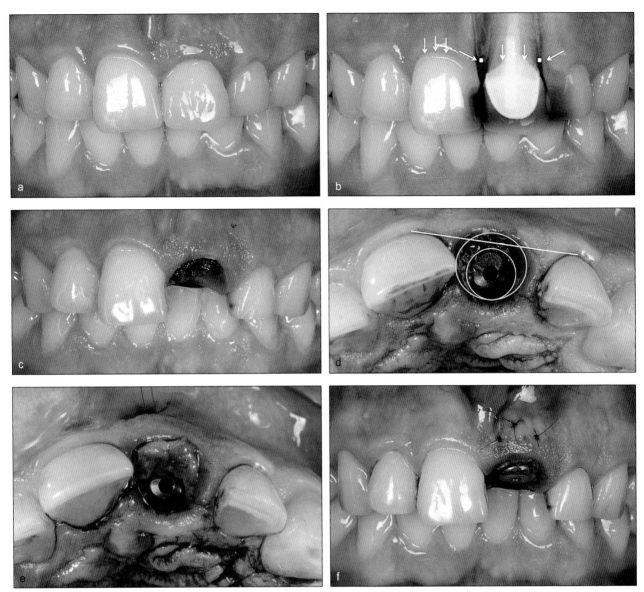

图4-7 /（a）上颌左侧中切牙无保留意义，唇侧组织过多。（b）邻牙无附着丧失。（c）残根不能再用于修复。（d）直径4.3mm的种植体被放置在拔牙窝的腭侧。种植体直径（内圈）明显小于牙槽窝直径（外圈）。（e）将CTG植入唇侧骨板唇侧的骨膜上袋。（f）手术完成。用牙龈成形器和CTG封闭拔牙窝。

两组，每组12人：其中一组在植入的同时通过隧道技术进行结缔组织移植，而另一组未采用该技术。6个月后的结果显示，未接受CTG组的平均水平高度丧失为1.063mm，接受CTG组的平均水平高度丧失为0.34mm。

在2011年的10例前瞻性病例中，Tsuda等[30]报告了1年的治疗效果，显示了类似的趋势。他们证明，利用异种移植物在唇侧间隙行骨增量联合结缔组织移植的软组织增量可以保持软组织体积，避免软组织退缩。

在这个过程中，移植物主要有3种功能。第一，它可增厚唇侧软组织从而补偿体积损失。第二，关闭唇侧创口，覆盖骨替代材料。第三，它与牙龈成形器一起支撑边缘软组织（包括龈乳头），从而防止牙周软组织塌陷（图4-6和图4-7）。如前所述，移植物的后两种功能可以通过临时修复来替代（图4-8）。

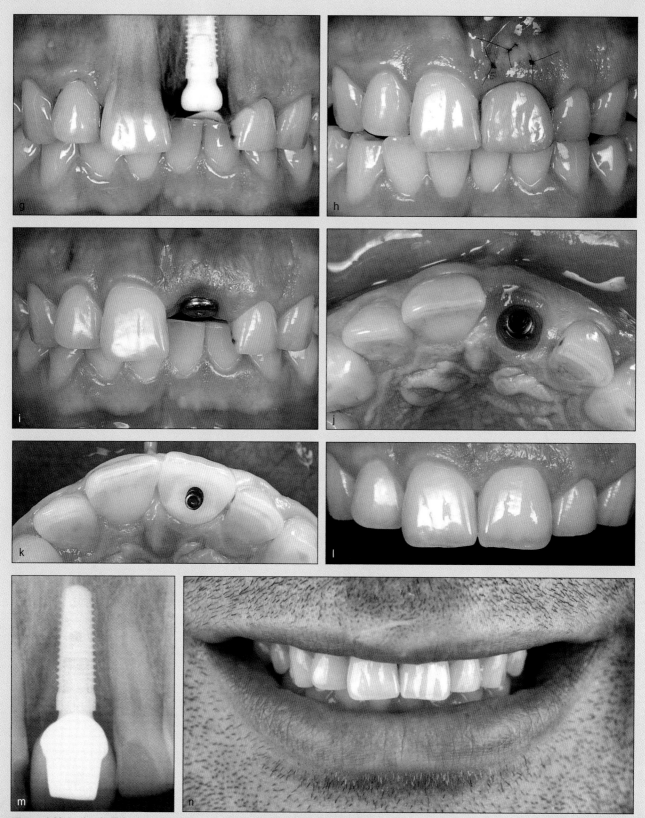

图4-7（续）／（g）叠加术后的X线片。（h）术后立即用粘接临时修复体支撑软组织。（i）术后3个月正面照。（j）术后3个月殆面照。（k）螺丝固定修复。（l）冠修复6个月后的最终图像。（m）植入后6个月的X线片。（n）微笑照。（A. Happe进行手术和修复；技工工作由A. Nolte完成）

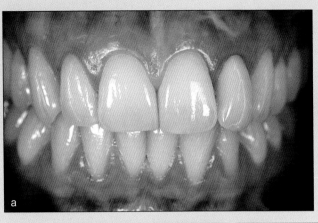
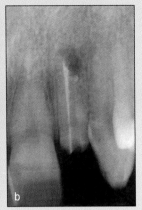
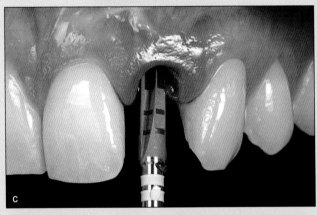
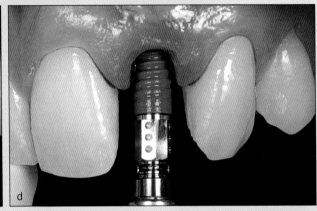

47

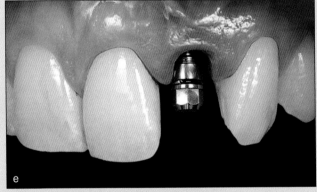
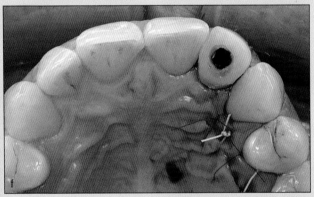

图4-8 /（a）上颌左侧侧切牙无保留价值。（b）侧切牙的X线片。（c）不翻瓣的种植窝预备，保留唇侧骨板。（d）种植体植入。（e）直径4.1mm的种植体植入。（f）在种植体上放置临时钛基台，并安装临时修复体。CTG的供区位于前磨牙和第一磨牙区。（g）术后立即进行临时修复后的X线片。

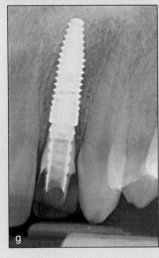

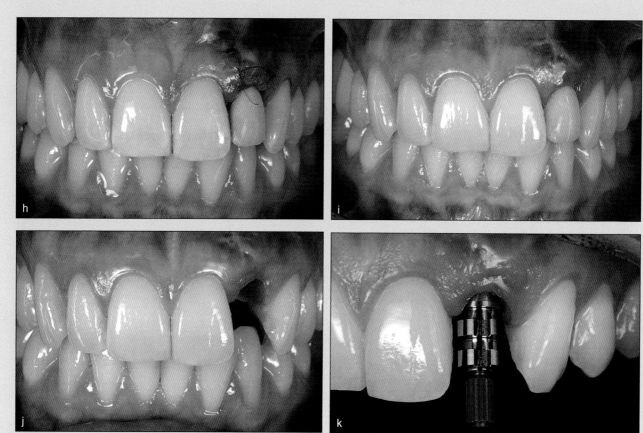

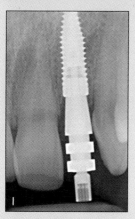

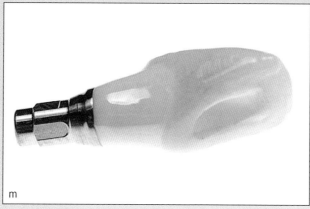

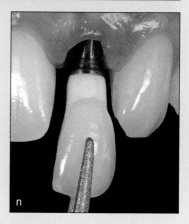

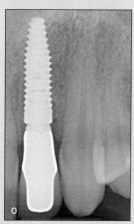

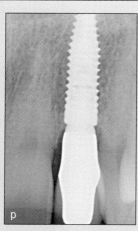

图4-8（续）/（h）完成的侧切牙螺丝固位临时冠修复。（i）最终修复图像。临时冠修复，唇侧行CTG。（j）术后3周愈合。（k）种植取模。（l）X线片显示转移杆就位。（m）钛基底的螺丝固位上部结构。（n）戴入上部修复体。（o）上部修复后的X线片。（p）5年随访后的根尖片。

48

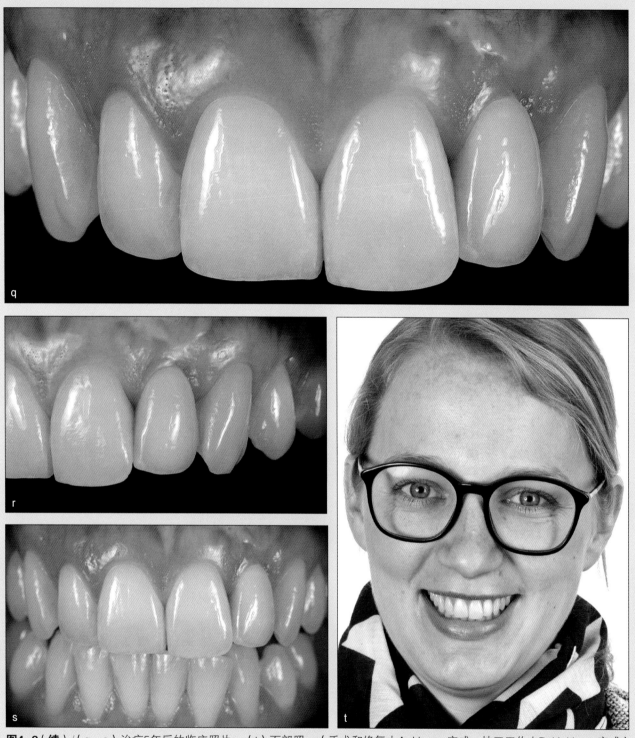

图4-8（续） /（q~s）治疗5年后的临床照片。（t）面部照。（手术和修复由A. Happe完成；技工工作由P. Holthaus完成）

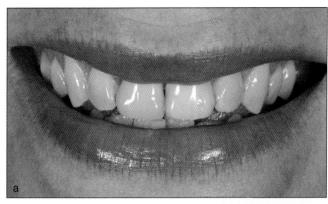

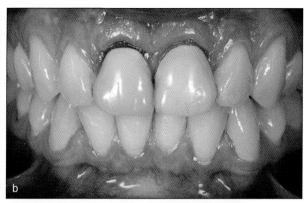
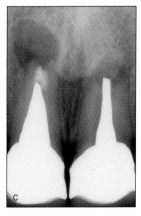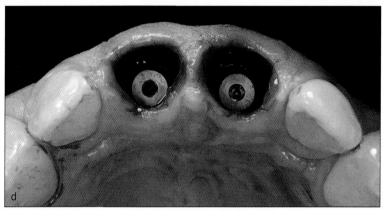

50

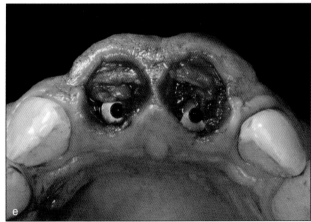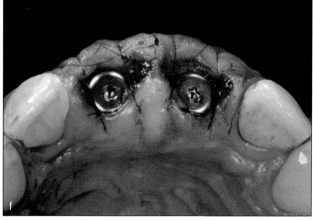

图4-9 /（a）术前微笑照。（b）术前临时冠修复情况。（c）中切牙的X线片。两颗牙均无保留价值。（d）两颗直径3.8mm种植体植入拔牙窝偏唇侧位置，初期稳定性良好。（e）唇侧形成隧道，植入CTG。（f）牙龈成形器植入与软组织显微外科操作。

即使术前情况本身比较复杂，也可以通过这种技术获得令人满意的结果，包括相邻两颗牙齿缺失的种植修复（图4-9）。该技术也可以与其他牙周整形手术结合。例如用于防止软组织退缩的CTG也可用于使软组织增厚以便即刻植入（图4-10）。

虽然在本书出版时还没有得到长期结果，但作者对结缔组织替代材料的研究，已经显示出非常好的临床效果，该研究结果也是前瞻性研究的一部分（图4-11~图4-13）。这些病例使用的是从猪的真皮中获得的脱细胞基质（Mucoderm，Botiss）。

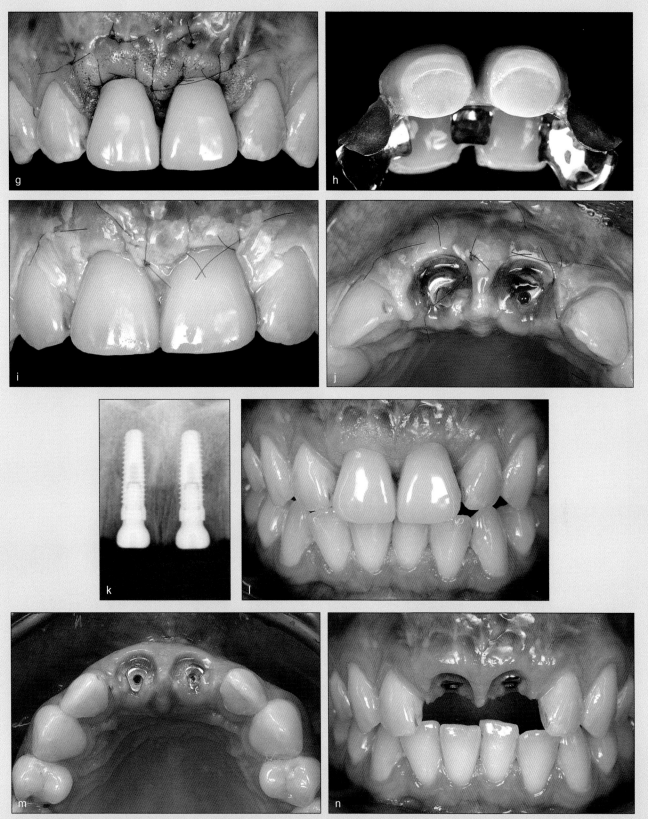

图4-9（续）/（g）术后粘接局部义齿修复状况。（h）粘接局部义齿腭侧缩窄进行牙龈塑形。唇侧以桥体部分支持颈缘组织。（i、j）术后1周，戴和不戴临时牙图片。（k~m）术后3个月的X线片和临床检查。（n）术后3个月行粘接局部义齿修复，较多的软组织形成良好的轮廓。

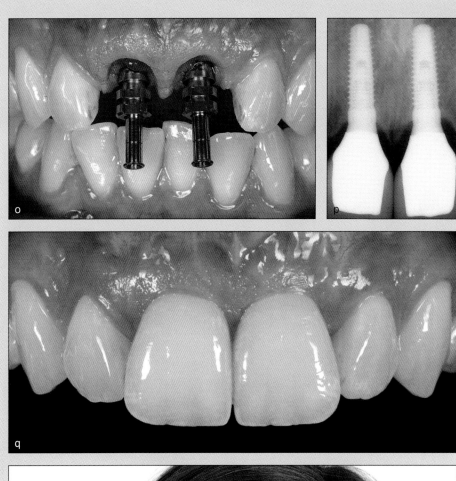

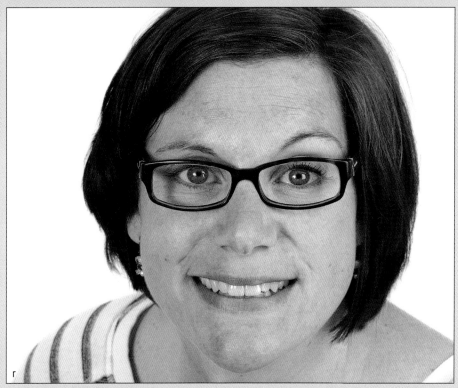

图4-9（续）/（o）种植取模。（p）种植体植入后1年，上部结构的X线片。注意种植体之间骨量，这对于支持龈乳头很重要。（q）种植体植入1年后全瓷冠修复。（r）治疗完成照片。（手术由A. Happe完成；修复由B. van den Bosch完成；技工工作由A. Nolte完成）

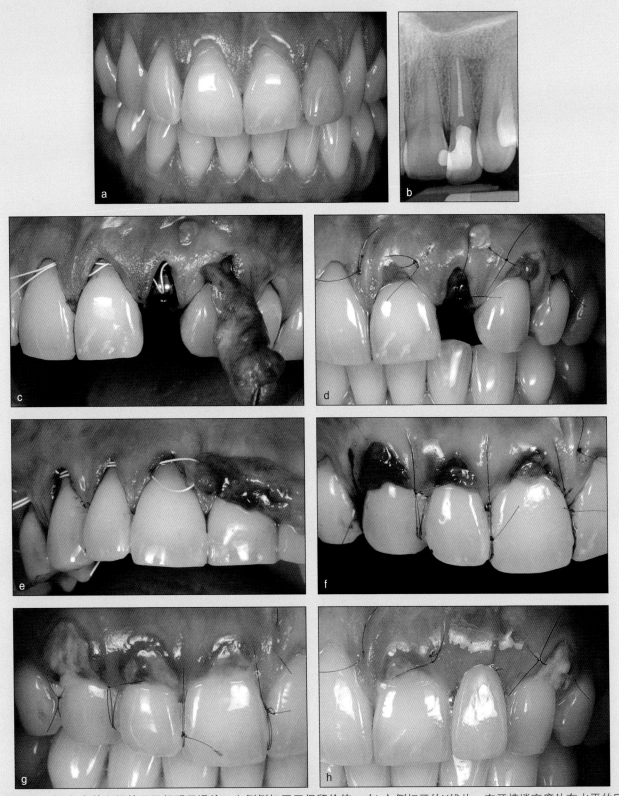

图4-10 /（a）术前上颌前牙牙龈明显退缩，左侧侧切牙无保留价值。（b）侧切牙的X线片，在牙槽嵴高度处有水平的冠折。（c）拔牙后，植入直径3.3mm的种植体和牙龈成形器。同时，通过隧道技术在左侧中切牙和尖牙区放置CTG，以覆盖并增厚退缩的唇侧黏膜。（d）完成即刻种植和CTG植入。（e）左侧治疗完成数周后，在上颌中切牙至右侧尖牙牙龈退缩处采用隧道法进行覆盖。（f）右侧悬吊缝合图，用于软组织冠向移位。（g）术后1周，第一象限情况。（h）术后1周，侧切牙粘接局部义齿修复后的情况。

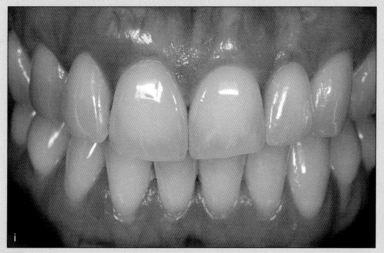
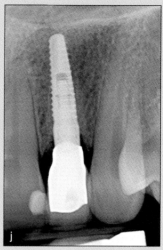

图4-10（续）/（i）即刻植入和软组织移植后12个月的情况。（j）术后12个月的X线片。

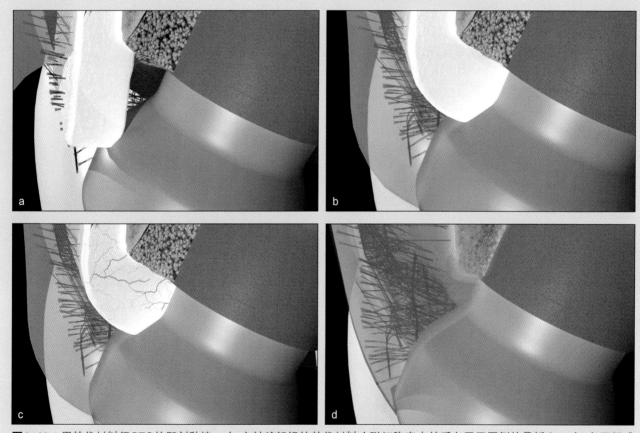

图4-11 / 用替代材料行CTG的即刻种植。（a）结缔组织的替代材料（脱细胞真皮基质）置于唇侧的骨板上。（b）牙龈成形器塑形。（c）替代材料形成组织结合。（d）完全愈合后组织的量得以保存。

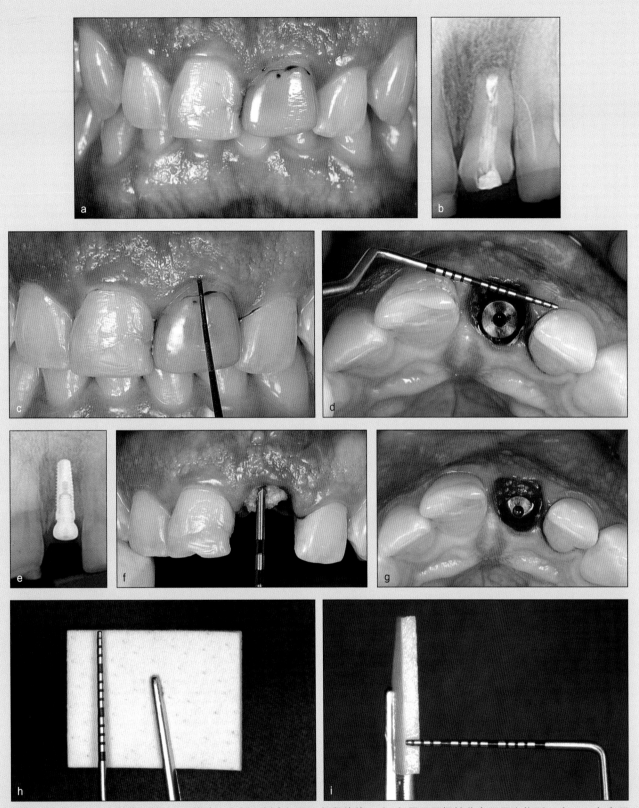

图4-12 /（a、b）术前临床情况及X线片。上颌左侧中切牙无保留价值。（c）用牙周探针鉴定牙周生物型。（d、e）在正确的三维位置植入直径4.3mm的种植体。（f）用钛充填器填入骨替代材料。（g）种植体就位；跳跃间隙内骨增量。（h）润湿后的脱细胞真皮基质。（i）基质厚度。

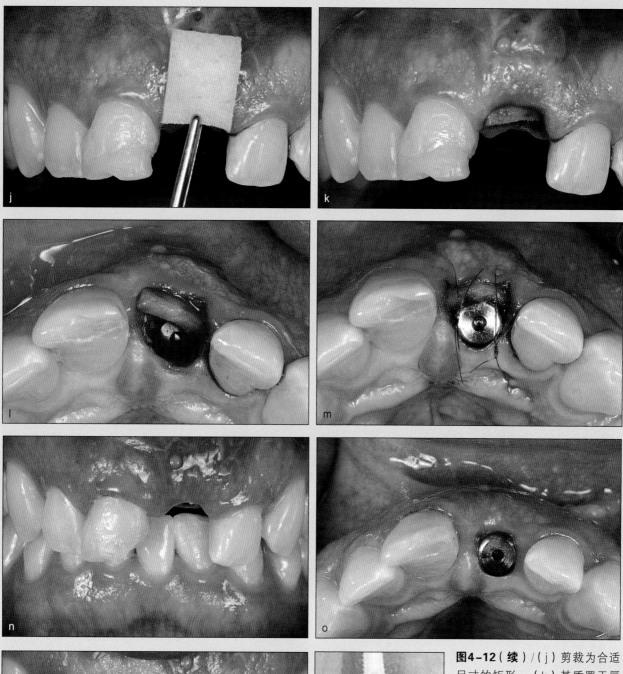

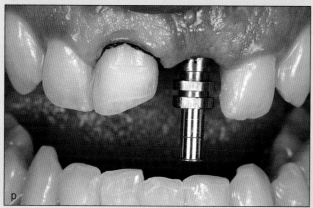

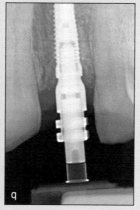

图4-12（续）/（j）剪裁为合适尺寸的矩形。（k）基质置于唇侧作为结缔组织的替代材料。（l）𬌗面照。（m）牙龈成形及软组织缝合固定。（n、o）术后2周的愈合情况。（p、q）种植后3个月，取模前：右侧中切牙贴面制备，左侧中切牙取模行冠修复。→

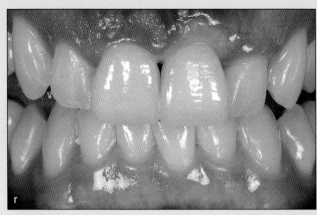
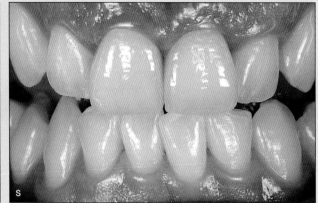
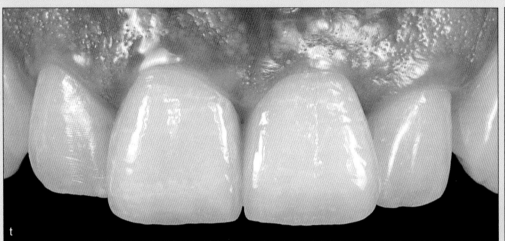
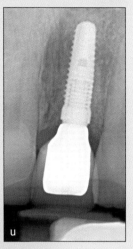

图4-12（续）/（r~v）贴面粘接、种植修复体戴入后的最终照片。（手术和修复由A. Happe完成；技工工作由P. Holthaus完成）

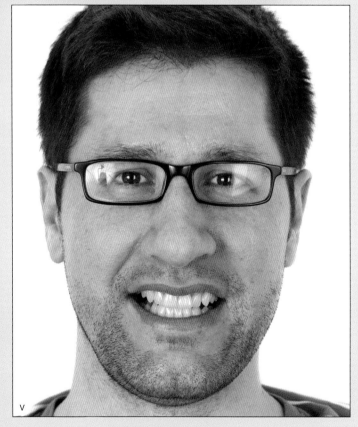

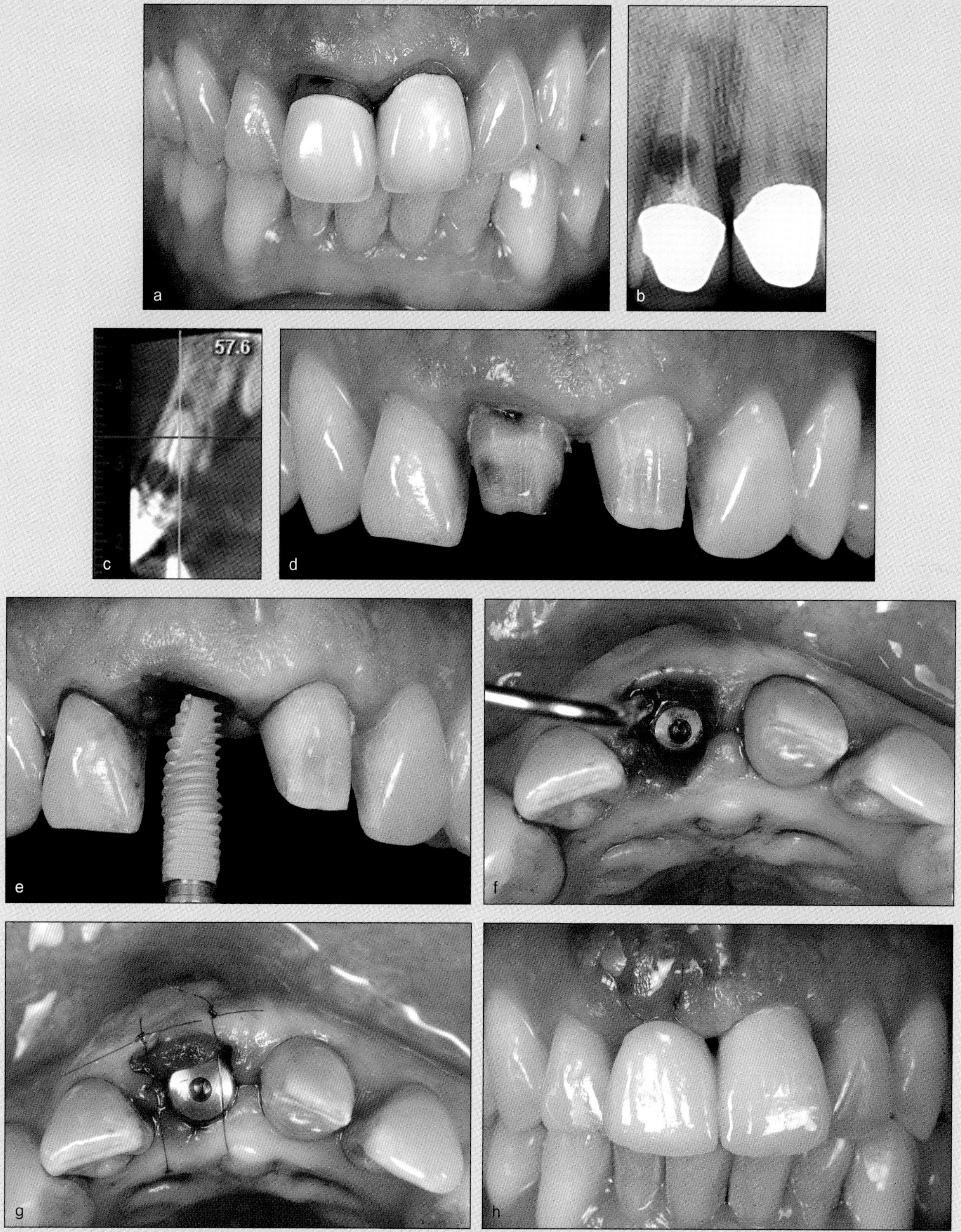

58

图4-13 /（a）上颌中切牙旧烤瓷冠术前照。（b）X线片显示上颌右侧中切牙内吸收。（c）CBCT显示唇侧骨板存在。（d）上颌右侧中切牙拔除前取下牙冠后的情况。上颌左侧中切牙的牙冠被取下，以进行固定的临时修复。（e）植入具有创新设计的种植体（即在顶部的三角形截面）。（f）种植体与唇侧骨板间的间隙内进行骨增量。（g）愈合基台就位，唇侧用脱细胞真皮基质行软组织增量。（h）术后即刻情况，固定临时修复体通过翼板与上颌左侧中切牙及上颌右侧侧切牙于腭部粘接固位。

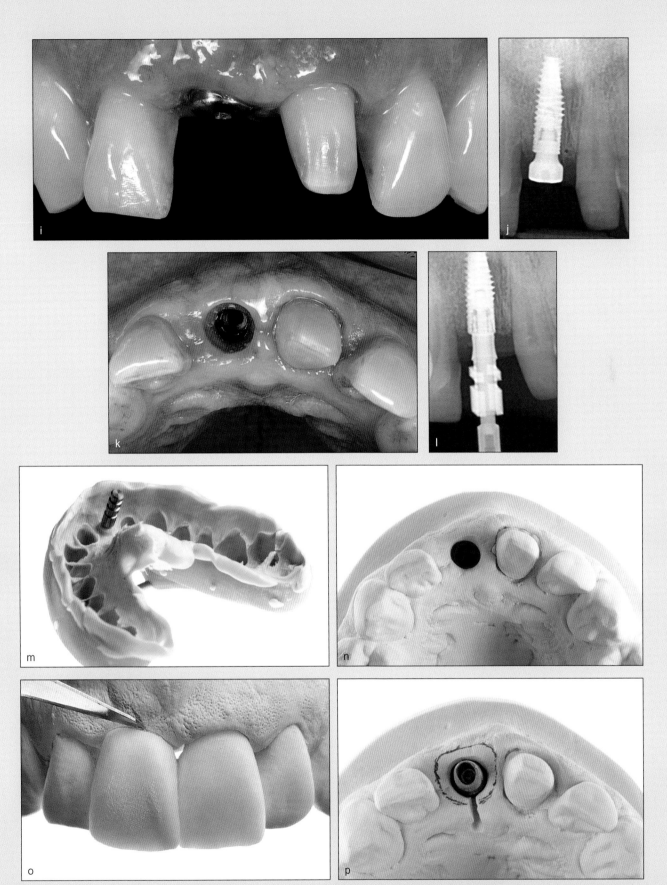

图4-13（续）/（i）12周后，该区域完全愈合，可以进行最终修复。（j）种植体与愈合基台的X线片。（k）手术方案最大化保留了牙槽嵴的轮廓。（l）放置转移杆后的X线片。（m）上颌右侧中切牙种植体和上颌左侧中切牙的印模，采用了个性化托盘和硅橡胶印模材料。（n）灌模后，将圆形软组织轮廓转移到石膏上。（o）在模型上制作诊断蜡型。（p）用铅笔标出诊断蜡型的轮廓，并安装钛基台。

→

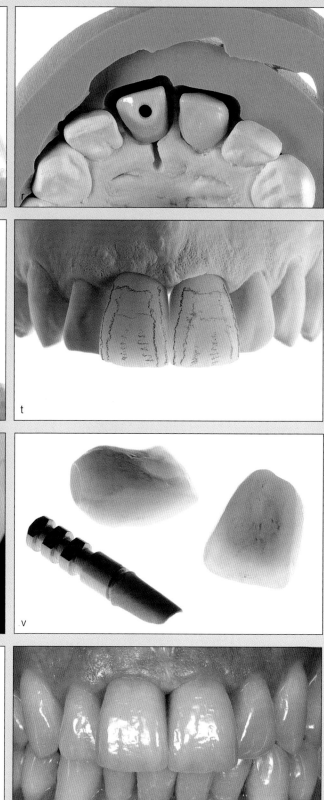

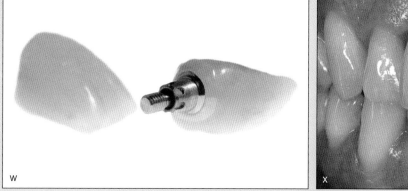

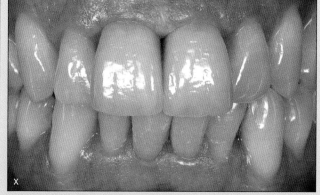

图4-13（续）/（q）在模型上雕刻出诊断蜡型的底部轮廓。（r）硅橡胶模板指示的氧化锆基底。显示饰瓷设计代表缩小的牙齿形状。（s）在模型上完成饰瓷。（t）对表面特征进行规划和标记。（u）机械抛光前的修复体。（v）组装前的钛基台和全陶瓷修复体。（w）上颌右侧中切牙种植体冠与钛基台粘接；上颌左侧中切牙全瓷单冠。（x）修复后的口内照。

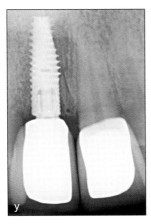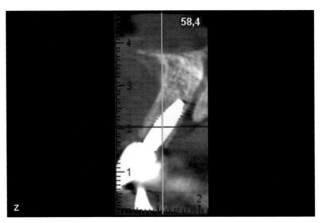

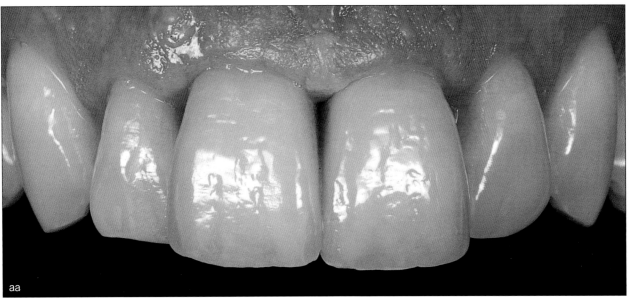

图4-13（续）/（y）螺丝固位种植体和全瓷冠的X线片。（z）即刻种植4个月后的CBCT显示，手术成功保留了上颌右侧中切牙唇侧骨板。（aa）种植体与天然基台的软组织轮廓对称。（手术和修复由A. Happe完成；技工工作由P. Holthaus完成）

白色氧化锆种植体被选择的频率更高，特别是在上颌前牙区。这种材料色泽逼真且具有良好的生物相容性，使其成为钛的替代品。由于前牙区比后牙区承受更少的生物力学负载，因此该材料更多用于前牙区（图4-14）。上述分体式种植系统（白色氧化锆种植体）包括穿龈种植体和可与种植体粘接的玻璃纤维基台。种植体可以在植入后立即负载，也可以在愈合一段时间后负载，这取决于种植体是否达到初期稳定性。

然而，就即刻种植而言，一直存在的疑问是拔牙时慢性根尖周炎是即刻种植的禁忌证，还是应将其列为风险因素。在采用自身对照设计的动物研究中没有发现明显的差异[32]。关于该问题的两项前瞻性临床试验中，每一项涉及约30名患者和2~3年的随访期，也没有发现临床或放射学上的差异，且种植体的存留率均为100%[33-34]。类似的，在对665名患者共922例种植体（285例试验组和637例对照组种植体）的回顾性研究中，也没有发现统计学上的显著差异。然而，可危及相邻牙齿的根尖病变仍被认为是一个风险因素[35]。

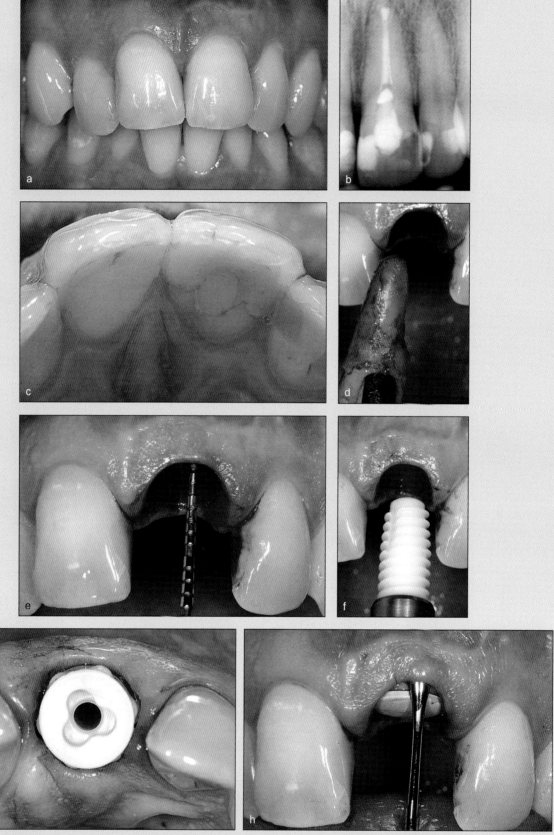

图4-14／（a）术前照。（b）上颌左侧中切牙的X线片。（c）可见的中切牙腭部纵向折裂；这颗牙无保留价值。（d）拔牙。（e）唇侧骨板完整。（f）植入氧化锆种植体（白色种植体）。（g）即刻种植。（h）唇侧牙龈减张以放置CTG。

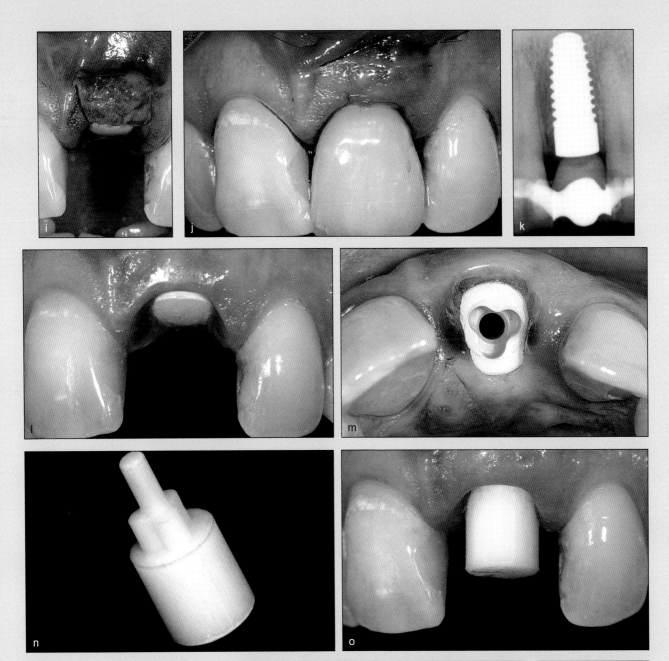

图4-14（续）/（i）CTG放置到该区域。（j）用6-0的缝线将CTG固定于袋内。（k）术后立即进行X线检查。（l、m）术后3个月的愈合情况。当愈合帽被移除时，可见种植体的内部几何形状。（n）由塑料制成的玻璃纤维增强型基台。（o）原位粘接基台。（p）制备玻璃纤维基台。（q）戴冠后的X线片。

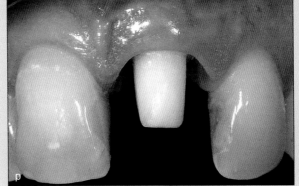

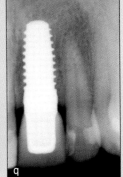

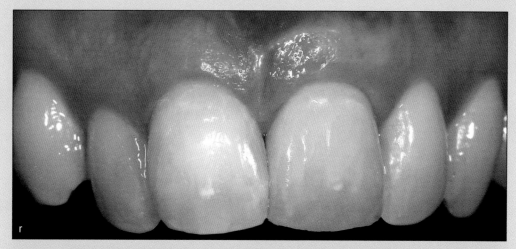

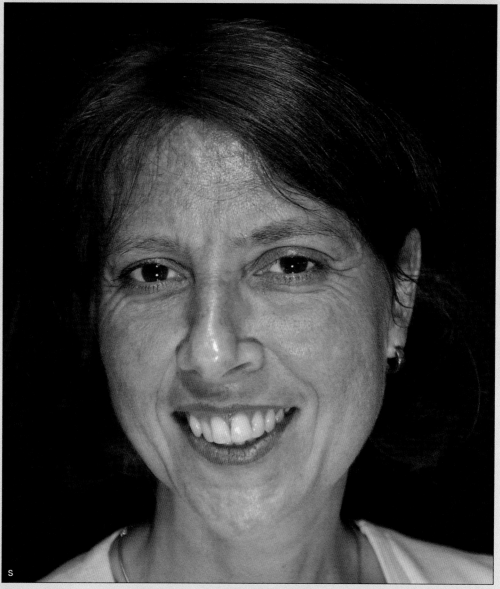

图4-14（续）/（r、s）全瓷冠最终戴入后的临床图像和面部照。（手术和修复由G. Körner完成；技工工作由K. Müterthies完成）

结论

　　在美学区即刻种植的成功，很大程度上取决于患者的选择和手术方案。甚至在拔牙之前，就应该对情况进行评估，并根据本章描述的标准选择正确的植入时机。解剖情况（更具体地说，牙槽窝的条件和结缔组织的生物型）是重要的预后因素。如果符合即刻种植的选择标准，并遵循正确的手术方案，这种方法可以获得较高的美学效果。欧洲骨结合协会（2014）的共识和建议是，即刻种植是一种要求很高的治疗方式，只有在特定情况下，由经验丰富的医生进行操作[36]。拔牙后，种植位点应具有足够厚度的唇侧骨板（＞1mm），其牙周生物型应为厚龈生物型，没有急性炎症，在放置种植体的正确三维位置处，根尖部和腭侧必须有足够的骨量。

（刘亚静　吴奇蓉　汤春波）

扫一扫即可浏览
参考文献

"没有计划的目标只是一个愿望而已。"
——ANTOINE DE SAINT-EXUPÉRY

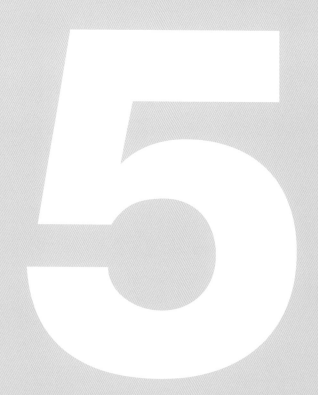

种植位点、治疗计划与美学分析

Implant Position, Planning and Esthetic Analysis

/ Arndt Happe, Christian Coachman, Tal Morr,
Vincent Fehmer, Irena Sailer

68

如本书第1章所述，对于部分无牙颌患者而言，准确无误的三维（3D）位置在种植修复中起着至关重要的作用。显而易见的是，种植体准确的三维位置也是美学效果的主要决定因素，不正确的三维位置则可能导致生物学和功能学并发症的出现。因此在第十一届欧洲牙周病研讨会的共识会议上发表了有关种植体周围炎一级预防的共识声明，其中包括了以下建议[1]：

- 种植体植入时必须进行合理的清洁。
- 上部修复结构必须保持清洁，确保它不会导致软组织的损伤和缺陷。

这些共识性要求的实现，很大程度上受种植体三维位置的影响，同时，种植体三维位置也是决定上部修复结构是采用螺丝固位还是粘接固位的关键所在。文献综述表明，不同形式的上部修复结构（螺丝固位/粘接固位）与生物学和功能学并发症的严重程度有关，粘接固位的修复方式是种植体周围炎的病因和发病机制中的特定风险因素[2-5]。螺丝固位的修复方式不能应用在所有的种植位点上，因此正确的种植体三维位置间接地成为影响种植预后的重要因素。

种植位点
水平位置

为防止邻面骨组织丢失，种植体和相邻天然牙之间的距离应至少为1.5mm。确保种植修复后

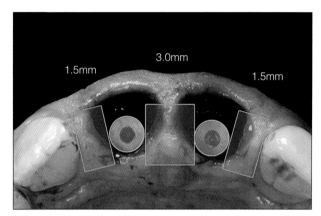

图5-1 / 建议的最小距离。

种植体周围的骨组织吸收改建过程（请参见第1章）不会影响相邻天然牙的组织附着。此外，相邻种植体之间的距离应至少为3mm，而唇侧骨板与种植体之间的距离应至少有2~4mm[6]（图5-1）。这取决于种植体与基台连接的方式（例如锥形连接），在个别情况下，缩小距离是有可能的[7]。

如果植入位点太偏唇侧，通常会因为种植体颈部位于牙槽骨的轮廓之外而导致软组织退缩（图5-2）。相邻天然牙唇面凸度之间的切线可以作为指导（图5-3）。如果相邻的天然牙齿缺失，需要术前在蜡型上设计正确的三维位置。

垂直位置

种植体周围的生物学宽度由2mm的结合上皮以及1~1.5mm的结缔组织组成，共计

图5-2 / 左侧中切牙由于种植体位置过于偏唇侧，导致软组织退缩。

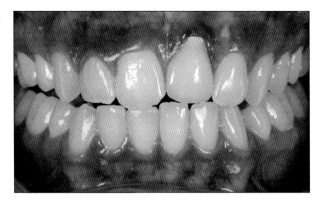

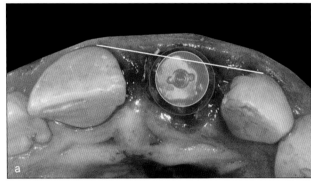

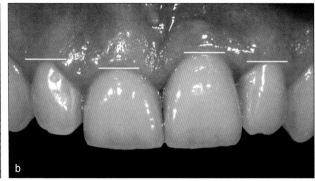

图5-3 /（a）种植体植入位置过于偏唇侧。种植体应位于白线的腭侧。（b）植入位置不佳导致的软组织退缩。

3.0~3.5mm[8]。因此，在某种意义上应该从生物学角度（生物学宽度）确定种植体的垂直位置。从种植体的角度而言，种植体颈部和上部修复结构之间需要一定的垂直距离，便于基台从种植体的圆形外形扩展至更符合天然牙周围解剖结构的外形。如果种植体植入的深度过浅，通过种植体周围软组织的塑形，达到外形的自然美观以及基台的清洁会变得非常困难甚至无法实现（请参见第11章）。如果种植体植入的深度过深，会有更多的空间容纳符合解剖外形的基台，然而，种植体与基台的结合处（包括被污染的微间隙）会出现种植体周围骨组织丢失，随之导致黏膜的垂直凹陷。然而，在这两个极端之间，存在着进行功能性基台设计的空间。基台的宏观设计是由被替换牙齿的解剖外形以及种植体颈部位置决定的，理解这一点很重要。

就上颌中切牙而言，基本原则是种植体颈部应位于龈下3~4mm（图5-4和图5-5）。此外，种植体与上部修复结构之间直径差越大，牙科技师用来设计解剖外形所需的垂直距离就越大。

早在1996年，David Garber[9]规定"以修复为导向"，这意味着上部修复结构应决定种植体的三维位置。这主要体现在利用锥形束CT（CBCT）和种植手术导板进行的数字化三维设计上，不过第一步仍然是分析种植位点以确定上部修复结构的正确位置。

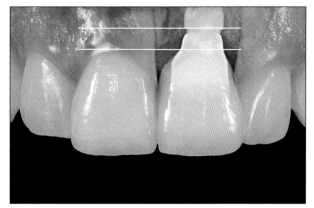

图5-4 / 叠加型X线片显示的理想型垂直位置。

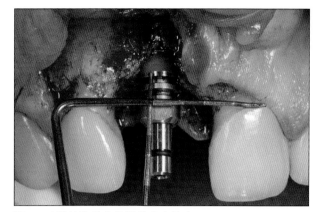

图5-5 / 种植体垂直位置的术中检查。

治疗计划与美学分析

文献描述了实现牙科美学的量化标准，主要集中在以下几个方面[10-12]：

- 中线。
- 咬合平面与双瞳孔线的关系。
- 上颌中切牙切缘的位置。
- 上颌前牙所占的比例。
- 上颌前牙切缘与唇部的关系。
- 唇侧弧线。
- 上下颌前牙列的关系。

关于治疗计划和美学分析的多种方法早有描述，例如制作研究模型、导板、拍摄术前照片或根据患者自己的意愿进行设计等[13-15]。在美学区进行设计时，最好制作既能记录术前情况又能用于设计的诊断蜡型（图5-6）。使用诊断蜡型可以非常有效地评估修复的空间条件和咬合关系，也可以用来与患者进行沟通交流。当解剖模型制作好后，可以借助硅橡胶导板将口腔情况转移至模型上（图5-7）。硅橡胶导板也可以作为评估修复空间条件的关键（图5-8）。在某些情况下，也可能需要使用𬌗架，特别是垂直向骨高度丧失或是有功能损伤的患者，建议做功能分析，或者做一个完整的蜡型（即一个完整的蜡型模拟；图5-9）。

此外，牙科照片往往是非常需要的。与完整的口腔内照片一样，口腔外图像也有助于美学分析。

以下临床病例运用的是由Coachman自行研制的Digital Smile Design（DSD）系统[14]。这是一种使用照片和数字化技术来简单形象地说明和可视化治疗计划的方法。

病例1：牙釉质大量腐蚀的右侧中切牙的单颗牙修复

跟标准的口腔内拍摄记录一样，DSD方法需要一张患者微微张开嘴微笑的正中肖像以及上颌前牙的黑底照片（图5-10a~h）。图像可被导入到演示软件中，如Keynote（Apple）或PowerPoint（Microsoft），生成参考线，并通过像素尺寸分析比例。要做到这一点，这些照片必须从标准化的角度进行拍摄，以避免由不同的拍摄角度引起的失真现象。即使光学现象导致轻微的差异，此系统程序仍然可以作为处理这类病例的一种手段，而分析结果可用于与患者和团队合作伙伴进行沟通，如正畸医生或牙科技师。

面部参考线（例如中线和双瞳线）和微笑线，首先投射到嘴唇，然后是口内（图5-10i~l），这印证了口腔内情况与患者面部的关系，可以分析牙龈边缘的轮廓。

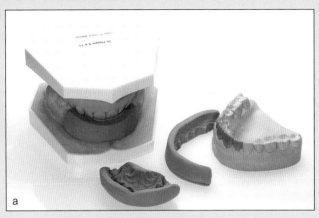

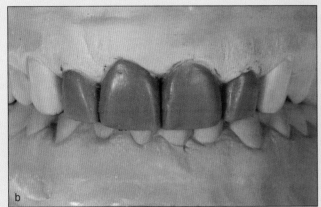

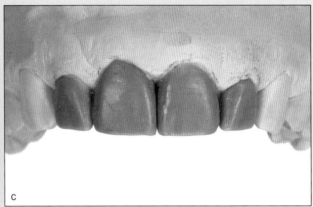

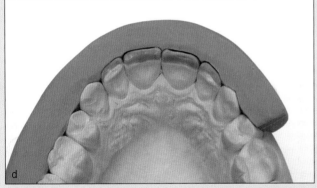

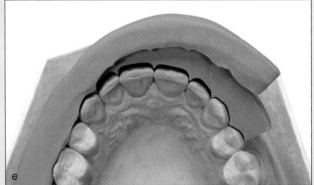

图5-6 /（a～e）诊断蜡型模型、复制的硅橡胶导板及制备空间。

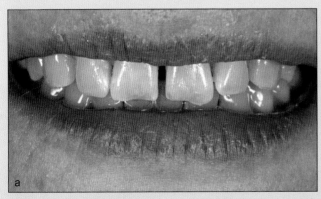

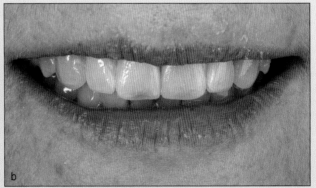

图5-7 /（a）上颌前牙列间隙。（b）复制技术：借助于硅橡胶导板将诊断蜡型上的信息转移到口腔。

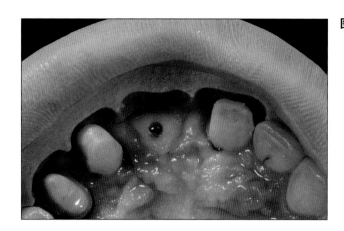

图5-8 / 两颗天然牙以及种植体的制备空间。

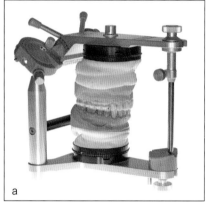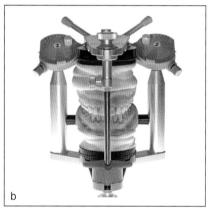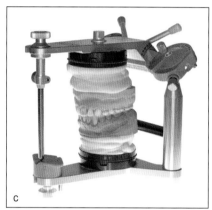

a　　　　　　　　b　　　　　　　　c

图5-9 / (a ~ c)恢复功能的蜡型模型上𬌗架(蜡型建立新的咬合关系)。

通过在软件中放置一个矩形,使其与牙冠完全一致,并计算像素尺寸可以确定牙齿的长宽比例。在此病例中,宽长比例是99%(图5-10m),这意味着牙齿的牙冠几乎是正方形的。中切牙牙冠的解剖形态宽长比普遍在75% ~ 85%[13]。基于这些数值,可以设计出一种新的牙齿轮廓(图5-10n、o)。这牵涉到黄金比例,这个自然比例,是古希腊人在建筑和艺术上所信奉的,反映和谐整齐的上颌前牙牙齿宽度与长度的比例,从正面可以观察到宽度比(图5-10p)。视觉感知的宽度,侧切牙与中切牙的比例大约为2:3;而尖牙与中切牙的比例约为1:3[12]。由于从正面看远端是看不见的,因此尖牙显得比侧切牙窄。

在这个临床病例中,新轮廓形成后,很明显,两颗中切牙需要被拉长且存在过多的软组织

(图5-10q)。如果牙齿只是从切缘被延长,牙齿的切缘位置不正确,将会导致后期美学以及发音上出现问题。中切牙切缘在上颌中的位置是统筹计划的关键[16]。

技师可以将分析结果转移到诊断蜡型上(图5-10r)。在这种情况下,给出的设计方案是左侧中切牙牙冠延长术以及右侧中切牙在种植前的设计方案(图5-10s ~ z)。若没有此分析,种植体的植入位点将完全基于局部参考点,比如牙槽骨和软组织的质与量,这反而会有损修复体的宽长比。

由于垂直位置种植体颈部定位在龈下3.5mm,最终的图像显示了一个和谐对称的软组织轮廓(图5-10aa ~ ff)。这个病例说明了特别是在复杂的情况下如何利用DSD软件进行种植体植入位点的设计,而且它作为一种教育工具也很有价值。

73

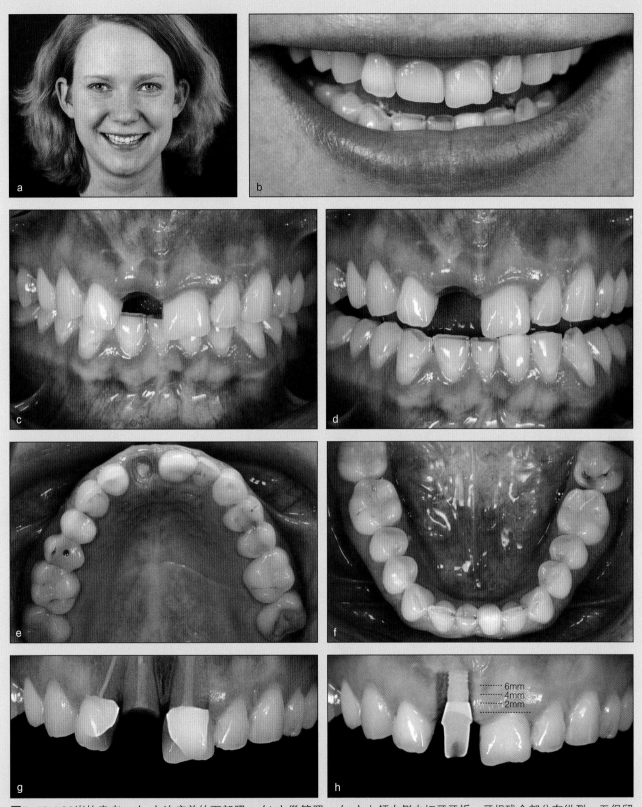

图5-10 / 30岁的患者。（a）治疗前的面部照。（b）微笑照。（c）上颌右侧中切牙牙折。牙根残余部分有纵裂，无保留价值。（d）下颌前伸照。前牙切牙边缘明显的缺损。（e）上颌𬌗面照。有中度的磨耗和部分不完善的修复。（f）下颌𬌗面照。有中度的磨耗和部分不完善的修复。（g）X线片叠映在口腔内。（h）确定种植体的植入深度。

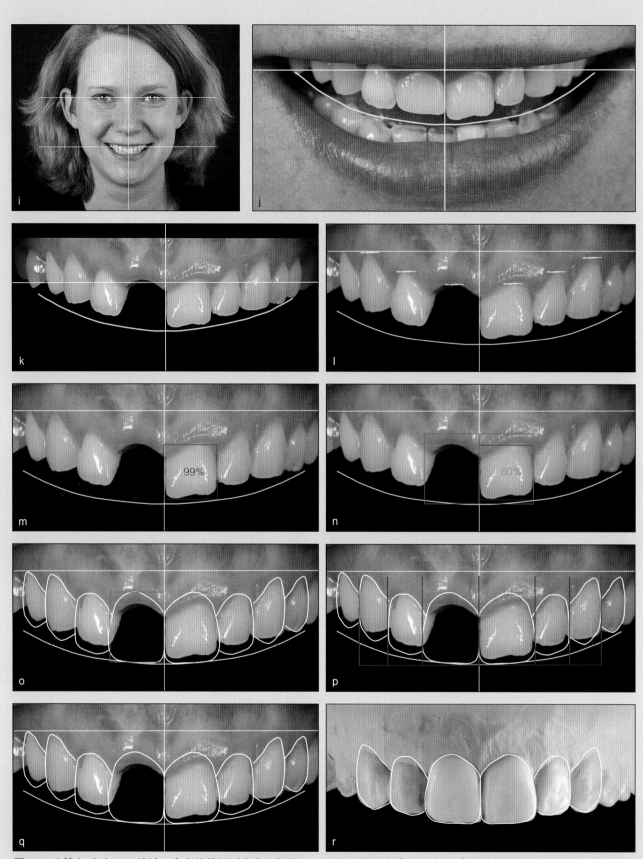

图5-10（续）/（i）DSD设计。参考线投射到患者面部照上。（j）口腔部分放大。（k）参考线投射到口内的情况。（l）软组织轮廓的分析。（m）宽长比分析。牙冠几乎是方形的。（n）模拟正确的宽长比。（o）新牙冠的大致轮廓。（p）检查尺寸和宽度比，模拟黄金比例。（q）上颌前牙新轮廓。很明显，上颌左侧中切牙有多余的软组织。（r）将牙齿的形状转移到诊断模型上。

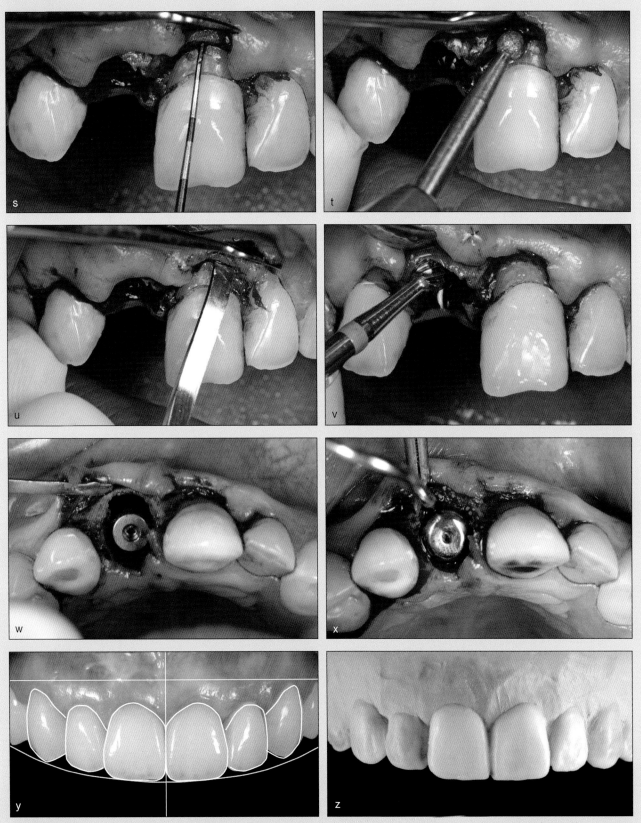

图5-10（续）/（s）牙冠延长术前，测量生物学宽度。（t）用金刚砂钻针切除皮质骨。（u）牙周骨凿精密调整。（v）调整右侧中切牙的牙槽骨。（w）于右侧中切牙的位置即刻植入种植体（直径3.8mm）。（x）当牙龈成形器就位时，种植体和唇侧骨板之间的间隙填满异种骨粉。（y）最终结果与数字化模拟结果吻合。（z）蜡型的比较。 ⟶

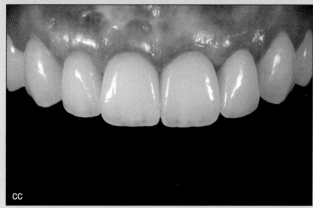

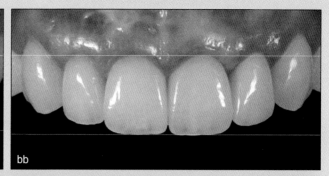

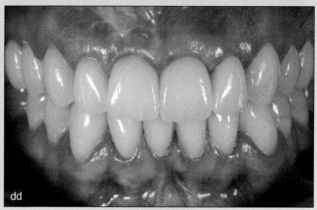

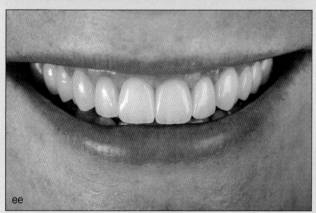

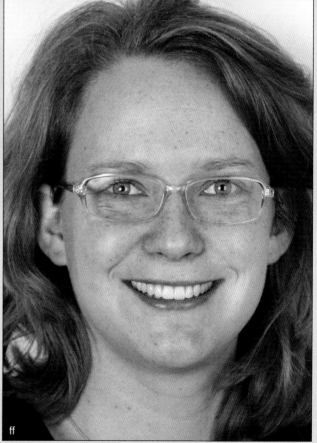

图5-10（续）/（aa）垂直位置由未来的软组织轮廓引导。在这种情况下，种植体颈部处于龈下3.5mm。（bb）中切牙对称的软组织轮廓。（cc）上颌前牙的最终口内照。（dd）口腔最终照。（ee）最终完成治疗后的微笑照。（ff）患者最终完成治疗后的面部照。（手术和修复由A. Happe完成；技工工作由D. Meyer完成）

病例2：上颌前牙再次设计

本病例中，患者曾接受过正畸治疗，导致上颌中切牙及侧切牙牙根吸收（图5-11a～i）。尽管这4颗前牙已经用金属丝进行了固定，仍表现出Ⅲ度松动。患者因担心牙齿脱落，咀嚼极其困难。右侧中切牙在根尖切除术后进行了倒充填，左侧尖牙的位置已经植入一颗种植体，但三维位置不正确且软组织退缩导致了美学缺陷。治疗计划是拔掉所有切牙，且在右侧侧切牙和左侧中切牙位点植入种植体，以实现3颗种植体支持式固定义齿修复。右侧中切牙暂时保留来维持牙槽嵴的现有解剖轮廓，把牙冠和牙根保留到骨上0.5～1mm来维持牙冠上牙周膜纤维附着，这种技术称为牙根储存。患者想利用种植治疗改善上前牙列的整体状况，因此医生利用DSD对现有情况进行了分析，并提出了重新设计上颌前牙的建议。要做到这一点，首先使瞳孔间连线与软件的水平线对齐重合。确定这些基准线（例如瞳孔间平面、鼻翼下缘、中线、微笑线），然后绘制（图5-11j、k）并转移到口内（图5-11l）。

图5-11m和n演示如何使用数字标尺获取分析的度量值。数字标尺是通过测量口腔中牙齿的实际长度来校准的，然后将度量值传递到模型上（图5-11r、s）。这包括测量中切牙的实际长度（本病例中为8mm），并相应地调整标尺。经过这个过程，数字标尺可以复制，但在软件中不能再更改尺寸。尽管如此，光学畸变也必须被考虑到，模型或患者的测量数据仍然需要检验其合理性。中线偏差小于1mm不属于美学问题，也不一定需要任何校正，但在这种情况下它是正确的，因为可以很容易地完成[17]。

可以将照片分为不同区域，并用不同的颜色加以区分。这是一种有效的专注于特定部位的方法。在这种情况下，黏膜的颜色在一个视图中被移除，使牙齿形状更容易被评估（图5-11o），

为了更清楚地显示软组织的轮廓，从而在另一个视图去除了牙齿的颜色（图5-11p）。图5-11q显示右侧中切牙和左侧侧切牙的长宽比分析。这两组牙齿都明显偏离了75∶100～85∶100的理想比例，其中100是指牙齿长度。这也可以用百分比表示（例如80%来表示80∶100）。在本病例中，右侧中切牙几乎呈正方形（接近100%），且左侧侧切牙太窄或太长（远低于75%）。

此病例中的软组织轮廓高度也不规则。图5-11r和s显示不同龈乳头凸起之间的水平差异。这种差异在右侧中切牙远端和左侧侧切牙远端的龈乳头之间最为明显。单侧龈乳头缺失通常被认为是没问题的；在1～1.5mm的差异以上，则被认为是有问题的[18]。为重新设计上颌前牙列的治疗方案，宽长比为75%～85%的矩形（适应自身情况）要首先与参考线对齐（例如中线和微笑线）。这个矩形的设计也同样适用于左侧中切牙，然后画出新的牙齿外形。数据库中的模板可能有助于执行此操作。侧切牙和尖牙的绘制遵循微笑线和一般的基本美学准则，这就产生了新方案的初步设计，技师可以将其转移到蜡型上（图5-11t～w）。在这个病例中，侧切牙和左侧中切牙都被拔除，种植体分别放置在右侧侧切牙和左侧中切牙区。要拔除的牙齿首先用正畸方法挤压出多余的软组织（图5-11x），这样可以平衡软组织的水平，避免了软组织增量。尤其是左侧中切牙明显凸出，从而消除了垂直向骨组织缺损，保留右侧中切牙牙根来维持牙槽嵴的轮廓（图5-11y～bb）。

在骨结合后，放置临时修复体来塑形软组织轮廓（图5-11cc、dd）。软组织成熟后，覆盖中切牙根部（至少术后3个月），这一效果是为了最终的恢复，并转移已经形成的穿龈轮廓（图5-11ee～hh）。安装个性化的氧化锆基台，并进一步优化了轮廓，以便得到完整可靠的修复效果（图5-11ii～kk）。最终修复完成后，X线片清

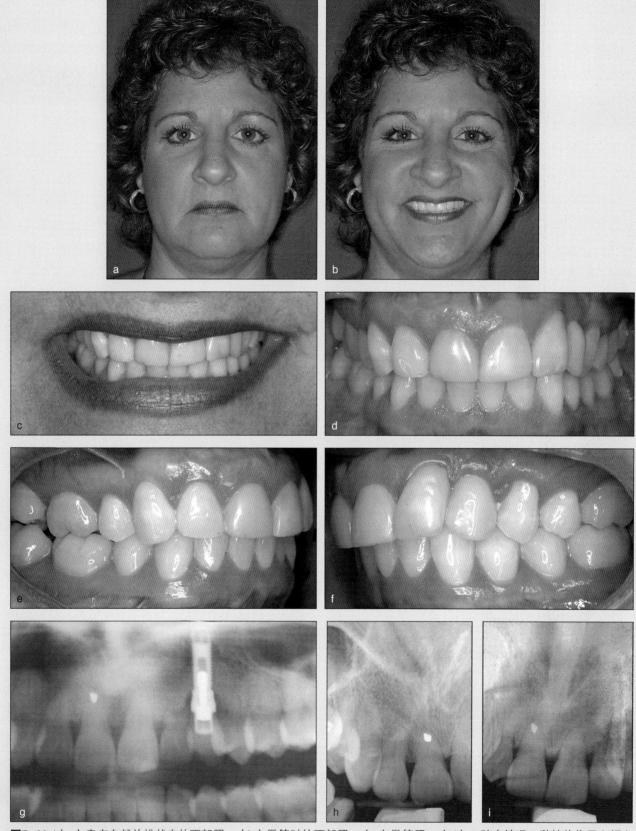

78

图5-11 /（a）患者自然放松状态的面部照。（b）微笑时的面部照。（c）微笑。（d）口腔内情况，种植体位于上颌左侧尖牙，左侧侧切牙凹陷。（e、f）来自左右侧面的口内照。（g）全景片。（h）右侧中切牙至尖牙的根尖周片。（i）右侧中切牙至左侧侧切牙的根尖周片。

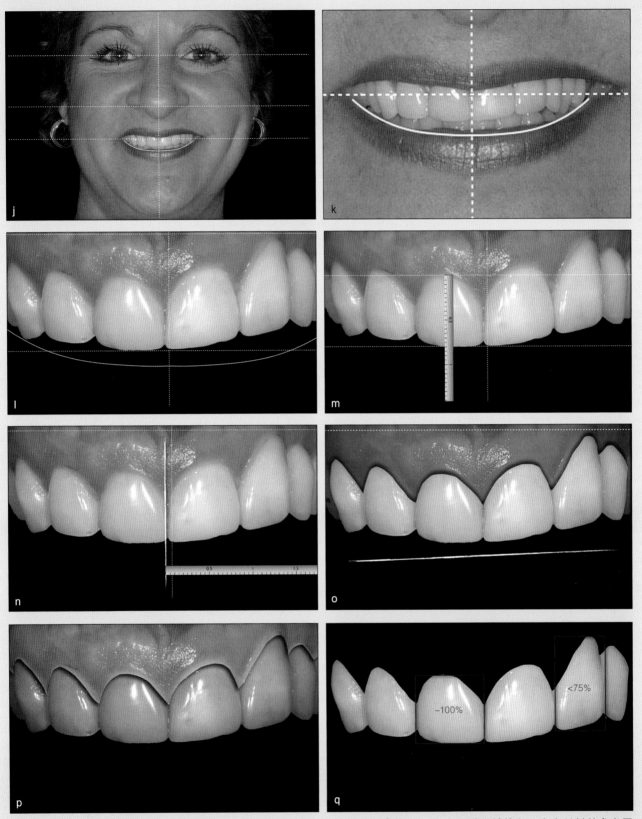

图5-11（续）/（j）美学分析：水平和垂直参照平面以及微笑线被转移到肖像上。（k）口腔区域放大。（l）关键的参考平面被转移到口腔内。（m）数字标尺校准到右侧中切牙的实际牙冠长。（n）一旦校准，数字标尺可以用于图像上尺寸的近似测量。（o）黏膜被描绘成黑色和白色，这样可以更有效地评估牙齿的形状。（p）牙齿被描绘成黑色和白色，以帮助评估软组织的轮廓。（q）显示右侧中切牙和左侧侧切牙的宽长比。 ⟶

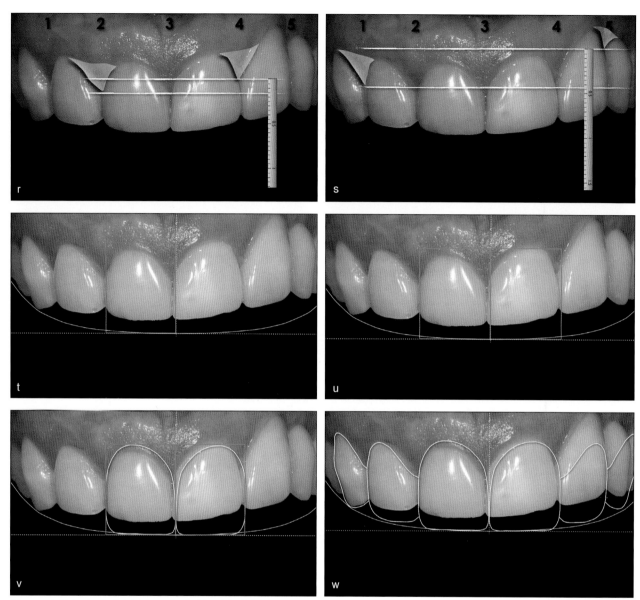

图5-11（续）/（r）左侧中切牙龈乳头远端与右侧中切牙龈乳头远端参考水平的比较。（s）左侧侧切牙龈乳头远端与右侧侧切牙龈乳头远端之间的明显差异。（t）将提前设计的牙齿比例为75%～85%的矩形转移到右侧中切牙。（u）第二个矩形即左侧中切牙的外形根据中线和微笑线对齐。（v）在矩形内绘制牙冠形状。（w）根据微笑线和一般美学准则完成前牙列形状轮廓的设计。

楚地显示了在右侧侧切牙和左侧中切牙种植体与基台之间的锥形连接与左侧尖牙种植体与基台之间的传统非平台转换连接之间种植体周围骨组织的差异（图5-11ll～nn）。最终的照片显示了重新设计后的前牙列形态轮廓。与术前不同的是，术后结果显示出更规则的软组织轮廓和更和谐的牙齿形态。微笑照显示了与嘴唇的自然互动（图5-11oo～rr）。

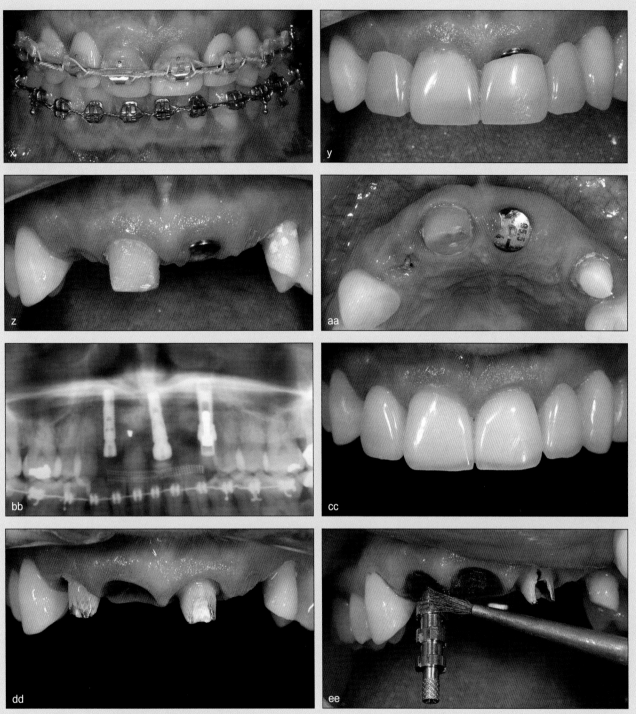

图5-11（续）/（x）挤压出左侧中切牙和右侧侧切牙的形状。（y）种植体植入后右侧中切牙和左侧尖牙的椅旁临时修复。（z）骨结合成功后的情况。（aa）右侧侧切牙和左侧中切牙的殆面照。（bb）左侧尖牙早期种植体的全景片细节图（Brånemark）以及在切牙部位刚植入的种植体（Astra，Dentsply）。（cc）种植体进行长期临时修复体修复，以形成软组织轮廓。（dd）右侧中切牙的桥体区，具有自然龈乳头形态轮廓。（ee）将种植体和桥体区之间出现的轮廓的效果用丙烯酸树脂转移出来（Pattern Resin，GC）。

→

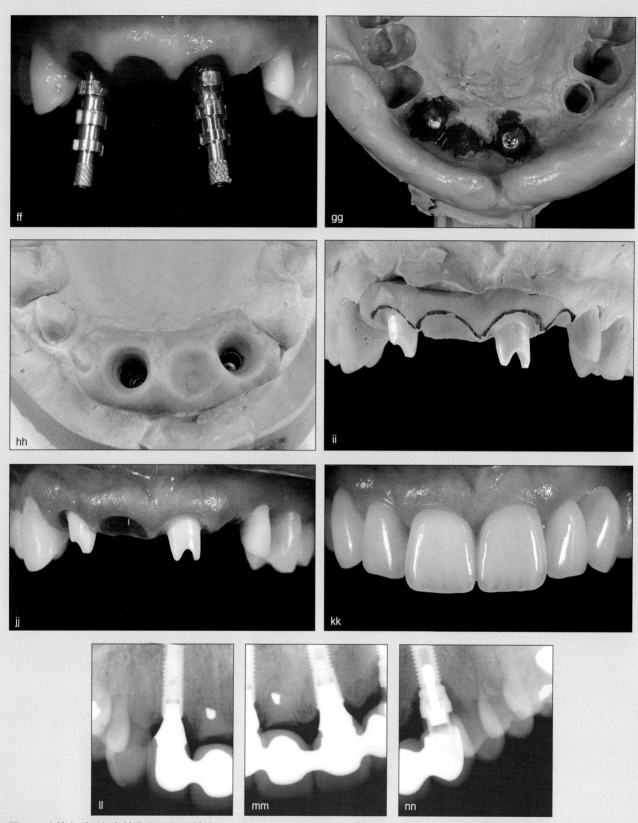

图5-11（**续**）/（ff）个性化印模杆使桥体区可视化。（gg）开窗式制取硅橡胶印模。（hh）黏膜软组织的形态，显示正在形成的轮廓。（ii）全瓷氧化锆基台就位后在软组织上绘制扇形图示。（jj）氧化锆基台完全符合现有的轮廓组织。（kk）前牙区氧化锆全瓷修复体。（ll~nn）新老种植体支持式固定义齿的X线片。

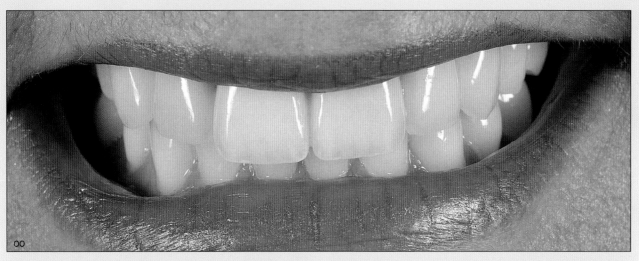

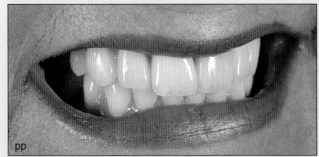

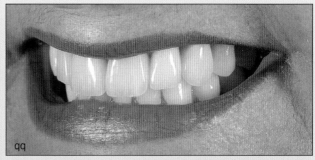

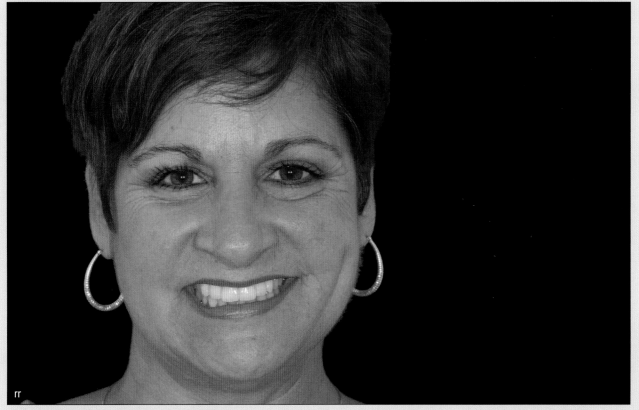

图5-11（续）/（oo）最终修复后的牙列正面照。（pp、qq）最终修复后的牙列侧面照。（rr）最终修复后的微笑照。

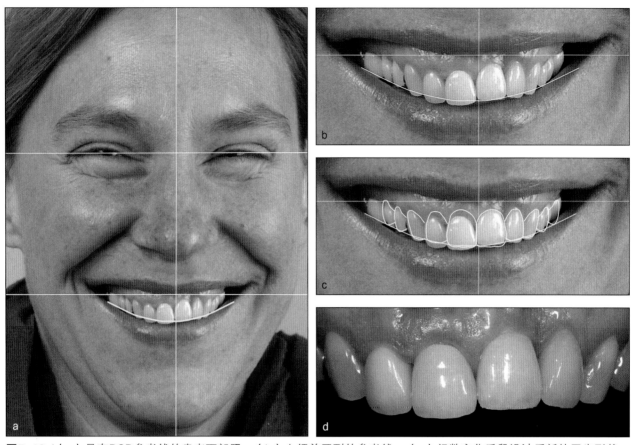

图5-12 /（a）具有DSD参考线的患者面部照。（b）上颌前牙列的参考线。（c）经数字化手段设计后新的牙齿形状。（d）口内正面照。

→

病例3：左侧中切牙已植入种植体，右侧中切牙需新植入种植体

　　这一病例中，患者对其上颌前牙列的外观不满意，患者自知其前牙的切缘及腭侧有严重的磨损（图5-12a～d）。在4～5年前前牙外伤后，患者的左侧中切牙脱落，右侧中切牙进行了根管治疗（图5-12e）。在左侧中切牙位点进行种植修复，但骨增量出现了严重的并发症，导致该位点骨组织缺损、左侧侧切牙牙龈退缩。在随后的几年里，接受根管治疗的右侧中切牙也一直存在问题，牙体治疗未能解决根本问题。

　　与患者讨论了各种治疗方案，包括正颌手术。然而，患者只愿意接受外科手术来矫正上颌前牙列。鉴于目前影响右侧中切牙的问题和上颌整体情况的不对称，提出并最终实施了以下治疗程序：

1. 无创拔除右侧中切牙，即刻植入种植体，不做任何软组织处理，允许治疗后软组织退缩0.5～1.0mm（图5-12f、g）。

2. 右侧侧切牙同时进行微创牙冠延长术（图5-12h）。

3. 同时缩小左侧中切牙的上部结构，并在双侧切牙区进行隧道手术，以放置上皮下结缔组织移植物。这样做是为了纠正软组织退缩，从而改善明显的不对称（图5-12i～k）。

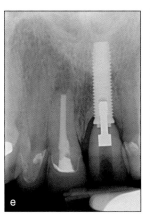
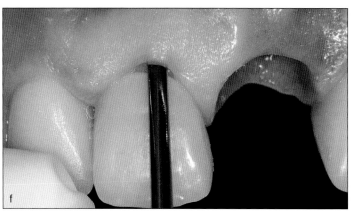

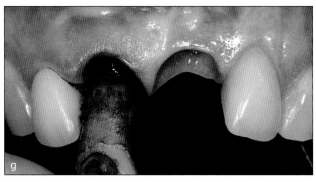
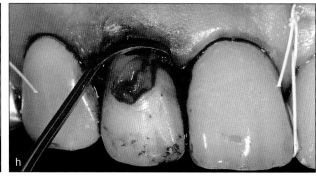

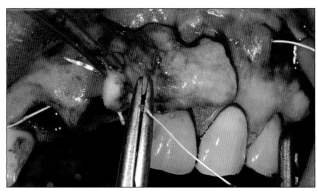
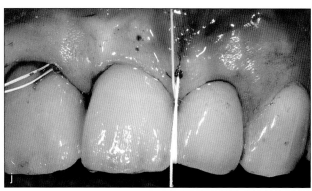

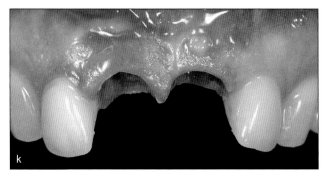

图5-12（续）/（e）中切牙的X线片。（f）在拔除右侧中切牙之前，用牙周膜刀小心翼翼地分离牙周组织。（g）拔除右侧中切牙。（h）右侧牙冠延长术。（i）通过左侧侧切牙和尖牙区的切口将结缔组织移植到左侧中切牙区。（j）左侧中切牙之间悬吊缝合冠状移位的软组织。（k）中切牙愈合后的形态，用临时修复体进行塑形。 $\longrightarrow$

4. 立即进行临时修复体修复。

5. 种植部位、软组织增量部位、牙冠延长部位愈合3个月。两个中切牙位点处取印模，并在两颗中切牙的氧化锆基台上进行了临时修复体修复

以进行形态调整。

6. 2~3个月之后，以现有的软组织边缘和切缘为基准，最终的全瓷修复体完成（图5-12l~o）。

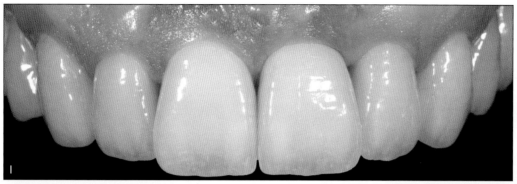
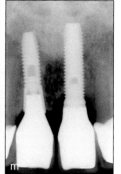
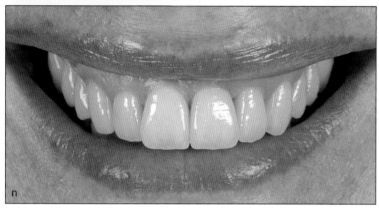
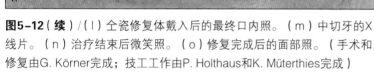
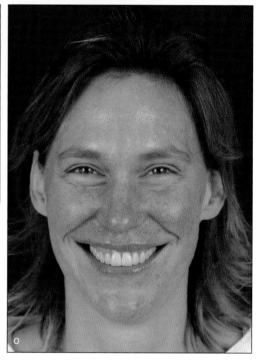

图5-12（续）/（l）全瓷修复体戴入后的最终口内照。（m）中切牙的X线片。（n）治疗结束后微笑照。（o）修复完成后的面部照。（手术和修复由G. Körner完成；技工工作由P. Holthaus和K. Müterthies完成）

病例4：晚期牙周炎患者的复杂种植修复

患者因上颌前牙过长，提出修复需求。患者上下牙弓都佩戴可摘局部义齿，不足以行使正常功能，剩余的前牙列无法保留，要求进行固定修复（图5-13a～c）。

面对这样的病例，可以提出一系列问题，即患者的唇肌力量有多强，以及牙槽突吸收了多少或上颌暴露了多少？可以使用固定修复体吗？牙齿的切缘应该设计在哪里？龈乳头需要用龈色材料重建吗？只有在合理的分析和规划下，才能达到可以预见的良好的美学效果，才能决定是否可以进行固定修复。

与病例1～病例3相同的方式，将参考线和微笑线重叠到嘴唇和口腔内（图5-13d～g）。在这种情况下，将上唇轮廓投影到口内位置尤为重要。这使临床医生能够评估最终修复后修复体的暴露情况，从而评估效果的可预见性。在分析了宽长比和牙体的解剖形态（图5-13h～l）之后，就会清楚软硬组织的垂直缺损有多大。图5-13l说明了上唇为何不能掩盖前牙近中间隙的"黑三角"。由于软硬组织移植的生物学局限性，需要

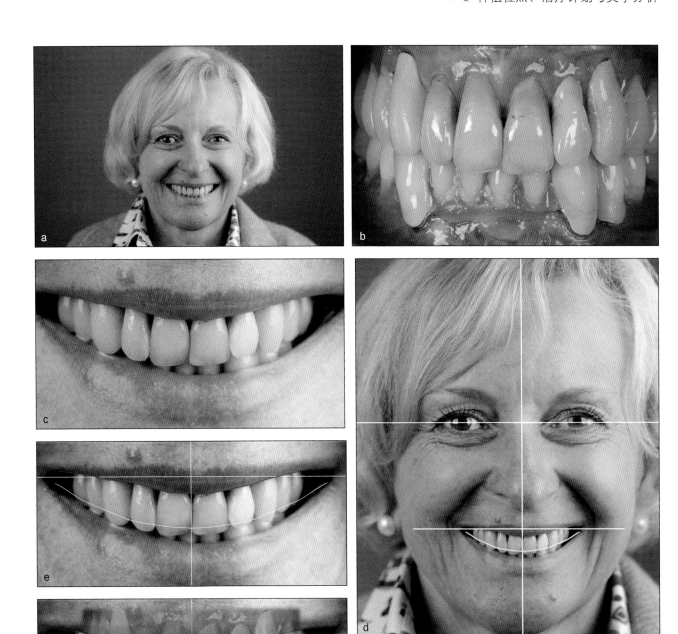

图5-13 /（a）治疗前面部照。（b）口内情况和可摘局部义齿；剩余牙列有牙周损害。（c）微笑时伴有前牙伸长。（d）数字化微笑设计绘制参考线。（e）口腔细节，最大上唇回缩标记（红色线）。（f）口内情况叠加；被上唇掩盖的比例清楚显示。

→

用龈色陶瓷或丙烯酸树脂重建龈乳头，尽管如此，离牙槽突仍有足够的距离可以实现固定修复，而且不会暴露龈色材料和黏膜之间的界面。通过分析，可以更轻松地确定固定修复的治疗计划。

　　患者最终接受了固定修复方案，在上颌植入了8颗种植体，在下颌植入了6颗种植体，垂直缺损用龈瓷[19]补偿（图5-13m～u）。在此期间，对患者进行了为期1年的种植体支持式临时固定义齿修复，以便对义齿功能和口腔卫生进行评估与监测。此修复需要非常好的护理支持和患者的高度依从性。最终的口外照片展示了最终修复后的美学效果。

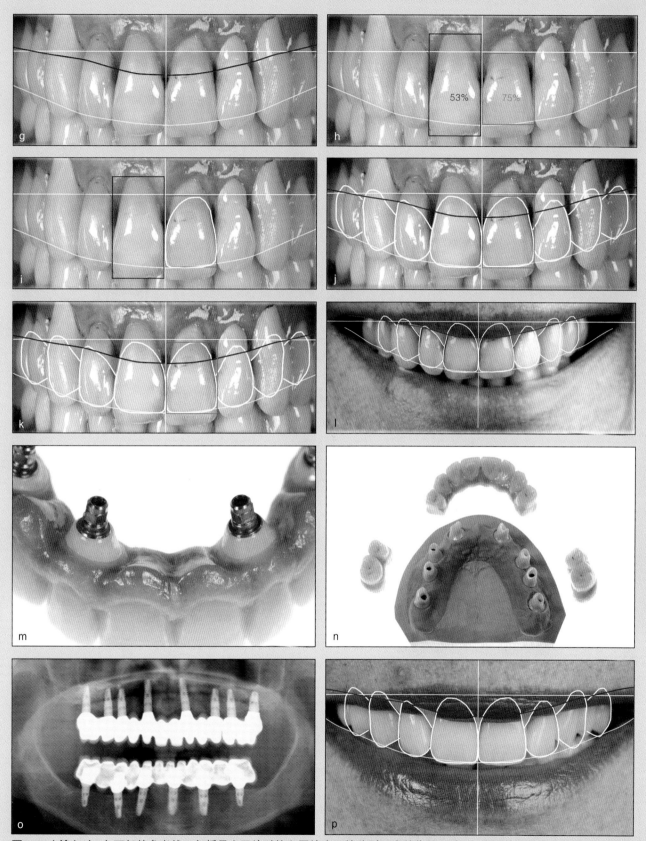

图5-13（续）／（g）面部的参考线，包括最大回缩时的上唇轮廓，转移到口内的位置。（h）分析前牙正确的宽长比。（i）设计新的等高线，确定切牙切缘的位置。（j）新重建的上颌前牙列轮廓。（k）给牙齿之间"黑三角"区域上色；需要用龈色材料重建龈乳头。（l）将图案投射到口外微笑照上。（m）上部修复结构巧妙地运用龈色陶瓷重建垂直向缺损；基底可以保证适当的口腔卫生。（n）分段式上部修复体。（o）修复完成后的全景片。（p）按计划最终修复后微笑照。

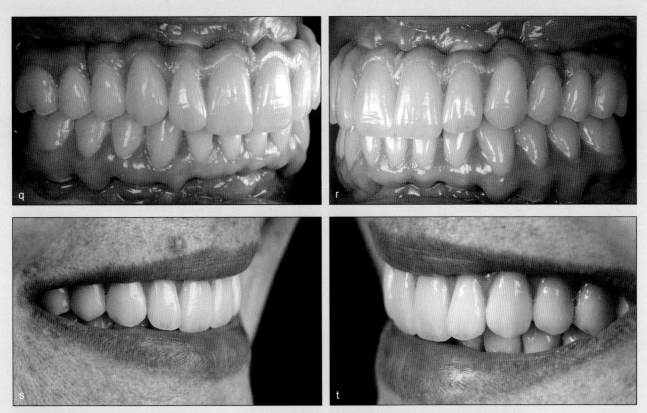

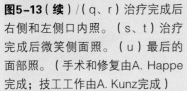

图5-13（续）/（q、r）治疗完成后右侧和左侧口内照。（s、t）治疗完成后微笑侧面照。（u）最后的面部照。（手术和修复由A. Happe完成；技工工作由A. Kunz完成）

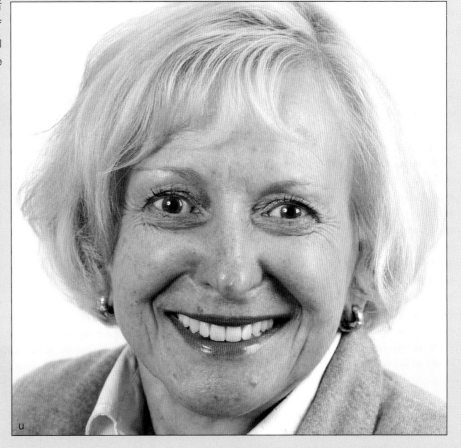

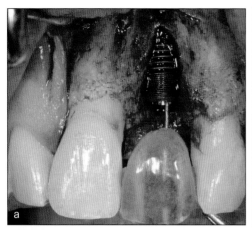
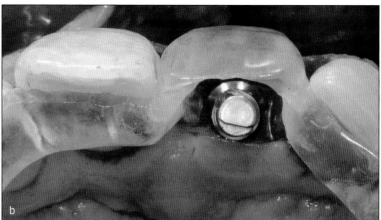
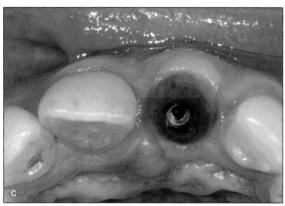
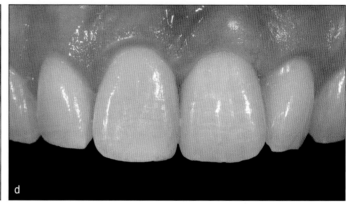

图5-14 /（a）在常规引导到位的情况下，临床医生可以基于模型上相邻的解剖结构和设计的上部结构的形状来进行三维位置的评估。在这个例子中，评估种植体的放置深度。（b）导板在腭侧留有钻孔的空间，便于控制种植体的位置。（c）骨结合后二期手术完成，暴露种植体的位置。（d）安装牙冠和软组织稳定后达到美观效果。

导板

本节的部分内容已经Happe等的许可进行了修改[20]。

如本章第一节所述，为了获得最佳的功能和美观效果，保证种植体的最佳三维位置是必要的。导板旨在帮助定位种植体的植入方向及位点，以期达到一个理想的位置。

简单的手术定位导板

在过去，种植体植入术的术前诊断与治疗计划通常是基于模型和二维X线片制订的。邻牙的牙冠、软组织边缘和牙体长轴等临床结构被用作定位标志，带有复合树脂的导板模拟设计的牙冠作为手术引导和评估种植体三维位置的手段（图5-14）。但是这种导板无法将X线片上的颌骨信息应用到临床实际情况。

带有阻射部件的外科导板

现在应用的是具有附加阻射部件的塑料导板。例如金属球体可以用来提供有关二维射线照片的放大倍数的信息（图5-15a）；也可以使用带有阻射牙齿的导板（图5-15b）。通过CBCT获取三维种植位点大量软硬组织信息，从而制作出阻射导板。它们可以相对简单地转换来自CBCT的信息。

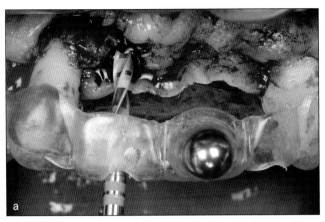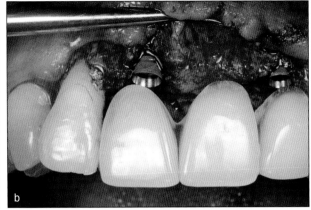

图5-15 /（a）具有阻射金属球体的塑料导板。（b）具有阻射牙齿的导板。该导板还包括种植体植入后临床牙冠的尺寸信息。

引导手术模板

今天，诸如CBCT等三维数字成像技术使得使用三维软件规划牙科种植体的位置成为可能，并将信息从三维成像数据传输到手术导板上，以辅助外科手术。技术的进步提高了种植体定位的准确性，也使得种植体的放置更加安全，特别是在狭窄的空间或靠近易受损伤的解剖结构的位置[21]。一般而言，临床医生有以下3种选择来确定修复体参考点，并将其转移到手术导板：
1. 将信息从传统的诊断蜡型转移到放射导板。
2. 使用数字化模型来匹配CBCT和蜡型的表面扫描数据。
3. 使用数字化软件直接创建虚拟模型。

从传统诊断蜡型到放射导板

这个选择代表了与引导种植手术相关的最古老的传统制造工艺。在获得CBCT扫描数据之前，技师必须制作具有阻射参考结构（例如钛钉或杜仲胶标记）的放射导板或由丙烯酸树脂制成的阻射临时修复体（图5-16a）。参考结构按照数字化软件指定位置放置在导板中。CBCT扫描是在放射导板正确放置在患者口腔中的情况下进行的，因此可以实现义齿参考结构在牙弓中的精确空间定位（图5-16b）。参考结构还是其后转移到数字化软件的枢纽。CBCT扫描数据随后被上传到数字化软件中，并根据参考结构进行校准（图5-16c）。需要注意的是，在这种情况下，将CBCT数据上传到软件中的人对数据拥有主导权。在本例中，使用的软件是DWOS coDiagnostiX（Dental Wings）。

阻射的修复体参考物可用于种植体植入位点的设计，但由于缺乏对口腔内实际情况的扫描，与设计相关且有用的重要参数（例如软组织厚度）难以识别。对于大多数商业上可用的种植体数字化系统，在此阶段必须将放射导板送回牙科技工室，然后技工室将通过使用专门为设计系统开发的钻孔来制造用于引导手术的钻针引导器。精确的制造是通过用石膏将X线片导板固定在正确的位置，然后为各自的种植位置精确地准备套筒来实现的（图5-16d、e）。要小心，因为制造过程的这一步很容易出错，即使经验丰富的牙科技师也是如此。

第二种选择是将数据和石膏模型送到工业

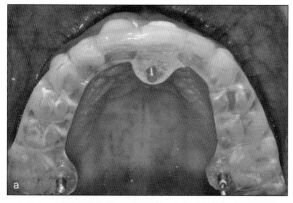
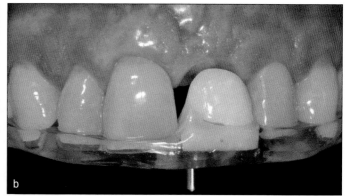
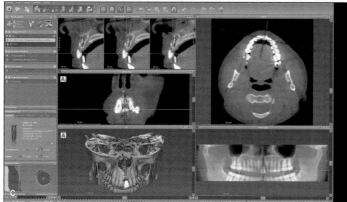
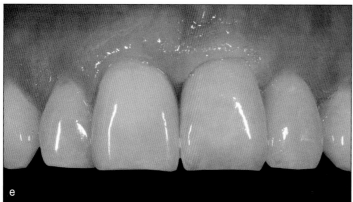
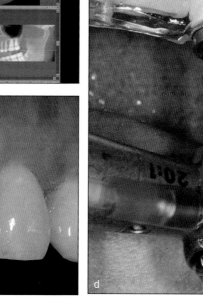

图5-16 /（a）使用钛钉作为标记的CBCT阻射导板就位示意图。（b）阻射材料显示设计的上部修复结构的形状（在这个病例中，是一个单冠）。（c）在数字化软件中查看用于引导手术的CBCT数据集。（d）根据设计，使用插入手术导板的套筒进行种植位点的准备。（e）完成治疗后单颗种植体修复（上颌左侧中切牙）；种植体的正确定位确保了可预见的美学效果。

实验室，在那里将根据这些数据和规划数据的配准，通过额外的过程来制作手术导板。工业化工艺步骤具有排除许多技工室处理错误的优点，但对临床医生也有一定的缺点，例如更长的完成时间、更高的成本以及对手术导板的设计过程无法进行控制。

将CBCT和口腔扫描数据相匹配

这种选择可以上传当前口腔内扫描数据，并将其与CBCT数据以及蜡型扫描数据进行匹配（图5-17）。数据以STL格式上传。数字化软件可实现分散的工作流程：使用数字化软件使修复团队的每个成员能够独立上传数据集。这种方法允许最大限度地自由选择软件；唯一的要求是系统必

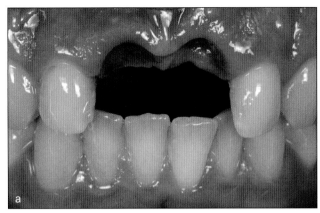

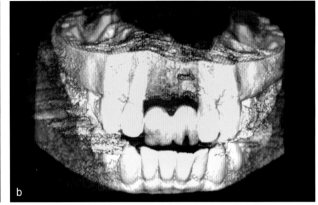

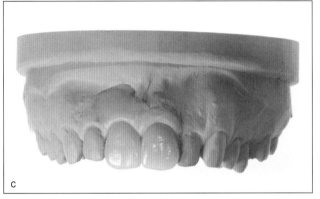

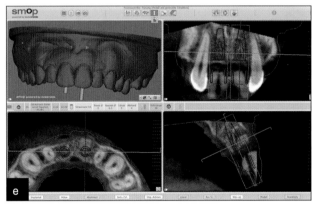

图5-17 /（a）治疗前牙槽嵴缺损的临床图像。（b）CBCT数据集。（c）模拟组织缺损的中切牙蜡型。（d）数字化软件中设置的CBCT数据集。（e）将CBCT数据与蜡型的表面扫描数据进行匹配。

须能够读取标准STL格式的数据。这些操作基于云系统，还具有使不同的从业者能够同时处理一个病例的优点，从而极大地简化了与临床医生的协调过程。

在完成所有检查并与患者讨论选择和结果后，临床医生可以进行CBCT扫描并将数据上传到数字化软件中，而无须技师进行任何准备工作（图5-17d）。在对研究结果进行初步评估后，临床医生可以共享规划数据，并通过云技术与同事和/或牙科技师进行病例讨论。有了相应的藻酸盐印模或口内印模，牙科技师就可以制作所需的任何类型的结构或蜡型。这可能需要口内试戴作为中间步骤，或者可以由软件通过扫描直接生成STL数据。要开始匹配过程，必须先上传并打开包含当前口内情况的扫描数据和将来修复（蜡型或结构）的扫描数据的文件（图5-17e）。

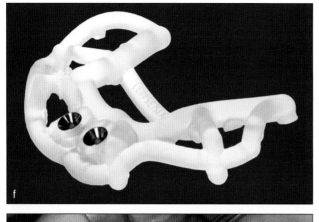
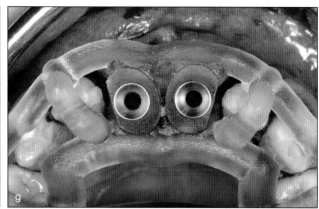

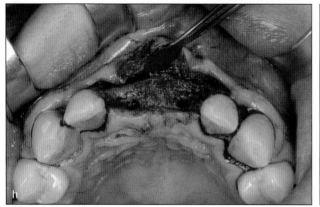
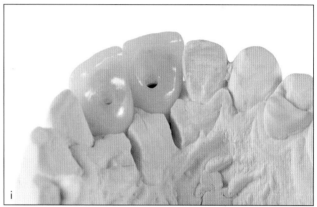

94

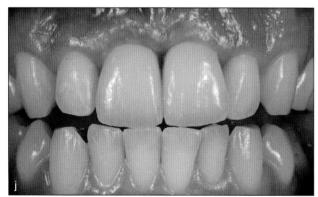

图5-17（续）/（f）导向孔带有金属套筒的3D打印手术导板。（g）3D导板就位后的口内照。（h）先锋钻钻孔是3D定位的基准。（i）计算机辅助种植设计使得种植固定修复螺丝通道开口在腭侧成为可能，这种结构与粘接冠相比有很多优点。（j）上颌中切牙种植体支持式固定修复的最终口内照。

与先前描述的DWOS coDiagnostiX软件一样，这是通过标记相同的区域并随后根据需要进行精细调整来实现的[22]。STL表面扫描数据与CBCT数据（由灰度差异确定）的正确匹配至关重要，种植体设计和放置的准确性也随之提高或降低。因此，很多情况可能不适用。例如在要治疗的牙弓中，剩余牙齿的数量或分布不足，或者

大型金属或氧化锆修复体的存在，可能会使实现准确的数据匹配变得困难或不可能。在这些情况下，用传统的诊断蜡型是唯一的方法，在CBCT扫描期间必须使用具有参考结构的阻射放射导板。

一旦临床医生收集了所有必要的信息，以修复体为导向的种植体设计就可以开始了。可以在不重新导入数据的情况下设计和保存多个版本的

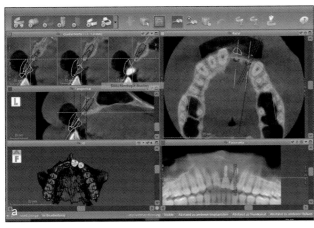
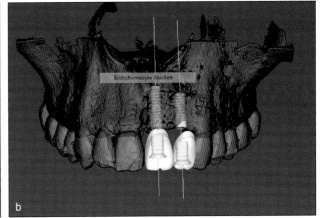
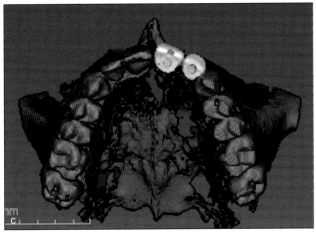
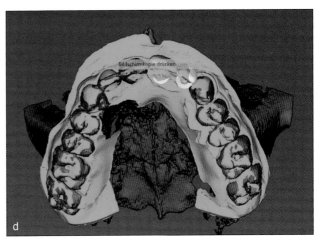

图5-18 /（a）数字化设计软件不同视图。（b）上颌左侧中切牙、侧切牙数字化模型。（c）数字化模型的殆面：设计螺丝通道在腭侧。（d）口腔扫描数据与CBCT数据匹配。

95

手术导向方案，这意味着可以向团队和患者呈现不同的治疗选择[23]。一旦最终设计版本的手术导板确定下来，导板可以直接在牙科技工室制作或从软件制造商处订购（如果适用）（图5-17f、g）。用于设计的SMOP软件包（SwissMeda）也会生成STL数据集。与目前所有其他可用的系统一样，该软件包含所有相关种植系统和附带的套筒的详细信息。SMOP工作流程还有另一个有趣的功能：根据使用的种植系统，可以节省金属套筒，这简化了制造过程并降低了成本，还将一个错误来源降至最低（例如安装套筒、给套筒上油）[24-25]。遗憾的是，此软件仅支持种植手术部分，不能在修复阶段使用。

使用设计软件制作数字化蜡型

利用该选项直接使用设计软件创建数字化蜡型，不仅可以上传当前口腔情况的扫描数据并将其与CBCT数据进行匹配（例如前面描述的选项），而且可以直接使用设计软件创建数字化蜡型（图5-18a~d）。以这种方式执行工作流程是非常高效的，因为在软件中显示并随后缩放和正确定位虚拟蜡型所涉及的步骤可以非常快速地完成。然而，今天可用的大多数引导手术系统仅用于设计目的。它们配备了初级修复设计软件工具，如果有足够的修复体参考，包括相邻牙齿的参考，这些就足以用于单颗牙种植修复设计。

然而，如果用于横跨多颗牙齿且带有悬臂的

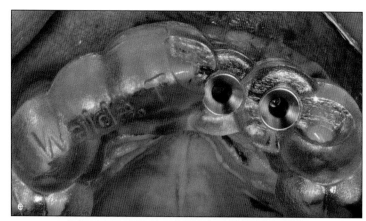
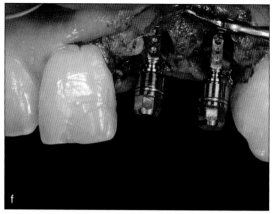

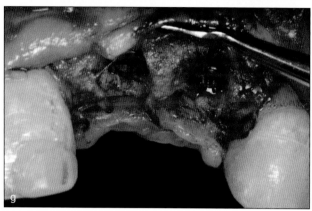
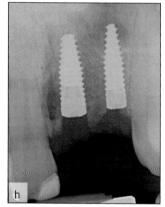

图5-18（续）/（e）就位的手术导板。（f）种植体位于设计的植入位点。（g）通过正确的垂直位置以及种植体间的骨组织以支持龈乳头。（h）种植体的术后X线片。

局部义齿修复，虚拟修复体定位可能非常困难。新一代的计算机辅助设计/计算机辅助制造（CAD/CAM）软件有很大的潜力来填补这一空白。通过将种植设计软件与牙科技工室中使用的制造软件进行合并或模块化对接，可以使用现代设计工具在虚拟模拟中完成数字化种植计划，并包含所有相关信息（例如软组织边缘的确切位置）。此外，数据可以在种植体设计软件中实时可视化，例如通过创建Straumann DWOS协同连接，这允许牙科技师不断地调整蜡型，但只有临床医生才能在软件模块中改变种植位置。

在种植体设计方案最终确定并获得批准后，牙科技师使用数字化软件设计手术导板。设计的导板可以在技工室内部或由外部提供进行切削或3D打印，前提是给该外部提供者发送相应的数据集（图5-18e～h）。这种解决方案的混合性也开启了种植合作新的可能性。例如可以直接使用设计好的植入位置来设计和制造临时修复体或基台，而无须费力地将它们从规划软件中导出，然后再重新导入到设计软件中。原则上，导板可用于指导全部或部分种植部位的手术过程。一些导板允许通过导向器放置种植体。归根结底，这是临床医生本人决定他们想要在多大程度上自主控制整个过程，即他们想在多大程度上依赖设计软件和外科手术导板（图5-19）。

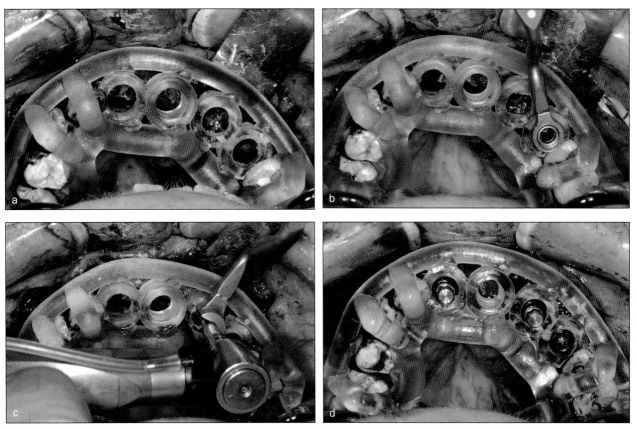

图5-19 /（a）不带金属套筒的导板，种植体可以通过导板直接植入。（b）使用专用套管将钻头引导到塑料导向器中。（c）通过套管进行钻孔。（d）通过导板植入种植体。

（褚壮壮　王萍　汤春波）

扫一扫即可浏览
参考文献

6

保留牙齿还是拔牙并植入种植体
Tooth Preservation Versus Extraction and Implant Placement

/ Gerd Körner, Arndt Happe

100

牙科医生的目标是选择能使患者满意，并维持长期成功的治疗措施。这项决定将取决于适当的指导和对各种备选方案的关键评价。对影响因素的单独或综合评估，在其中发挥着至关重要的战略作用，应从3个不同层面考虑这些因素：

- 患者层面。
- 牙齿层面（局部和扩展）。
- 操作层面。

患者层面

对种植体的使用进行战略评估，可解决多种可能涉及美学区的情况：

- 牙齿发育不全。
- 外伤导致的牙齿缺失（例如牙齿折断或脱位）。
- 大面积缺损而不具有保留价值的患牙（例如龋坏、腐蚀或磨损）。
- 牙周或牙髓病变而不具有保留价值的患牙。

患者的个人偏好对最终选择的种植方案有显著的影响。文献中关于这方面的报道很少。许多患者对固定局部义齿非常满意，而社会经济层次高的患者更倾向于选择种植体支持式修复体。年轻患者会更注重美观及牙齿的保留[1]。一般来说，患者的基本决定可以而且肯定会受到牙科医生的影响。由于患者通常更注重长期稳定的美学效果，而不是实现这一结果的方法，因此牙科医生有责任为其解释利弊以及存在的风险。

在患者层面必须明确强调，为了保持美观，必须避免边缘感染。要达到这一点，治疗中必须做到严格的术前、术后护理。此外，有必要处理内源性疾病（如糖尿病）的负面影响，并推荐最佳的临床管理方案。尤其是吸烟患者，其增量术后并发症的发生率明显偏高。根据尼古丁滥用的程度和手术的范围，临床医生可能会建议不予这类患者施行种植手术[2-3]。

因此，必须尽可能准确地进行风险和预后评估。评估应考虑系统性因素（特别是依从性和吸烟）以及局部因素，如菌斑控制和牙周菌群组成等。患者的特殊需求，美学、语音和功能方面的要求，以及患者特定背景下的成本-效益关系必须被纳入决策过程（图6-1）[4]。

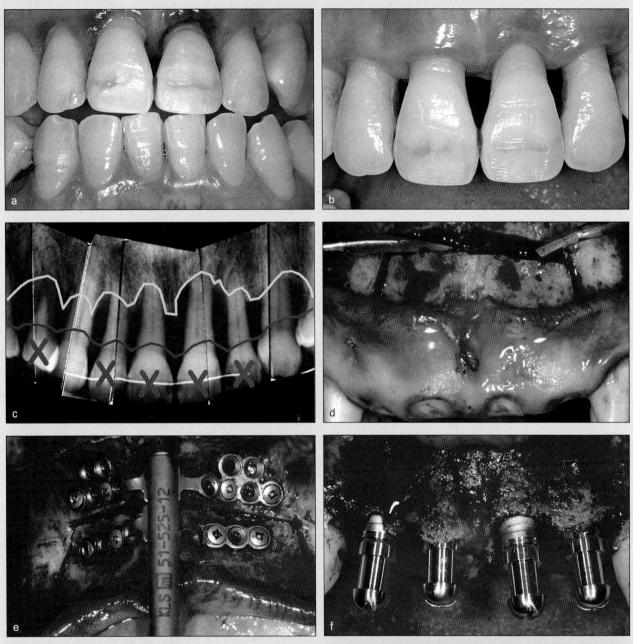

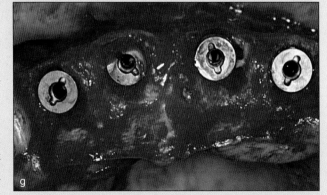

图6-1 /（a）这位患有侵袭性牙周炎的49岁患者，微生物检测结果显示伴放线聚集杆菌呈阳性。（b）上颌前牙广泛洁治后的效果，包括使用van Winkelhoff鸡尾酒抗生素疗法（即阿莫西林和甲硝唑）。（c）基于骨水平的上颌前牙预后评估（黄线，实际位置；蓝线，期望位置；X，待拔除）。（d）牙槽截骨术用于垂直牵张，并将牙根保留在原位，目的是保存牙槽窝，直到4个月后行即刻种植。（e）牵张器的基翼固定在局部鼻下牙槽突上，可旋翼固定于截骨段。（f）拔除上颌4颗切牙的牙根后立即植入种植体（Frialit Synchro，Dentsply）。（g）即刻种植后从𬌗面观察，种植体处于修复的理想位置。注意唇侧的骨缺损。

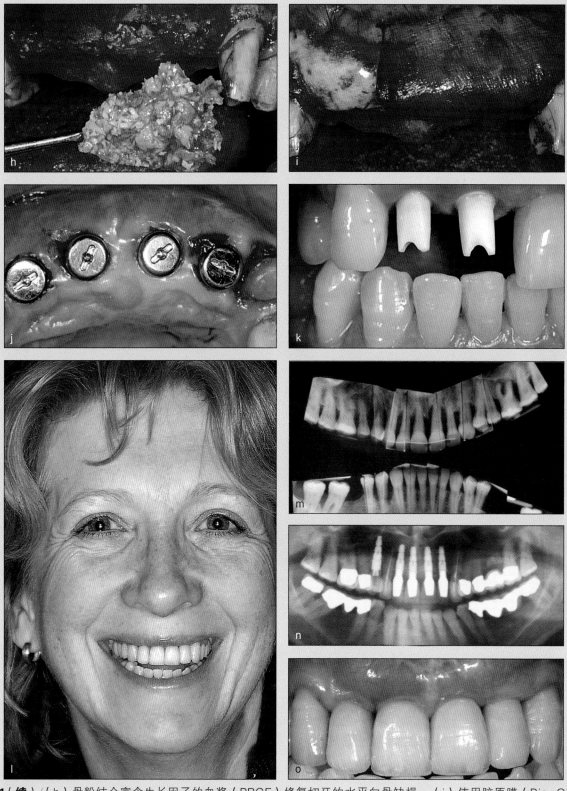

图6-1（续）/（h）骨粉结合富含生长因子的血浆（PRGF）修复切牙的水平向骨缺损。（i）使用胶原膜（Bio-Gide，Geistlich）覆盖自体和异种混合的增量材料（Bio-Oss，Geistlich）。（j）根据Happe等的锁孔扩大技术以达到手术的微创。（k）全瓷修复治疗：在上颌右侧第一前磨牙和所有上颌切牙的种植体上连接氧化锆基台。（l）牙周、种植和修复联合治疗后的最终面部照。（m）治疗前的X线片。（n）治疗完成后6年的X线片。X线片还显示了上颌左侧第一磨牙区的牙槽窝保存术，以及下颌右侧尖牙、第一前磨牙和第二磨牙引导组织再生（GTR）术后的情况。（o）上颌前牙治疗完成后6年的临床情况。（手术和修复由G. Körner完成；技工工作由K. Müterthies完成）

图6-2 / 根据McGuire[9]以及McGuire和Nunn[10]的预后分类，相对应的15～16年以上的牙齿丢失或存留率。

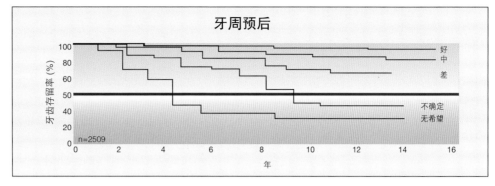

图6-3 / 根据McGuire[9]和Nunn[10]提出的"红绿灯原理"对预后进行分类。注：黄色组的治疗决策需要考虑的最多。

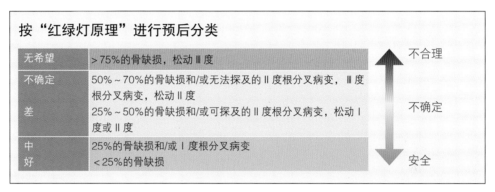

牙齿层面

正如各种关于牙齿类型和相关缺失率的长期研究所述，在所谓的牙齿层面的决策同样是复杂的[5-7]。在是否保留牙齿的决策中，患牙的牙周情况是需要考虑的主要因素；该决策与发育不全和外伤导致的缺牙相关性较低，与龋坏、磨损或酸蚀而导致的牙体过度缺损相关性更小。保留牙齿还是使用种植体的决定必须以牙周治疗措施长期成功的可能性为主要指导[8]。因此，长期成功的可能性、最佳美学方案的要求以及可行性方案的选择是治疗方案是否合理的决定因素。

由于治疗成功并没有一个统一的定义，因此文献中关于何时从适当的牙周治疗转向种植治疗的信息非常有限。只有通过检查不同的参数，才能逐步回答这一问题。牙齿牙周损伤的预后分级及生存概率的鉴别是进入决策过程的一个重要切入点。McGuire[9]以及McGuire和Nunn[10]的经典研究对此目的非常有用（图6-2）。由框6-1中列

框6-1 判断预后分类的参数（另请判断骨缺损，图6-6）

可行	不确定	无希望
<50%的骨缺损	>50%的骨缺损	>75%的骨缺损
<Ⅱ度根分叉病变	≥Ⅱ度根分叉病变≥松动Ⅰ度或Ⅱ度	松动Ⅲ度

出的参数所得出的预后分类是所谓的"红绿灯原理"的基础（图6-3）[10]。

将8年后的存留率作为分界点，以做出与牙科操作相关的可靠声明。此时低于50%存留率的分类，其评级为"不合理的治疗"。一个治疗方案长期成功的目标必须充分高于此水平。

因此，需要进一步的标准来分类过渡区内牙齿的保留能力（例如当骨支持丧失50%，Ⅱ度根分叉病变和松动Ⅱ度时）。尤其是从修复的角度来说具有战略意义的牙齿，通常必须在不同级别

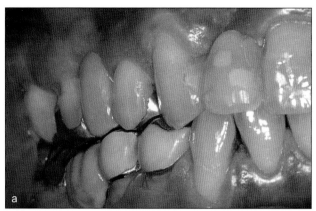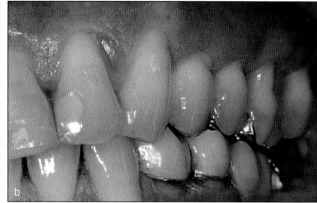

图6-4 /（a、b）该患者有侵袭性牙周炎，微生物检测结果显示伴放线聚集杆菌阳性。

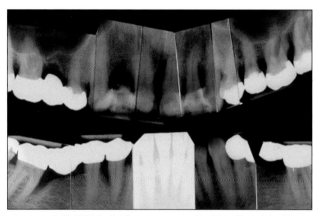

图6-5 / 完整的影像资料，用于牙周受损情况的风险评估。

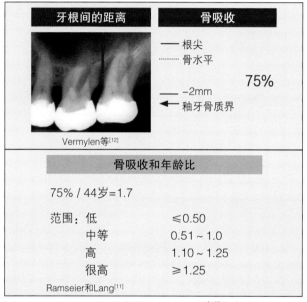

图6-6 / 牙根间的距离根据Vermylen等[12]的方法计算，骨吸收/年龄指数按Ramseier和Lang[11]的方法计算。骨吸收以根长（釉牙骨质界下2mm至根尖处）的百分比确定。骨吸收/年龄指数是用骨吸收量除以患者的年龄来计算的（例如指数1.7表示风险很高）。

完成进一步的检测和更严格的评估。在实践中，分阶段的方法已被证明是有价值的：首先根据McGuire和Nunn[10]制订的预后分类，采取"红绿灯原则"进行初步评估（图6-4）。在此之后，对其他扩展的局部因素进行检查，如下所述。

Ramseier和Lang[11]的骨吸收/年龄指数是评估复杂牙周情况风险时重要的患者因素。在X线片上测量整个牙列中牙周病发展最严重位点的骨吸收与根长的关系，并将其与牙齿层面扩展的局部结果联系起来。该比率除以患者的年龄，以了解牙周疾病的严重程度以及因此而产生的治疗风险。如果没有完整牙根尺寸的图像而只有咬合片，则1mm的损失相当于整个根长10%的骨吸收（图6-5和图6-6）[11-12]。

有几个因素是高度异质的，在美学要求很高

的情况下，必须将其视为限制因素。以下几点在牙齿层面中发挥着重要作用：

- 扩大的局部检查。

- 修复治疗与非修复治疗的基本战略评估。

- 从牙髓和保护的观点来看，多重风险的影响（如根尖病变、牙根变色、吸收、桩和核、剩余牙体组织）。

需当心风险的成倍增加。不确定部分的多重风险会使其分类变为无希望组（表6-1）。被低估

表6-1 牙齿层面异质性因素对整体修复情况中单颗牙预后的影响

	可行	不确定	无希望
牙周	0~50%的骨缺损 Ⅰ度根分叉病变	50%~75%的骨缺损 Ⅱ度根分叉病变	>75%的骨缺损 Ⅱ~Ⅲ度根分叉病变 松动Ⅲ度
牙髓	活髓 没有牙髓问题 没有修复问题 没有根尖阴影	不完全根折 根尖阴影 无根折的死髓牙 "牙髓微创"根尖切除术 牙本质敏感 牙周牙髓联合病变 器械折断	穿孔 折断 囊肿 有症状的钙化牙 牙根吸收
缺损	可以常规设计 完整的生物学宽度 有利的牙体和牙根长度 重建高度>4mm	桩核修复之前 牙冠延长前 颈部环形充填 小的牙根截面 牙齿修复位置不佳	严重缺损的牙齿

表6-2 牙齿和操作层面：长期研究中的牙周病患者，以及利用特殊手段进行牙髓和修复治疗的患者的磨牙存活情况

研究	存留率 （%）	持续时间 （年）
完成牙周治疗后的总磨牙风险		
Wasserman等[5]	68	22
McFall[6]	43	19
Goldmann等[7]	56	22
Svårdström等[13]	89	8~12
在牙髓/修复治疗的情况下		
Basten等[14]	92	12
Carnevale等[15]	93	10
Svårdström等[13]	89	8~12
Langer等[16]	62	10
Bühler[17]	68	10

的因素，如正畸错位、口腔系统功能紊乱、牙根相近等，在某些情况下可以做出更严格的评估[12]。牙根相近，尤其是磨牙的牙根相近，预示着有限的牙槽骨结构、不良的营养环境和较小的根间距离。

最重要的是，这些患者特定的因素，对于主要被归类为不确定群体的最终决策方向至关重要。Hirschfeld和Wasserman[5]、McFall[6]和Goldman等[7]在牙齿缺失相关的经典研究中的数据应予以考虑。这些数据说明牙周损伤的牙齿在得到治疗并接受长期的护理后可以有良好的预后（平均19~22年）。这一良好的预后特别适用于与美学相关的前牙。但是，必须牢记前磨牙特别是磨牙的风险略有增加（表6-2和图6-7）[5-7,13-17]。Svårdström和Wennström[13]最近的一项研究显示，在最佳条件下，持续时间内的磨牙丧失率与前面经典研究中报道的结果相似。

操作层面

当牙根截断的结果与磨牙严重受损患者的根分叉情况相关时，操作层面的影响变得尤为明显。10年存留率，其中一组为89%~93%，而另一组仅为62%~68%，两者差异显著，并在操作层面上突出了所谓的中心效应（即个人操作中普遍存在的特定条件下的依存关系）[13-17]。

在做出是否保留天然牙的最后决定时，应考

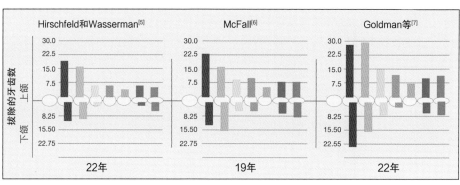

图6-7 / 经典长期研究中，牙周病患者不同类型的牙齿缺失。

框6-2 不同因素对牙齿丢失目标变量的影响*

> **患者层面**
> - 年龄
> - 性别
> - 平均骨丧失
> - 白细胞介素基因型
> - 白细胞介素基因型与骨丧失的关系
>
> **牙齿层面**
> - 牙齿松动度
> - 修复方式
> - 牙齿类型
> - 牙槽骨内的牙周缺损
> - 剩余牙槽骨支持

*数据来自Muzzi等[18]

虑以下因素：

- 必须密切关注牙髓治疗和牙周后期护理方案的效果，以及临床医生在避免并发症（尤其是根折）方面的实践潜力（即中心效应）。

- 所有引用的研究显示，与美学区相关的是，单根牙的长期预后远高于多根牙，因为它可以通过相对较少的治疗手段来实现，因此也有较低的经济成本。

- 对患者和牙齿层面因素进行全面评估需要时间，应在治疗过程中合理分配时间以确保进行可靠的风险评估。过渡的长期修复体（技工室制作的长期临时修复体/治疗性修复体）可能有助于确定最终可保存性和持续战略方向的评估，例如组织塑形，咀嚼舒适的保持；最初的功能治疗和美学诊断，例如模型和数字微笑设计。

- 在操作层面上，决策制订必须考虑的问题包括术后护理是否有效以及效果如何，这对所有患者都是至关重要的，尤其是在治疗牙周炎时。

选择保留天然牙

Muzzi等[18]进行的长达10年的研究为进一步决定是否保存牙齿提供了宝贵的帮助。该小组研究了各种因素对牙齿丢失目标变量的影响（框6-2）[18]。得出的结论是，只有少数几个因素–主要是牙齿层面–对牙齿丢失有决定性影响：

- 磨牙通常更容易受到损伤（$P<0.001$）。
- 剩余的支持骨量与牙齿缺失成反比。
- 缺损牙槽骨内成分越大，未来该部位牙齿脱落越少。
- 其他指标均未对结果产生类似的明显影响。

通过研究X线骨水平变化，同样在10年的时间里，同一组[19]进行的一项类似研究还报道，在初始测量时较大的牙周袋深度和更大的牙齿动度具有最差的预后。但是，只要进行了适当的牙周治疗，就可以弥补牙周缺损中的牙槽骨内成分，并具有相对较好的预后。其他因素对骨水平变化的影响较小。

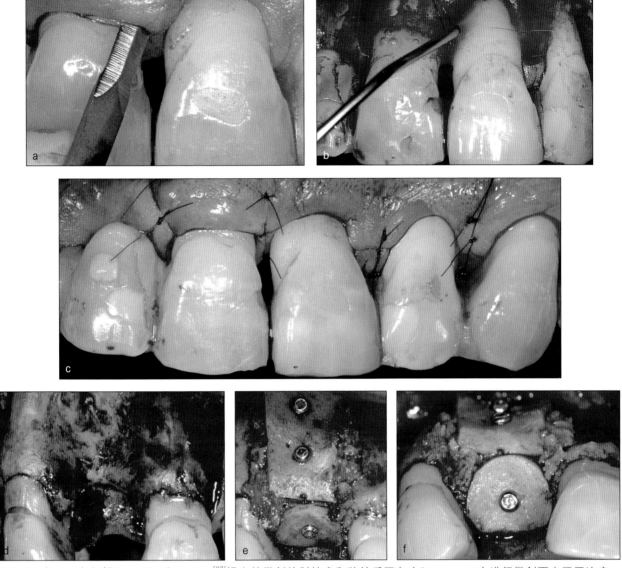

107

图6-8 /（a、b）根据Cortellini和Tonetti[27]提出的微创外科技术和釉基质蛋白（Straumann）进行微创再生牙周治疗。（c）牙周手术后多层牙间缝合。（d~f）采用压电技术和环切钻从右侧下颌骨外斜线处收集自体骨块，用该骨块对右侧侧切牙区行骨增量术，然后将自体骨碎片和异种移植物（Bio-Oss）多层填充，并覆盖胶原膜（Bio-Gide）。 ⟶

另一个方法建议早期拔除牙周受损的牙齿。目的是保留牙槽嵴，即使植入的位置可能会稍有影响，也可以在无须再生和增量治疗的情况下植入种植体。然而，即便是即刻植入种植体，仍然会导致束状骨的丢失，这是不合理的；这常常导致过度的种植治疗以及不足的美学效果[20-24]。在另一方面，再生疗法显示出积极的长期结果。

Cortellini和Tonetti[25]的研究结果表明，引导组织再生（GTR）术后10年以上的牙齿存留率高于

96%。15年后92%的病例中临床相关水平维持原状或变得更好。甚至在看似无望的牙齿上推断再生治疗的优点时，出现了巨大的成本-效益优势，特别是在美学区（图6-8）[26-28]。这可以用来弥补拔牙3~6个月后，在牙周未受损的情况下，由于吸收和改建导致的显著牙槽骨丢失率（水平向牙槽骨丢失率可达63%，垂直向牙槽骨丢失率可达22%）[29-30]。

图6-8（续）／（g）骨增量手术4个月后，种植体的植入位点（Xive3.8，Dentsply）。（h）再过3个月后，根据Misch等[28]的指状分裂瓣技术将种植体暴露。用Lugol溶液显示角化龈组织的体积和范围。（i）上颌右侧侧切牙种植体暴露2个月后，上颌右侧中切牙至上颌左侧尖牙再生治疗8个月后的情况。用树脂粘接的局部义齿作为上颌右侧侧切牙的长期临时性修复。（j）制作上颌前牙的蜡型用于美学分析，并启动永久修复治疗。（k～m）将蜡型转化为修复模型，用于微创的贴面制备。必须确保近远中有足够的切除量以实现修复体轮廓达到美学修复的外形。（n～p）橡皮障下切牙贴面的可控粘接。

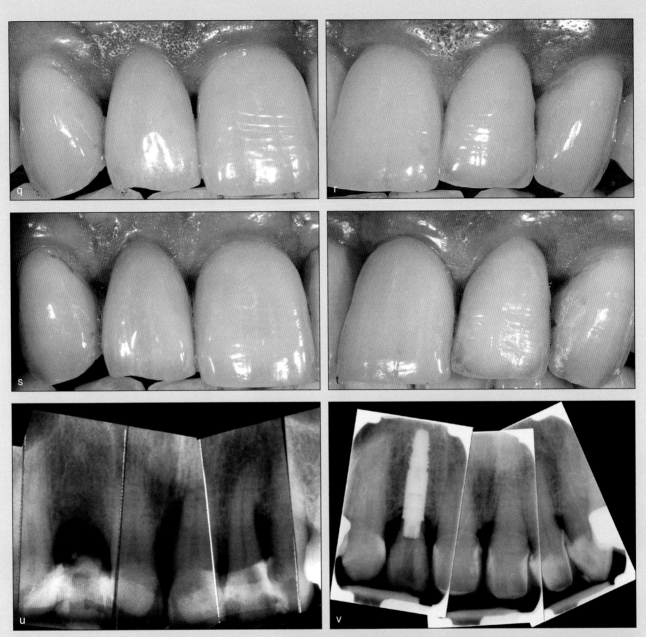

109

图6-8（续）/（q、r）上颌右侧侧切牙种植体支持式全瓷冠修复和上颌其他切牙瓷贴面修复3个月后。（s、t）2年后的临床效果。（u）治疗前上颌前牙的X线片。（v）牙周再生、种植修复和瓷修复后10年的X线片。注意牙槽骨内缺损有大量再生。（w）牙周、种植和修复联合治疗10年后的临床效果。（手术和修复由G. Körner完成；技工工作由K. Müterthies完成）

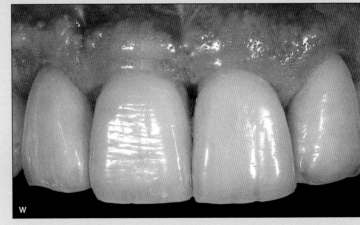

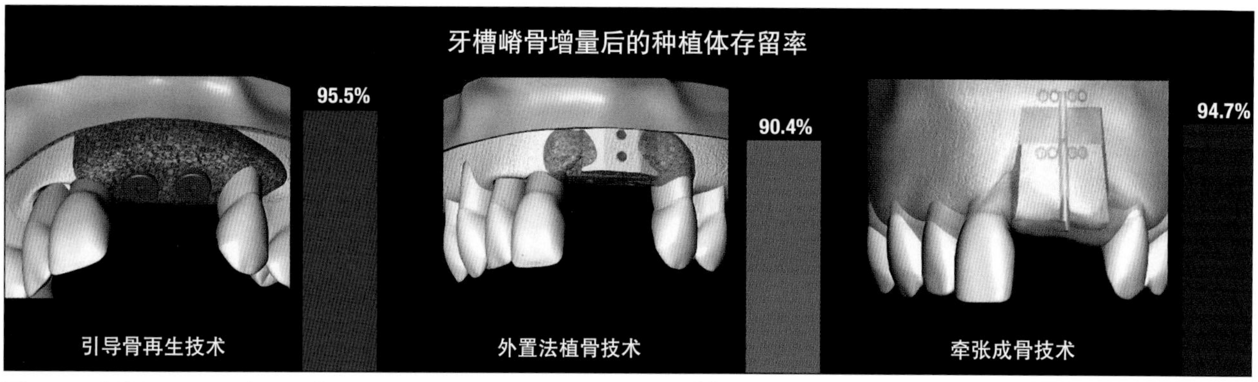

图6-9 / 根据Aghaloo和Moy的不同骨增量方法后种植体的存留率[32]。应注意这些数据来自随访检查的不同时间段（即5~74个月）。

表6-3　从牙周病复发或牙齿缺失的角度出发，根据特定参数对不同患者进行风险评估*

风险状况	探诊出血（%）	探诊深度≥5mm（n）	缺牙数量（n）	骨吸收/年龄指数	系统性疾病因素	吸烟状况
低	≤9	≤4	≤4	≤0.5	无	不吸烟或少量吸烟者（小于10支/天或有吸烟史）
中	10~25	5~8	5~8	0.5~1	无	10~19支/天
高	≥26	≥9	≥9	>1	有	>20支/天

*数据来自Matuliene等[33]

　　有趣的是，骨组织再生技术的高成功率和长期稳定性与Fiorellini和Nevins[31]在引导骨再生（GBR）和牵张成骨情况下可预期的种植体存留率结果相一致[20-21,25-26]。骨增量和牙槽嵴保存或重建术的结果表明在原有骨缺损区种植的高存留率是可预期的（图6-9）[32]。在理解这些数据的同时，我们要认识到一些病例中随访次数很少（例如在拔牙病例中），而且时间间隔不一。然而，研究结果确实体现了这些技术越来越好的临床可预期性。

　　因此，原则上必须杜绝采用预防性拔除中度牙周损坏的牙齿以保证或提高种植体成功率的方法。相反，应该在局部和系统刺激因素的背景下，对牙周病患牙的未来风险进行尽可能准确的评估，并确定治疗方案。为此，Matuliene等[33]的长期研究结果为牙周病复发和牙周治疗后牙齿脱落的风险评估提供了有价值的建议。这篇文章中着重强调了患者依从性的作用。该研究对各种因素进行了系统的划分（表6-3）[33]。得出的结论是，即使只有一个检查参数处于高风险状态，牙周病复发或牙脱落的概率也将显著增加。随着此风险因素中参数数值的升高，风险也相应增加。考虑到相关风险因素，当患者牙齿保留价值存疑、牙周治疗后缺乏支持治疗时，往往需要选择拔除。对于高风险因素患者，即使采用支持性治疗，也有复发的可能。因此，如果患者缺乏依从性并计划采取广泛的修复措施，牙周损害严重的牙齿应该拔除。

选择种植方案

　　如果决定采取种植的方案，这就出现了一个问题，即如何评估牙周病患者的种植治疗是否成功，以及评估期的周期。我们必须对种植体存活和种植成功两个概念有一个基本的区分[34]。牙周病患者或易感患者的种植体存留率可能很高，但在现有评价标准下，其较高的种植体周围炎发生率会大大限制长期的种植成功率。因此，即使种植治疗并非完全禁忌，也应在能保证适当的感染控制和后续治疗的条件下进行。

其他考虑

Karoussis等[35]的一项前瞻性长期研究结果显示，牙周健康患者与有牙周病病史的患者之间（种植成功率）存在显著差异。主要结论是，经过10年的随访，牙周状况和种植体周围的情况以及相应的改变之间的关系更加明确。

对个体而言，天然牙和种植牙附着丧失的进展速度相似。而吸烟与种植体周围的骨缺损有显著相关性：10年后吸烟者种植体周围骨缺损大约比不吸烟者多1mm。Lindquist等[36]研究结果发现吸烟者种植体周围骨缺损甚至比Karoussis等[35]的结果还严重，尽管这是在每天吸烟超过10支的患者身上发现的。

Karoussis等[37]的另一项研究明确了与牙周炎患病时间相关的种植体存留率的不同，而这已被其他作者证实。在Meta分析中，Wen等[38]得出结论：必须将先前的牙周病作为影响牙种植体长期存活的统计风险因素进行评估（表6-4）[39-51]。当牙周炎的影响更为深入、更具侵袭性和更为持久时，其对种植体的负面影响更加明显。

然而，Holm-Pedersen等[52]（图6-10）的比较天然牙和种植体使用寿命的综述文章表明，即使对未发现牙周损伤的种植体进行随访检查，5年后和预估的10年后种植体总存留率也肯定不会超过治疗后的天然牙的存留率，即使那些天然牙曾出现牙周损伤[53-57]。

Lulic报告的关于牙周治疗牙作为长牙弓局部义齿基牙的存留率的结果[54]代表了相对较少的病例，但是这一趋势仍然令人印象深刻：这些基牙的成活率在10年后为92.9%，虽然其远未达到Ante法则[58]（与牙周支抗相关）的要求；这至少与用于短牙弓局部义齿（即一个或两个单位）基牙的种植体成活率相当（92.8%）[59]。

只有单颗牙种植的10年预测成活率（96.3%）接近牙周损伤但治疗成功的牙齿[60]。如果可能，应避免所谓的混合支持式局部义齿（即天然牙和种植体的组合），因为成活率较低[57]。

在仔细考虑了所有这些因素之后，天然牙与种植牙的最终治疗决策（尤其是面对牙周疾病的决策）应集中在消除"可疑"分类上，就像"红绿灯原理"中的黄灯一样（图6-3）。在第一次预后评估中，处于模棱两可地位的牙齿必须重新评估，因为保留或拔除的决定通常具有重要的战略意义。例如如果要将这些不安全的牙齿用作基牙，则不应再考虑它们，因为这样将使整体修复计划的风险增加。如果一颗天然牙不能再被保留，种植牙就可以代替它。决定治疗方案时，必须选择一颗能与剩余的天然牙产生协同作用的基牙来充分发挥各种潜力。种植体和天然牙的邻接情况非常重要，特别是在邻间龈乳头的美观方面[62]。整体的治疗方案必须将这些邻间关系以及种植桥的优势考虑在内，以获得最大化的修复效果[63]。

除了美观和功能要求外，还需要努力实现相关结构之间界面的生物稳定，因为只有当种植体是以牙周为导向的治疗方案中的一部分时，才能获得持续、长期的成功。

面对不同的组织学情况和可能导致的病理变化，需要通过类似于受损天然牙周围软硬组织增量和结构保存方法（例如现代牙周成形手术）来适当处理。此外，必须确保适当的暴露技术以优化种植体周围的环境[64]。事实上，最近几年两篇权威的Cochrane数据库系统性综述指出，至今仍没有有力证据表明，种植体周围角化黏膜的增加会给种植体带来好处[65-66]。然而，最近有越来越

111

表6-4 既往牙周炎患者种植体存留率的Meta分析*

作者	研究类型	种植体品牌	组别	患者数（n）	种植体数（n）	种植体存留率	随访时间（月）
Hardt等[39]	回顾性	Brånemark	牙周健康组	25	92	96.74%	60
			患牙周疾病组	25	100	92%	
Karoussis等[40]	前瞻性	ITI	牙周健康组	45	91	96.5%	120
			慢性牙周炎组	8	21	90.5%	
Evian等[41]	回顾性	Paragon	牙周健康组	72	72	91.67%	118
			患牙周疾病组	77	77	79.22%	
Mengel等[42]	前瞻性	Brånemark	牙周健康组	12	30	100%	36
			慢性牙周炎组	12	43	100%	
			侵袭性牙周炎组	15	77	97.4%	
De Boever等[43]	前瞻性	ITI	牙周健康组	110	261	96.94%	140
			慢性牙周炎组	68	193	96.38%	
			侵袭性牙周炎组	16	95	84.75%	
Roccuzzo等[44]	前瞻性	TPS	牙周健康组	28	61	96.6%	120
			中度牙周炎组	37	95	92.8%	
			重度牙周炎组	36	90	90%	
Anner等[45]	回顾性	–	牙周健康组	164	455	96.5%	114
			牙周患病组	311	1171	94.8%	
García-Bellosta等[46]	回顾性	–	牙周健康组	–	283	97.8%	132
			牙周炎组	–	697	95.6%	
Matarasso等[47]	回顾性	Brånemark	牙周健康组	40	40	95%	120
		TPS	牙周患病组	40	40	90%	
Aglietta等[48]	回顾性	Brånemark	牙周健康组	20	20	95%	120
		TPS	牙周患病组	20	20	85%	
Levin等[49]	前瞻性	–	牙周健康组	283	747	96.9%	144
			中度慢性牙周炎组	149	447	96.6%	
			重度慢性牙周炎组	285	1065	94.8%	
Swierkot等[50]	前瞻性	Brånemark	牙周健康组	18	30	100%	192
			侵袭性牙周炎组	35	149	96%	
Jiang等[51]	前瞻性	–	牙周健康组	30	127	97.6%	24
			慢性牙周炎组	30	149	95.97%	

–，未报道；TPS，钛等离子喷涂
*数据来自Wen等[38]

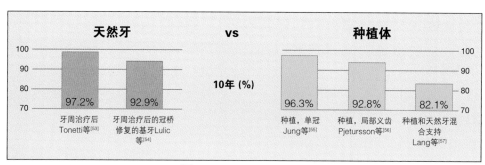

图6-10 / 天然牙和种植体的存留率[52]。

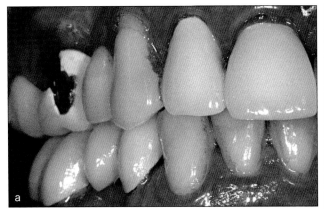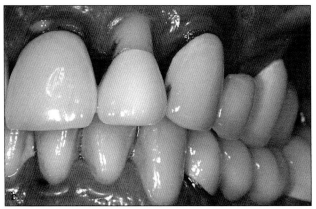

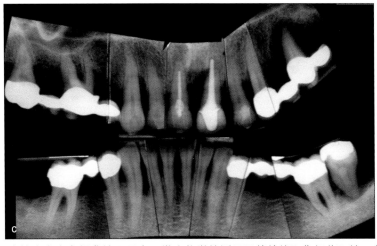

图6-11 /（a、b）这名52岁的患者患有侵袭性牙周炎，微生物学检测显示伴放线聚集杆菌阳性，存在不良修复体，咀嚼舒适性和美观性明显受损。（c）治疗前全景片显示牙周大量骨吸收，多处垂直向骨缺损，46和37的根分叉病变，11根管充填未到位，根尖骨吸收。在25和38处的骨吸收更为广泛。

→

多的报告显示其具有积极的作用，并且足量的角化组织似乎对种植体周围/修复界面的持续稳定性至关重要[67-78]。

结论

总之，天然牙与种植牙的选择须考虑以下影响因素：

• 根据"红绿灯原则"对单颗牙的预后进行预测。

• 对局部情况的严格评估。

• 既往治疗情况的多因素影响（例如牙髓病）。

• 决定修复性治疗还是非修复性治疗。

• 患者和操作层面的综合考虑。

• 余留足够的时间进行最终评估（使用临时修复

体）。

• 特别是对磨牙的评估。

如果决定采取种植修复，则应遵循以下步骤：

• 应制订时间、空间和修复策略的相关计划。

• 植入种植体和二期手术时，应仔细遵循牙周成形术的原则。

• 应形成足量的角化黏膜，以确保种植治疗的长期美学效果。

图6-11所示的病例展示了一个以牙周为导向的复杂术前计划[79]。

114

图6-11（续）/（d、e）对11进行牵引，同时进行水平向和垂直向骨切开，以实现对21断根（TRACK牵引器，KLS Martin）的牵引。（f~h）21在临时修复体缩窄的桥体区进行垂直向牵引；在垂直向牵引完成后，水平向通过根管内桩进行弹性牵引，实现唇向矫正。（i、j）牵引完成4个月后，行即刻种植，种植体植入位置为上颌切牙的左侧偏腭侧，切口设计为11-23的腭侧，保留龈乳头切口。

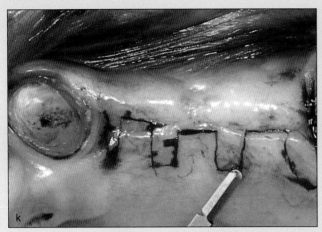
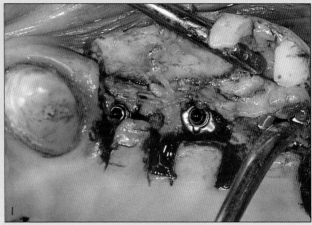

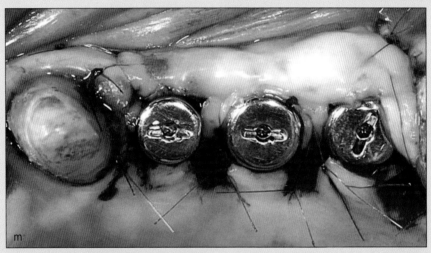

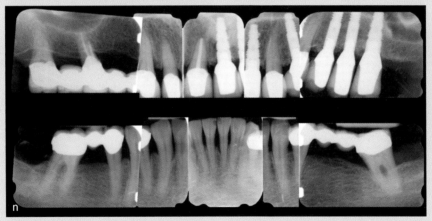

图6-11（续）／（k）设计指状切口使24-26的种植体暴露[79]。注意到角化黏膜的转瓣方法，可同时扩大颊侧以及种植体邻间及种植体与尖牙间的角化龈宽度。（l、m）通过指状切口翻瓣，以暴露黏膜下的种植体，并向根尖方向复位瓣，以改善颊侧和种植体周围的角化黏膜覆盖情况。（n）完成治疗后10年的X线片。可以观察到因37和46垂直向牙周缺损和根分叉病变而进行的GTR的效果、16的截根术、23所在区域牵张成骨后的情况、骨增量（左侧前磨牙和第一磨牙区的植骨和上颌窦提升术），以及较好的种植修复效果。 ——→

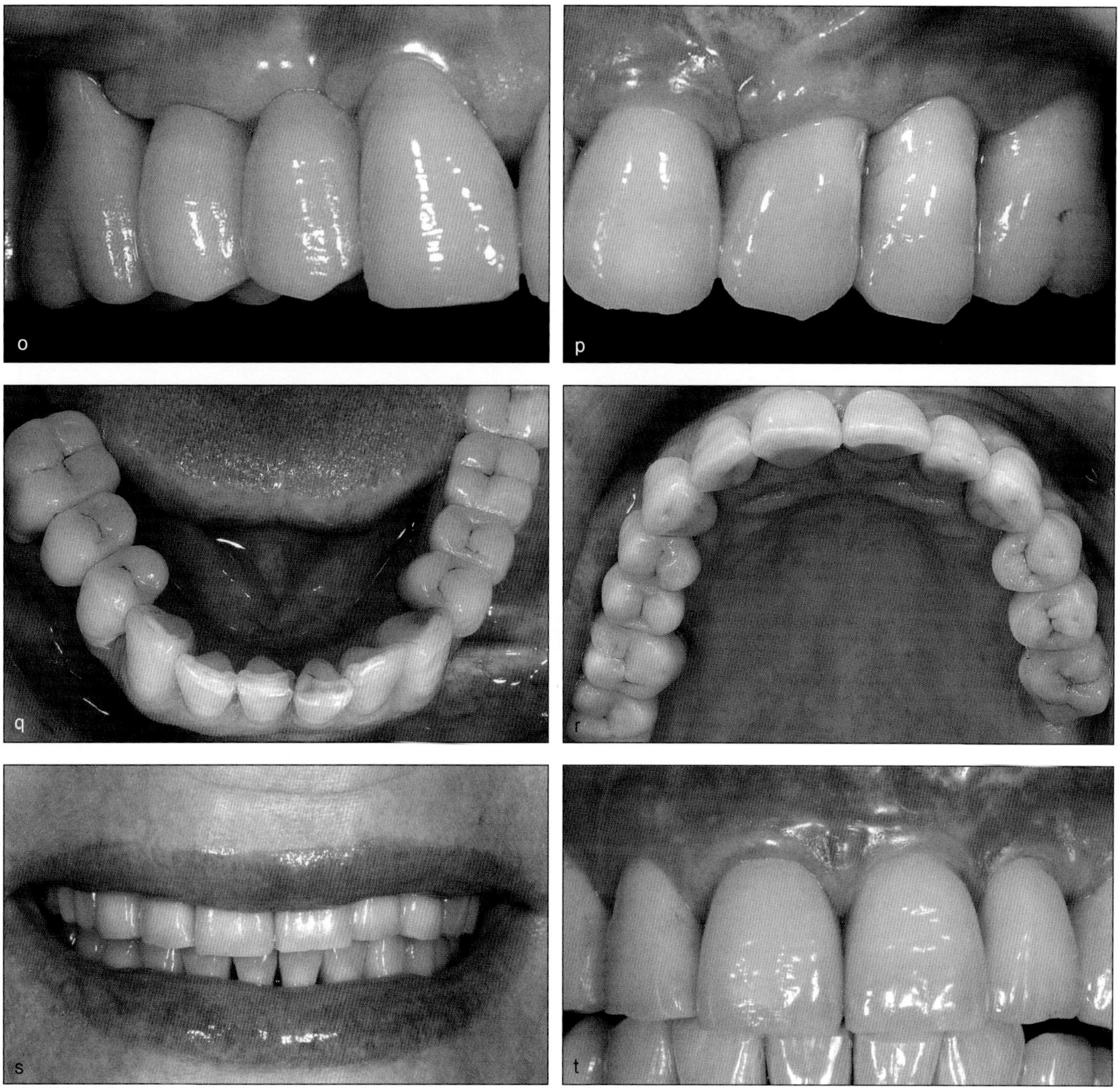

图6-11（续）/（o~t）治疗结束10年后的临床情况。（手术和修复由G. Körner完成；技工工作由K. Müterthies完成）

（吴瑾　汤春波）

扫一扫即可浏览
参考文献

> "像专家一样学习规则，这样你才能像艺术家一样打破规则。"
>
> ——**PABLO PICASSO**

7

美学区连续缺失的种植修复

Adjacent Implants

/ Tomohiro Ishikawa, Arndt Happe

前牙区连续2颗牙齿缺失时，种植体的成功植入是口腔种植学中的一大挑战[1]。由于相邻种植体间特殊的生物学环境，大多数病例中种植体间龈乳头不能得到合适的塑形（请参见第1章）。这种问题在一侧天然牙缺失而对侧天然牙龈乳头饱满时尤其显著。Kokich等[2]的研究显示患者更能够接受软组织高度的变化，而不能接受不对称的软组织。大多数患者将可注意到的软组织不对称视为治疗失败[2]。

软硬组织的维持和重建为龈乳头构建的第一步，这对种植修复体的美观及长期稳定的维持都具有重要意义。影响自然红白美学的各种因素都应得到重视并进行监控。

本章节主要介绍了在美学区2颗牙齿连续缺失种植修复的理论考量及可选的治疗方式。在遇到这类临床问题时，应综合生物学因素和临床因素进行全面考虑。

生物学因素
龈乳头的大小

当直接植入相邻的种植体时，种植体间可以获得的空间相对局限。由于天然组织的空间受限导致狭窄的基底骨血供受限，且种植体周围的解剖环境完全异于天然牙。例如缺乏插入牙骨质的牙嵴上纤维，以及缺乏容纳牙周膜和血管来保证血供的牙周空间。没有充足的血供，龈乳头就会退缩。

Salama等[3]发表的数据清楚显示了相邻种植体间的龈乳头比天然牙间的显著缩小（请参见第1章的表1-1）。鉴于此文献，Tarnow等[4]进行的一项研究显示，相邻种植体间龈乳头的平均预期高度为3.4mm。

修复后骨重建导致的牙槽骨吸收

在种植体暴露和修复体负载后，炎症细胞浸润种植体与基台间的微间隙，导致种植体周围骨吸收，这一现象被称为修复后骨重建。这一现象更多见于种植体与基台之间没有平台转移的水平向连接，而非平台转移连接（例如锥形连接；请参见第11章）。

由于这种生理性骨重建发生于种植体间的牙槽嵴两侧，维持2颗相邻种植体间合适的距离就变得十分重要。如果间距过小（例如<3mm），两侧的骨吸收将重叠，导致原有或重建的种植体间牙槽嵴高度降低。种植体间的牙槽嵴吸收受相邻种植体间距离的影响：间距越大，骨吸收越少。Scarano等[5]的一项动物实验从组织学角度表明，较大的种植体间距（例如大到5mm）更有利于龈乳头的保留（表7-1）。所有种植体均为埋入式愈合，种植体肩台（微间隙）置于平牙槽嵴顶水平。诚然，种植体间的5mm间距在临床美学要求下是不可能达到的。Tarnow等[4]的研究（影像分析）将参考标准定为3mm，这个值被认定是标准最小种植间距。

表7-1 种植体间距和龈乳头条件间的关系*

种植体间距（mm）	垂直向骨缺损（mm）
2	1.98
3	1.78
4	1.01
5	0.23

*数据来自Scarano等[5]

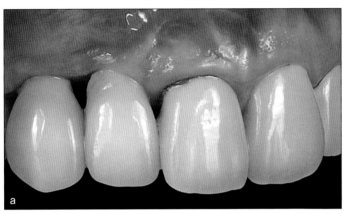 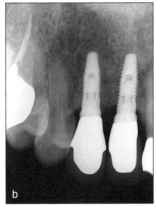

图7-1 /（a、b）该病例由于2颗种植体间距太小，美学效果欠佳。种植体植入前，行自体骨移植术进行骨增量。患者自述在数年间种植体周围软组织不断退缩。X线片显示种植体间距离3mm，但是牙槽嵴在种植体平台下1mm。该现象阐明了相邻种植体间的一个常见问题：种植体间龈乳头退缩，产生明显的"黑三角"造成不良美学修复效果。X线片显示2颗种植体均有良好的骨结合，但是种植体-基台连接处的牙槽嵴出现了骨吸收。如果未采取预防组织丧失的操作，相邻种植体常会出现此类结果[6]。

以上两项关于软组织和骨的观察研究得出一项结论，即如果种植体的间距过小将导致牙槽嵴和龈乳头低平，从而影响修复的美学效果（图7-1）[6]。如果2颗种植体紧邻在一起，组织缺损将无可避免。这就是为什么相邻种植体的治疗方法需要特殊技巧以获得修复体间自然的龈乳头外形。

临床因素

临床上应优先考虑尝试并满足患者的美学要求及期望，但也要告知患者存在的生物学条件限制。

双侧牙缺失

如前所述，患者更倾向于接受软组织高度的对称性改变，而不愿接受不对称的改变。如果对侧无天然牙，即使是相邻种植体的病例，我们也可以获得更好的可预见的软组织美学。

临床病例

1例上颌无牙颌的老年患者存在骨内及骨外缺损（图7-2a）。行种植体植入及引导骨再生（guided bone regeneration，GBR）手术。缺牙区逐一植入单颗种植体，对所有邻间隙的龈乳头进行重建（图7-2b）。重建龈乳头的大小依种植

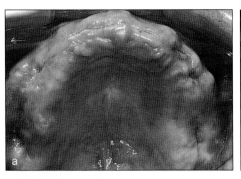
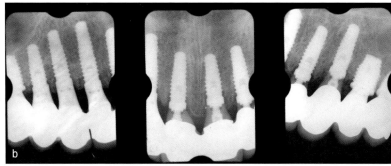
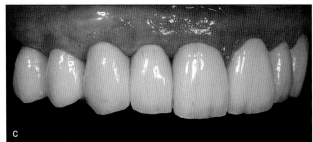
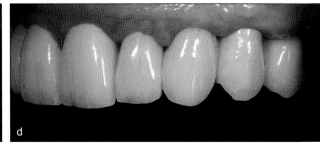
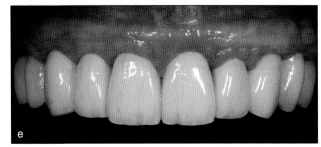

图7-2 /（a）老年患者上颌无牙颌。（b）治疗完成后的X线片。（c～e）最终修复口内照。（技工工作由Y. Nishimura完成）

体间距、龈下基台外形及可用软组织量而不同。重建的龈乳头在治疗4年后仍稳定。即使没有达到理想的龈乳头高度，但是其外形对称、所有龈乳头的相对高度协调、总体外观在美学方面效果良好，患者仍很满意（图7-2c～e）。X线片显示了种植体间的骨高度。种植体间的牙槽嵴由种植体间距决定，且龈乳头重建效果主要由此间距决定。

单侧牙缺失

单侧牙缺失比双侧牙缺失更难获得较好的软组织美学。尤其是在对侧有丰满的龈乳头时，种植体间龈乳头重建的挑战更大。

临床病例

一名20岁患者，因外伤导致单侧牙缺失（图7-3a）。X线片显示几乎所有牙槽骨间隔完整（图7-3b～d）。21可在根管治疗后保留。但12连同唇侧牙槽骨不幸缺失，11横折的折裂线延伸至牙槽骨下2mm。因此最终决定11、12位点进行种植修复。在完成治疗后，种植体牙冠间的龈乳头没有完全与对侧龈乳头对称，但是即使龈乳头不对称，患者仍感到满意（图7-3e）。X线片显示了种植体间轻度骨吸收（图7-3f）。

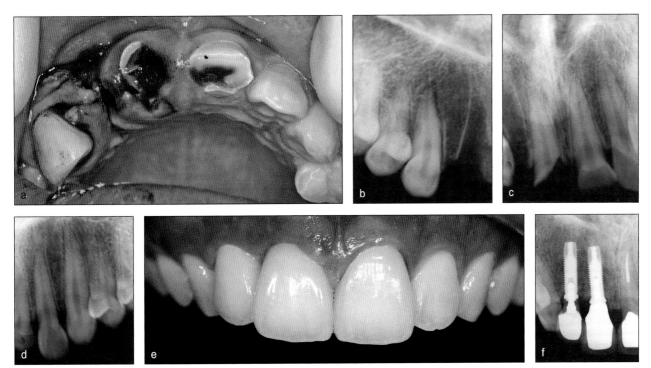

图7-3 /（a）初诊粭面照。（b~d）X线片显示几乎所有牙槽骨间隔完整。（e）相较于对侧龈乳头，种植体牙冠间的龈乳头丰满度欠佳。（f）X线片显示轻度骨吸收。（技工工作由K. Nakajima完成）

121

种植体间距

2颗种植体间最小距离要求为3mm。由于该参数对种植体间的龈乳头潜在高度有直接影响，通常建议种植体间距尽可能大一些[7-8]。双侧牙弓的中切牙和侧切牙间、侧切牙和尖牙间龈乳头都可与对侧牙龈乳头比较。这意味着要获得平衡的美学效果就必须有天然协调的外形。

近远中空间的限制及对侧天然牙龈乳头作为参照，都会导致较差的治疗前美学条件。如果种植体间距过小，经常只能获得较小的龈乳头。然而，若空间足够，种植体间牙槽嵴可正常保留，那么就可以获得种植体间龈乳头的天然外形。

3mm种植体间距临床病例

一名37岁因外伤缺牙患者（图7-4a），11、21连同唇侧骨板缺失。植入2颗种植体时未合理评估修复后骨重建。基台–种植体界面骨重建导致种植体间骨吸收，该区域牙间乳头明显减小，且比种植体与天然邻牙间的龈乳头明显平坦。但由于对称性未被破坏，虽然中切牙间龈乳头较小，美学效果仍较满意（图7-4b、c）。

4mm种植体间距临床病例

一名55岁2颗上颌中切牙缺失数年的患者，尽管牙槽嵴很薄，但无垂直向骨缺损。种植体位于理想的修复位点，牙槽嵴通过GBR术进行水平向骨增量（图7-5a、b）。水平向骨增量为龈乳头

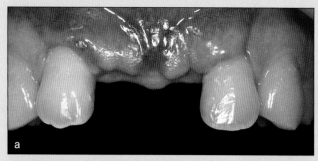

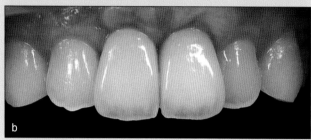

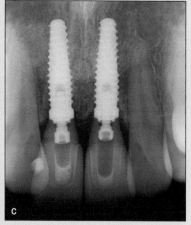

图7-4 /（a）初诊术前照。（b）双侧的对称性可以弥补欠丰满的龈乳头。（c）术后6年X线片。由于术后骨重建的发生，种植体间牙槽嵴高度丧失。（技工工作由K. Nakajima完成）

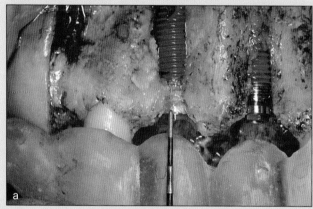

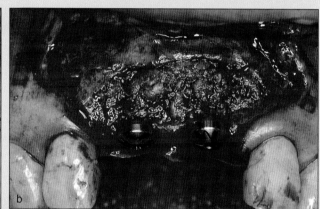

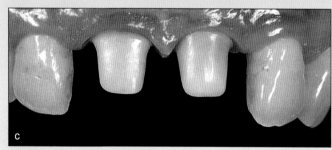

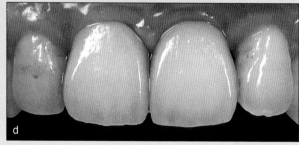

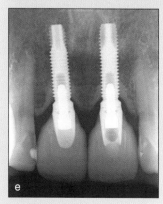

图7-5 /（a）2颗种植体位于上颌中切牙位点。尽管牙槽嵴狭窄，其存留高度较佳。（b）种植体植入于理想的修复位点。通过GBR术重建前庭缺失组织。水平向骨增量是获得美学龈乳头的基础。（c）获得与相邻天然牙牙间乳头高度协调的种植体间龈乳头是可能的。（d、e）4mm的种植体间距可以使种植体周围软组织在治疗10年后仍然稳定。（技工工作由K. Nakajima完成）

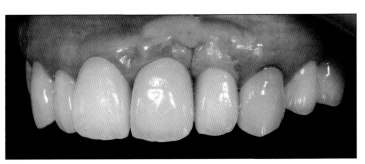

图7-6 / 长期龈乳头保留：尽管侧切牙间隙比常规狭窄，治疗后5年龈乳头仍完全充满种植体间隙。（技工工作由K. Nakajima完成）

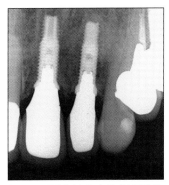

图7-7 / 平台转移允许相邻种植体间距更近。尽管种植体间距少于3mm（2.8mm），种植体间牙槽嵴保留时间仍超过5年。

美学创造了条件。在成功的骨结合后，种植修复体和天然邻牙间可以获得协调的、理想的龈乳头高度（图7-5c）。修复10年后组织仍稳定。种植体间距≥4mm时可以获得长期稳定的骨水平（图7-5d、e）。即使没有位点保存技术，在此种植体间距下牙槽嵴仍可保留原有或骨增量后的高度。

解决方法
预防牙槽骨重建吸收

预防牙槽骨吸收的方法有很多。因为其良好的治疗效果及对患者没有伤害，即使没有得到充分的科学解释，这些方法仍应继续使用。

改良种植体-基台连接

造成种植体周围骨吸收的主要原因之一是种植体暴露后微间隙处的炎症浸润。由于该现象在非平台转移连接处更为常见，因此后续的改良之处主要有：
- 平台转移[9-12]（图7-6和图7-7）。
- 锥形连接密封[13]。
- 一段式种植体[14-15]。

尽可能减少种植体-基台连接松动

如果固定的基台松动或脱落，将会导致部分组织丧失。因此，需合理制订种植方案减少基台的脱落和再连接[16-18]。基台脱落和再连接的问题可以通过基台的一次性连接固定（即刻种植永久基台即刻修复的概念）完全避免出现[19]。然而，这时必须考虑到将来在基台上的冠边缘，牢记扇形软组织轮廓和软组织退缩。过多的软组织退缩会导致边缘暴露，而退缩太少则会导致龈下边缘过深，难以去除多余的粘接剂。该问题的一种解决方法是使用无肩台基台进行逐步软组织塑形[20-23]（图7-8）。但是这个方法在多余粘接剂能否完全清除方面仍存在疑虑，且对该方法尚无普遍的学术认同。

游离端桥体

代替使用2颗相邻种植体的另一种方法是在1颗种植体上通过游离端桥体进行有悬臂的局部义齿修复。缺牙空间越狭窄时，不进行2颗种植体植入而使用游离端桥体进行种植修复更为安全[8,24]。

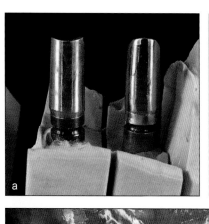
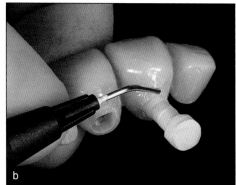
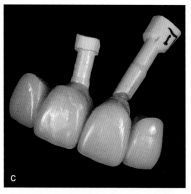
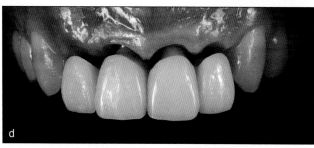
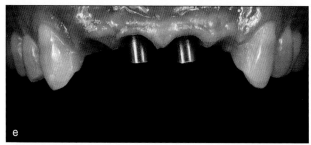
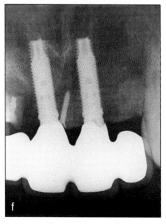
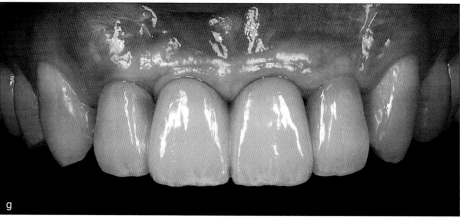

图7-8 /（a）无肩台基台并无明确的牙冠边缘。（b、c）龈下轮廓调整塑形。如果基台没有再次松开，临床医生能调整无肩台基台的修复体边缘和龈下轮廓。（d、e）每周进行组织塑形。如果该类型基台用于相邻前牙种植体的病例中，当务之急是确保理想的种植位点和2颗种植体间的平行度，这样基台可以有足够的长度固定牙冠。（f）该情况下X线片。12位点应用牙根覆盖技术。（g）修复后2年效果。（技工工作由M. Hinoshita完成）

临床病例

一名20岁患者，下颌中切牙及左侧尖牙缺失11个月，刃状牙槽嵴（图7-9a）。通常，下颌双侧侧切牙之间的间隙约为11mm，但是该病例的缺牙间隙比常规狭窄。从美学角度看，治疗方案可以是中切牙与侧切牙重叠或做成较窄的中切牙。GBR术辅助运用钛网和胶原膜进行骨增量。31区植入3.25mm窄直径种植体于理想的三维（3D）位置。另外，进行软硬组织增量。由于空间限制，牙冠修复略不均匀对称（图7-9b）。最终修复后5年随访，美学效果仍很稳定（图7-9c）。治疗后5年的X线片清楚显示了狭窄的空间（图7-9d）。尽管有平台转移，骨重建仍导致牙槽嵴吸收。如果植入2颗种植体，双侧侧切牙间狭窄的修复空间

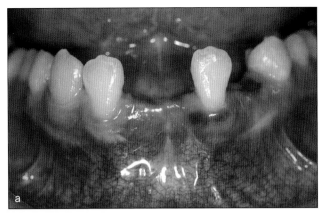
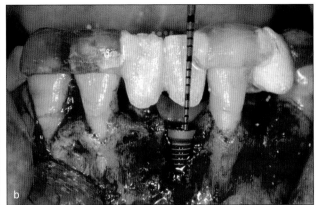
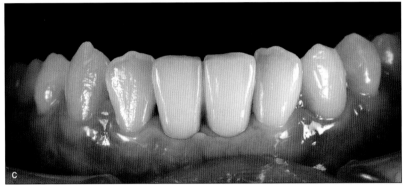
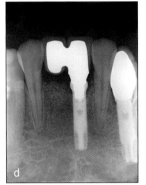

图7-9 /（a）间隙狭窄，牙槽嵴宽度不足。（b）骨增量术前运用外科导板检查种植体位于理想三维位点。（c、d）最终修复完成后5年结果。（技工工作由K. Nakajima完成）

会导致龈乳头美学的丧失[24-25]。

天然牙的保留

有牙周膜的完整牙根或轻度损坏的牙根应尽量保留。为保证这些病例的长期稳定，必须有或者制备出足够的牙本质肩领高度（例如1.5~2mm）[14,26]。该长度可以通过外科拔出术或正畸牵引及牙冠延长术实现（图7-10）。

为避免损坏牙周膜，外科拔出时需用力十分轻柔。该方法使用时牙根必须在18分钟内植回牙槽窝以保证牙周膜的活力。一般患牙再植需固定1~2个月，但固定时间还由牙根和牙槽窝的吻合度决定[27-32]。

从长期和美观性的角度看，相较于种植方式，考虑到不可避免的颅面生长和美学限制因素对任何修复效果（包括2颗相邻种植体的修复效果）的影响，可能的话应优先考虑天然基牙的应用[33]。

临床病例

一名52岁患者，22牙根纵折，23龈下深龋（图7-10a、b）。X线片显示剩余牙体组织较少（图7-10c），骨和软组织结构基本完整。保留骨、软组织和患牙应作为优先考虑的一种治疗方案。拔出侧切牙后，仔细评估拔除部分的各表面（图7-10d、e），丢弃患牙残片。剩余牙根旋转180°后再植入侧切牙牙槽窝（图7-10f）。这样更利于形成一个较好的临床冠长度，牙本质肩领

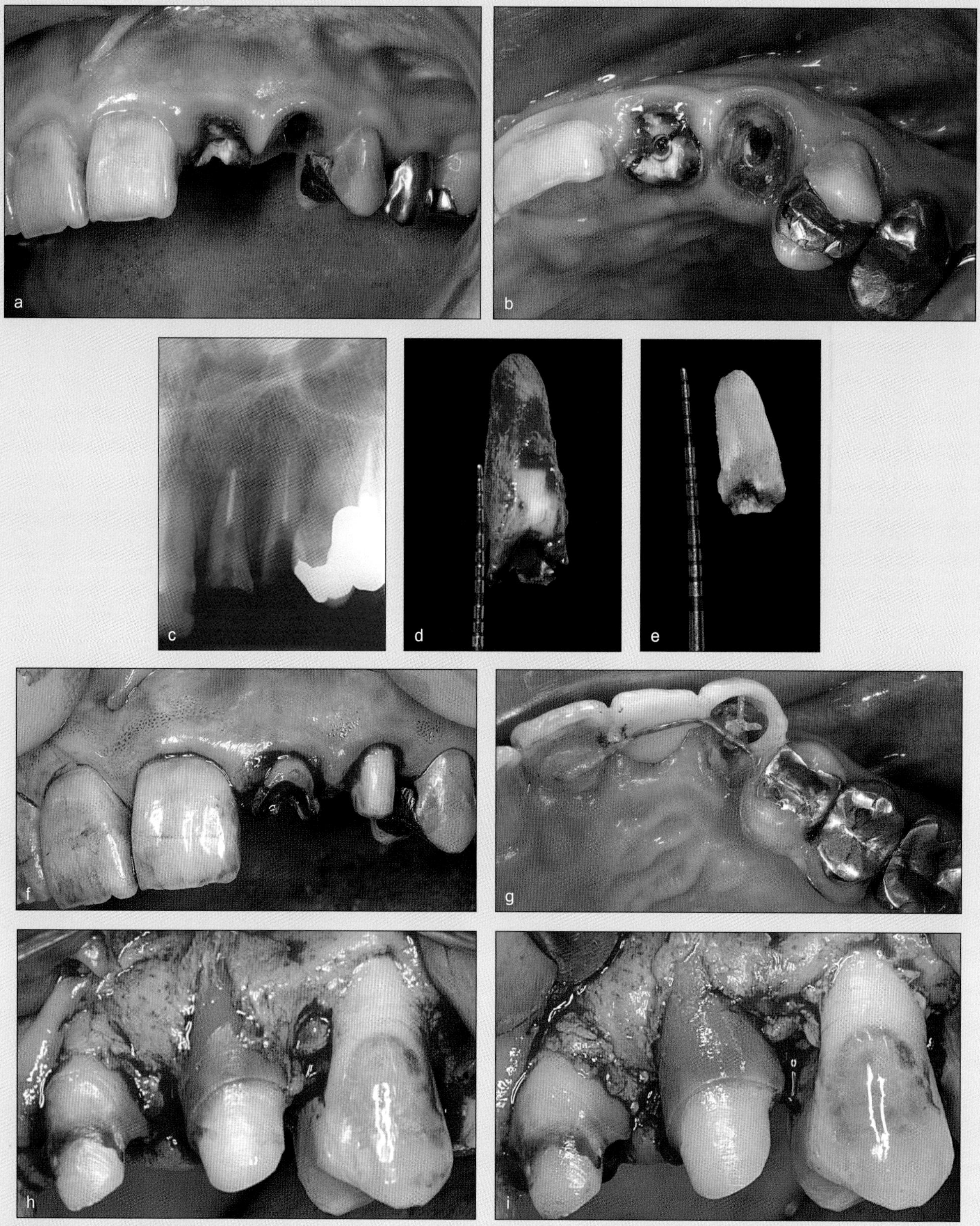

图7-10 / （a、b）初诊时口内情况。（c）术前X线片。（d、e）22拔除后，仔细评估去除的残片各表面。（f）侧切牙和尖牙再植的牙根。（g）尖牙剩余牙根用简易器械牵引出来。（h、i）牙冠延长术前和术后情况。

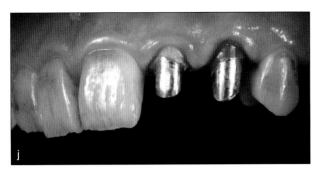
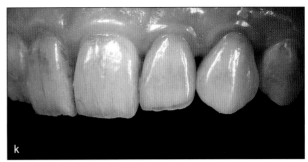
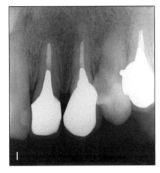
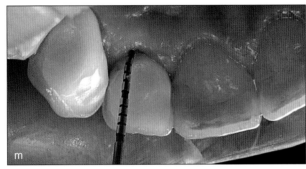

图7-10（续）/（j）牙冠延长术后1年条件。（k）氧化锆全瓷冠最终修复。（l）术后X线片显示再植牙根良好的冠根比例关系。（m）在旧断面处，探诊龈袋深度为4mm，无探诊出血。（技工工作由M. Hinoshita完成）

大于2mm，利于长期冠修复。5个月后，牙根进行临时修复，作为牵引尖牙牙根的简易锚定器（图7-10g）。尖牙在3个月后牵引出3mm。经过3个月稳定期后获得临床牙冠延长（图7-10h、i）。牙冠延长1年后，基牙条件并不理想，但比治疗前大大改善（图7-10j）。最终采用氧化锆全瓷冠粘接修复。最终修复体外形天然、健康（图7-10k、l）。该结果在天然基牙条件下易于获得，但在2颗相邻种植体时很难获得。

侧切牙折裂线区域沟内探诊深度为4mm。该再植牙深袋是由于该区域去除的牙齿残片使附着丧失。尽管腭侧探诊深度为4mm，但是并无探诊出血（图7-10m）。

软组织增量下的即刻种植术

即刻种植较延期种植更易于获得较丰满的种植体间龈乳头[34]。即使骨和软组织完整，仍建议进行软组织增量术以获得长期稳定的美学效果。

种植体周围软组织量和龈乳头大小可能受移植软组织自身的质量和数量影响[24-25,27-38]（请参见第4章图4-9）。

临床病例

图7-11显示的是此类典型病例。该病例上颌中切牙因牙髓问题无法保留。由于唇侧骨板的保留，该病例可以在即刻种植同期行结缔组织移植（connective tissue graft，CTG）术。使用粘接固定的局部义齿作为愈合期间的临时修复体支撑软组织。即刻种植3个月后，种植体周围软组织条件良好，义齿间龈乳头保存完好（图7-11g）。患者接受后续修复治疗。

根片技术（部分拔除理论）

如果脱落邻牙近中完整，牙片在近中组织保留方面会有巨大潜能，特别在相邻的种植位点，利于获得较好的美学修复效果。该概念首先由

128

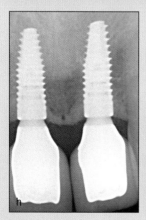

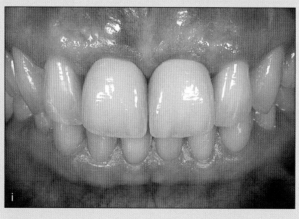

图7-11 /（a、b）种植术前情况。（c）上颌中切牙位点即刻种植。（d）24-26腭侧取CTG。（e）种植体植入及运用隧道技术在唇颊侧植入CTG后的情况。（f）临时粘接固定局部义齿修复，伤口愈合1周后情况。（g）术后3个月、修复阶段前情况；龈乳头得到保留。（h）种植体植入后1年X线片。（i）种植体植入1年后，全瓷上部修复体。（手术由A. Happe完成；修复由B. van den Bosch完成；技工工作由A. Nolte完成）

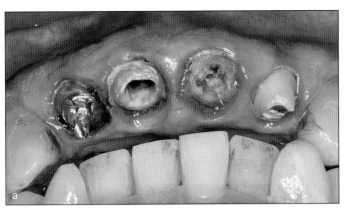
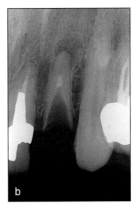
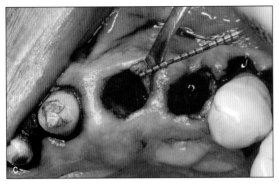
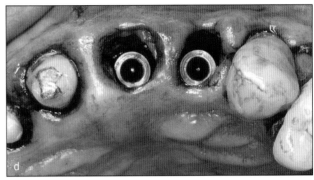
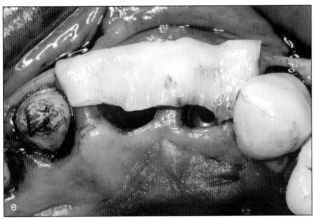
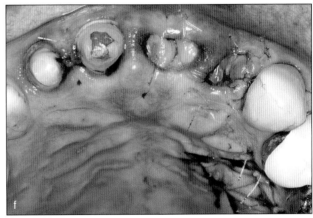

图7-12 /（a、b）21显示颊腭向折裂线，侧切牙剩余牙体组织较少、预后欠佳。如果拔牙后待创面愈合，需行额外的软硬组织增量术。（c）健康的中切牙近中部分仅在牙槽嵴上方不足1mm。（d）4mm直径种植体植入理想位点，不接触断片。（e、f）无机小牛骨材料植入增加骨高度，CTG覆盖牙槽嵴颊侧及殆面。

Hürzeler等[39]于2010年提出，并相继进行了组织学及临床研究[40]。需通过牙片仔细评估可以获得牙周附着的位点，以确保美学修复效果。然而，该方法目前尚没有经过长期成功的验证，临床医生在选择该方法时需慎重考虑；细致的维护十分必要[41-46]。

临床病例

该64岁患者要求进行微创治疗并尽可能达到最美观的效果。经会诊，考虑患者高笑线，选择进行近中根片技术及CGT术（图7-12）。

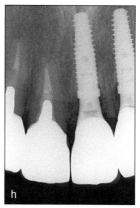

图7-12（续）/（g、h）术后1年，左侧种植体间龈乳头与对侧比较外观自然。保留的牙齿断片在维持相邻种植体间牙槽间隔方面起到一定作用。

软硬组织增量

软硬组织缺损的相邻种植体病例很难获得较好的美学修复效果[1,4]。在此情况下，治疗团队及患者必须考虑使用何种义齿，研究是否可以通过软硬组织的三维移植技术以获得理想的美学效果[47-48]。为获得良好的美学效果并使患者满意，治疗中的手术及修复操作必须细致地实施。

临床病例

图7-13中患者因车祸缺失12、13。脱落的双侧中切牙再植于错误的位点，并在再植后20周与牙槽骨粘连，而高笑线又增加了美学挑战（图7-13a、b）。总之，该外伤病例的美学难点在于错𬌗畸形及微笑时的高笑线。X线片显示了右侧切牙区明显的骨缺损（图7-13c、d）。余留牙周围的牙槽骨完整。中切牙X线片显示了21进行性牙根吸收。

患者还在意侧面明显的下颌前突。头颅侧位片分析显示上颌和下颌的相对头颅位置在平均范围内，但下颌相对上颌略前突（图7-13e、f）。上颌过于狭窄，无法通过正畸扩弓来纠正拥挤。因此，治疗团队计划进行正颌外科手术（图7-13g、h）。

在正颌治疗期间，将粘连的中切牙当作支抗。咬合关系通过下颌后退及逆时针旋转移动矫正。该移动减少了对垂直向及水平向骨增量的要求。咬合关系在正颌治疗后显著改善（图7-13i）。14取代了缺失的13位点。中切牙的牙根吸收后期继续加重，根面暴露变大（图7-13j、k）。拔除异位中切牙后，拔牙创愈合6个月（图7-13l）。在CBCT辅助下制订细致的治疗方案，运用GBR术进行大范围的骨增量。术前分析显示垂直向5mm和水平向4mm骨增量作为获得良好美学效果的前提条件（图7-13m~u）。自体骨从前鼻嵴基底部和颧骨基底部获取，切牙管被自体骨和小牛骨替代材料混合物覆盖（图7-13v~y）。22牙轴向的矫正在骨愈合期间进行（图7-13z、aa）。

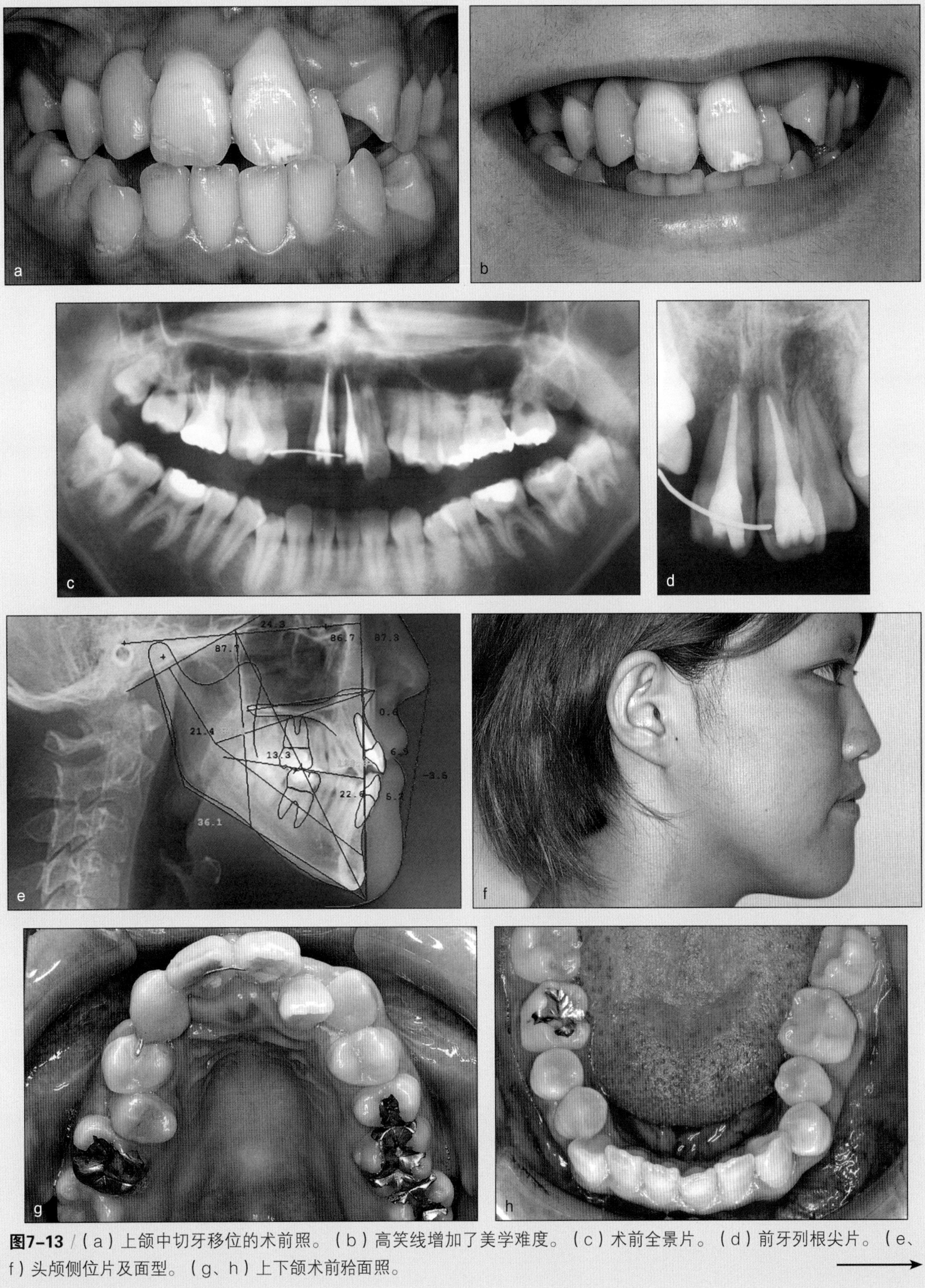

图7-13 /（a）上颌中切牙移位的术前照。（b）高笑线增加了美学难度。（c）术前全景片。（d）前牙列根尖片。（e、f）头颅侧位片及面型。（g、h）上下颌术前殆面照。

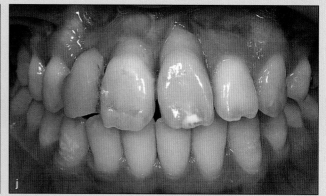

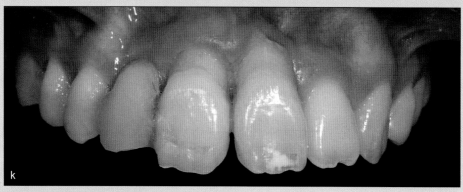

132

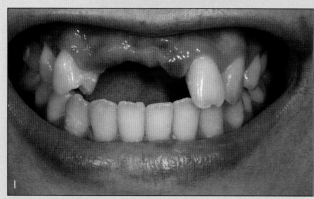

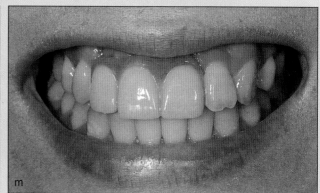

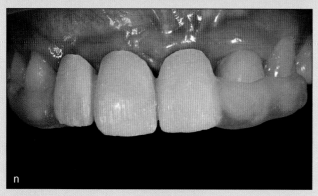

图7-13（续）/（i）术前正畸完成后情况。（j）正畸术后咬合关系。（k）即使进行正畸矫正，仍难以获得满意的美学效果。（l）骨增量术前情况。尤其是高笑线，使治疗充满挑战。（m）粘接临时修复体。修复体及其龈瓷部分为最终打算获得的结果提供了预期效果。（n）安装诊断导板规划组织增量方案。显而易见，想要获得美观的修复效果，三维牙槽嵴重建势在必行。 →

133

图7-13（续）/（o~r）牙槽嵴重建前X线片及CBCT。安装诊断导板拍摄的CBCT和X线片显示牙槽嵴存在显著的三维软硬组织缺损。（s~u）骨增量前计算机模拟显示12和21位点种植体植入空间不足。另外，22的角度和明显的切牙管妨碍了种植体植入最佳位点。（v、w）牙根凸起显示了患牙不正确的倾斜角度，界定了间隙。骨面去净软组织，从切牙管游离神经血管束。

134

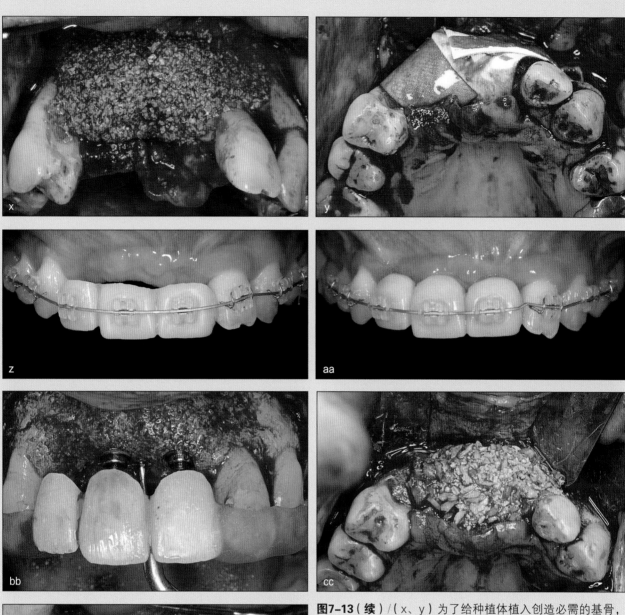

图7-13（续）/（x、y）为了给种植体植入创造必需的基骨，运用自体骨与小牛骨材料混合物联合硬质、交联胶原膜进行增量术。（z、aa）22牙长轴矫正术前、术后。于GBR术后第一阶段愈合期完成正畸治疗。（bb～dd）精准的种植体植入和第二次美学GBR术：钛网下填充颗粒状骨移植材料以获得牙龈塑形。→

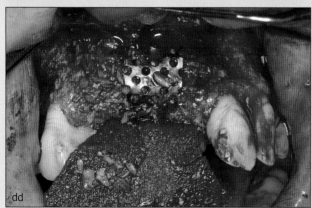

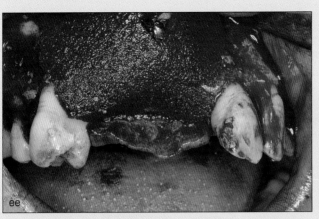

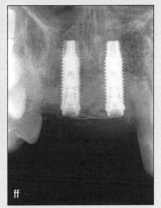

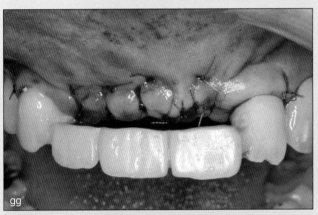

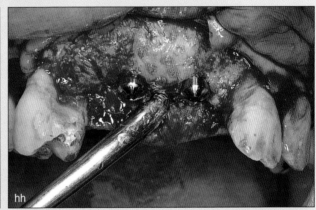

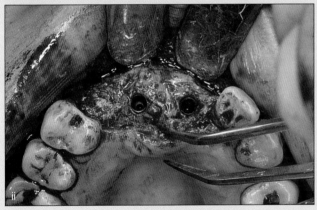

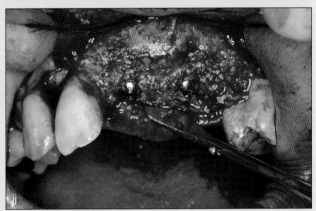

图7-13（续）/（ee）美学GBR术：所有区域覆盖胶原膜。（ff）种植体植入后X线片。（gg）手术后临时修复体即刻修复，修复体应考虑到术后水肿修整出足够间隙。（hh、ii）种植体植入7个月后增高的牙槽嵴。（jj、kk）改善美学效果再次进行GBR术。　→

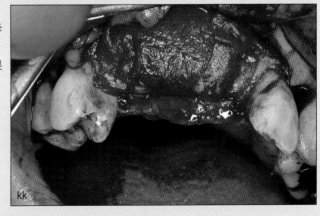

图7-13（续）/（ll、mm）结缔组织增量。（nn～ss）粘接局部义齿逐步进行软组织塑形，在放入无肩台基台后，通过临时修复体龈下外形的修整进行逐步软组织塑形。（tt、uu）水平组织增量术前及术后比较。在3个阶段的GBR及一次软组织增量术后，获得了充足的软组织量及骨量。

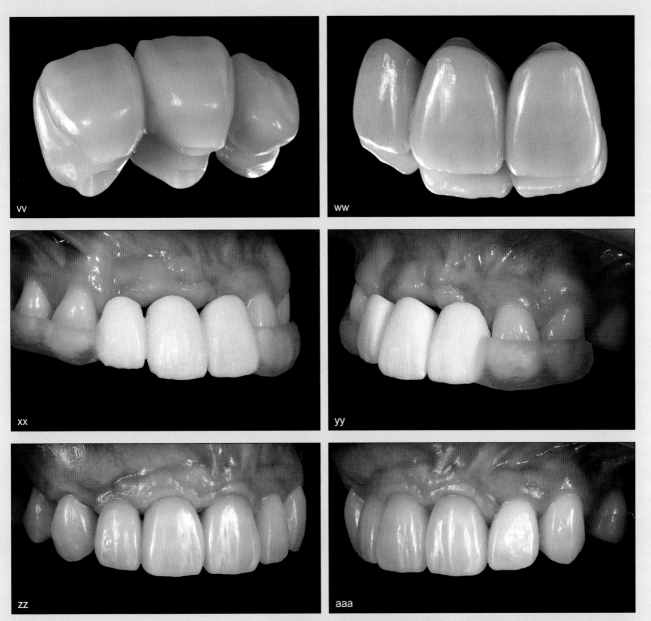

图7-13（续）/（vv、ww）最终修复体。（xx、aaa）增量术前及完成治疗术后侧面照比较。（bbb）最终效果X线片。功能负载2年后种植体间再生牙槽嵴稳定。（ccc）3年后随访X线片显示硬组织成熟。 →

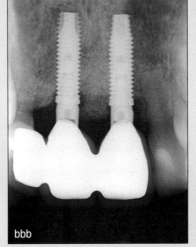

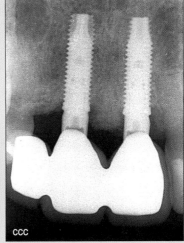

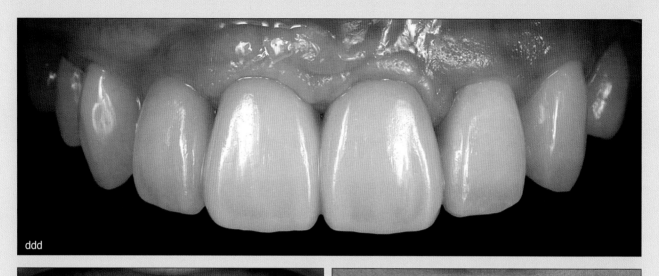

138

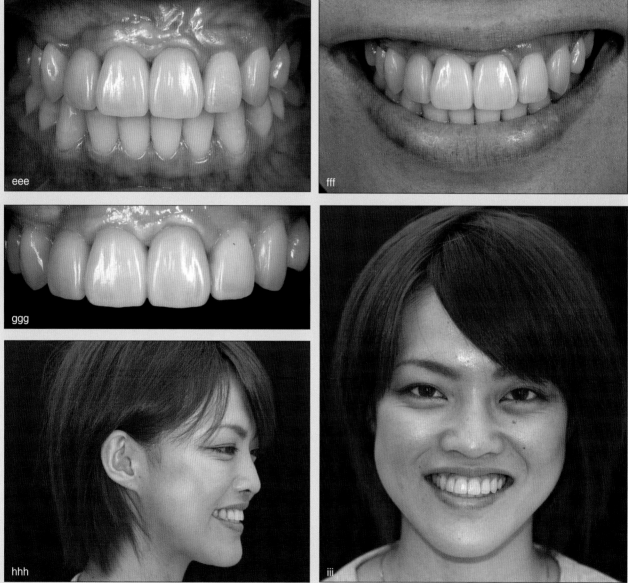

图7-13（续）/（ddd～fff）最终效果。尽管患者存在严重的组织缺损，但是仍获得了足够的组织及龈乳头重建，恢复了美观及功能。（ggg）功能负载3年照片显示软组织重建。（hhh、iii）治疗后面部照。尽管是高笑线，患者可以自信地微笑。（正畸由K. Kida完成；技工工作由M. Hinoshita完成）

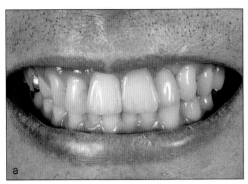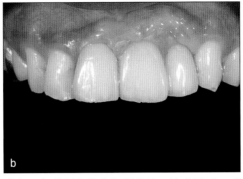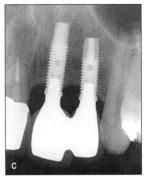

图7-14 /（a~c）一名40岁患者的自然微笑照。在切牙间使用龈瓷修复龈乳头。治疗后1年，软组织条件稳定，通过重建获得了健康美观的外观。（技工工作由K. Nakajima完成）

第一次骨增量术后1年，种植体植入同期进行第二次骨增量术（图7-13bb~gg）。行种植术及第二次GBR术后7个月，骨条件满足进行美学重建的基本要求。再生组织足够满足支撑将来的种植体间的唇侧龈乳头。为补偿可能的吸收及增加水平向和垂直向的硬组织量，运用脱蛋白小牛骨（deproteinized bovine bone mineral，DBBM）进行第三次GBR术（图7-13hh~kk）。为增加唇侧软组织量，将上皮下CTG置于可吸收膜和唇侧龈瓣之间，缝合至唇侧牙槽嵴（图7-13ll、mm）。

经过2个多月的愈合，移植组织完全血管化，运用Borg技术进行软组织塑形[49]。为此，粘接局部义齿的桥体先逐步加长，在放入无肩台基台后，每周用复合材料修整修复体龈下外形来进行软组织塑形（图7-13nn~uu）。临时修复体的龈下外形运用计算机辅助设计软件制作成氧化锆支架。

多学科联合治疗方法包括错𬌗畸形矫正、因外伤缺失组织的重建、通过2颗种植体及桥体的修复。组织的重建和保留都经过仔细计划和实施以利于获得健康的软组织和外观自然的龈乳头，达

到良好的美学效果（图7-13vv~iii）。

牙龈修复

如果对缺失组织的充分重建无法实现，需向患者建议行义龈修复（图7-14）。

结论

美学区邻牙缺失患者是种植治疗中的一项特殊挑战。了解患者的美观和实际预期是治疗的开始。将这些预期牢记后，评估治疗的生物学及临床限制因素，再选择能使患者满意的美学与功能重建治疗或联合治疗方案。如果所选方案不能达到良好的美学效果，明确的决策指南使其更易于适应修复体的类型。另外，在患者角度，这些指南使治疗方案更加合理。

（张晓真　吴沂蓁　汤春波）

139

扫一扫即可浏览
参考文献

"如果一件事对你很重要，你会找到方法。否则，
你会找到借口。"

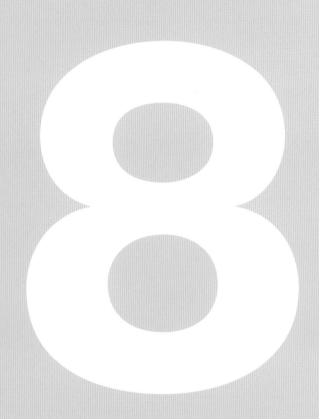

软组织增量
Soft Tissue Augmentation
/ Arndt Happe, Gerd Körner

美学区通常需要借助软组织移植来获得额外的软组织量和厚度。其中最常用的是上颌腭侧上皮下结缔组织移植（connective tissue graft，CTG），并已在种植治疗中应用多年[1-2]。与游离龈移植（free mucosal graft，FMG）不同的是，CTG为无上皮的软组织移植物，理想情况下主要由结缔组织组成，仅含有少量的脂肪和腺体组织（图8-1）。

腭侧黏膜在前磨牙区最厚。Song等[3]和Barriviera等[4]分别通过大量患者研究并发表了腭侧黏膜的平均厚度（表8-1）。相反地，Müller和Eger[5]的结果认为腭侧黏膜的厚度与牙周生物型（即表型）相关。这意味着薄龈生物型的患者（即最需要黏膜增厚的患者）腭侧黏膜较薄，因此通常几乎没有可用于自体增量的软组织。

软组织移植包括上皮下结缔组织移植（CTG）和带上皮的全厚瓣移植即游离龈移植（FMG）。FMG可以通过手术刀或环切钻获取（图8-9c、d）。

方法

移植物的获取通常在局部麻醉下进行。供区部位采用含有1∶100000的血管收缩剂浸润麻醉，以确保充分止血。注射应该浸润腭动脉和供区之间的区域，除了血管收缩剂止血外，还可以通过轻微组织加压来实现短期止血（图8-2）。

在分离移植物之前，使用模板（例如手术托

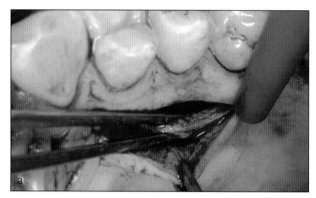

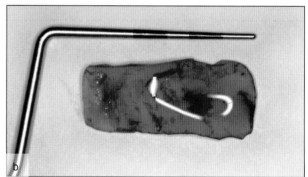

图8-1 /（a）分离上皮下CTG。（b）分离后的上皮下CTG。

表8-1 不同研究中腭侧黏膜的平均厚度（mm）

部位	Song等[3]	Barriviera等[4]
尖牙区	3.46	2.92
第一前磨牙区	3.66	3.11
第二前磨牙区	3.81	3.28
第一磨牙区	3.13	2.89
第二磨牙区	3.39	3.15

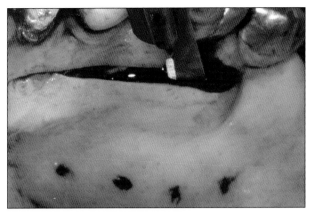

图8-2 / 分离CTG，注意供区中线侧的出血点即局部麻醉的进针位点。

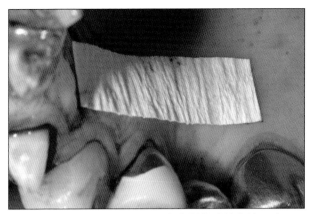

图8-3 / 无菌纸作为模板在供区部位模拟移植物的尺寸。

盘或缝合包中的无菌纸）模拟计划移植物的尺寸大小，并放置到供区部位（图8-3和图8-4）。距龈缘4mm，使用15号刀片从远中向近中垂直切开，深度为1.5~2mm。切口末端以曲棍球棒形状的弧线结尾，方便组织取出。然后将刀片旋转90°，平行于黏膜表面分离1.5~2mm厚的黏膜以获取下方结缔组织的入路（图8-5a）。然后用手术刀勾画出所需移植物的大小；操作时，第二个垂直切口位于入路切口内侧约1mm处。这将形成一个褶皱，有利于取出移植物后表面软组织瓣的复位（图8-5b）。此外，在近中、远中和内侧方向进行移植物的环切（图8-5c、d）。用骨膜剥离器将CTG连同骨膜一道分离（图8-5e~h）。

分离移植物时会不可避免地损伤腭动脉的分支，导致不同程度的出血。供区内侧反复浸润有助于止血。供区可（非必须）用胶原海绵填塞达到更充分的止血（图8-5i、j）。聚四氟乙烯（PTFE）5-0缝线交叉缝合可用于封闭供区部位。此外，6-0显微外科缝线的间断缝合可用于封闭创口边缘（图8-5k）。

为了内容的完整，上述简要介绍了CTG的分离方法。但分离CTG的操作需要理论范围以外的外科培训：在患者手术实际应用前，临床医生应该在继续教育课程中学习该技术。供区动脉出血、瓣的坏死和感觉障碍等并发症都是会影响到

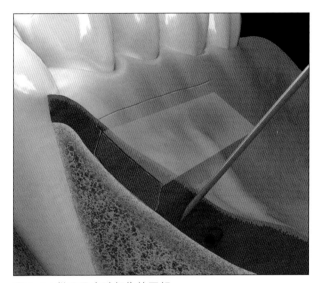

图8-4 / 供区及麻醉部位的图解。

143

术后发病率的严重问题（图8-6和图8-7）。

该技术源于牙周病学中以覆盖退缩软组织为目的塑形重建方法或桥体区的软组织增量[6-10]。Langer和Calagna[11-12]是首批在文献中报道利用上皮下CTG改善口腔颌面部美学的两位学者。20世纪90年代，当牙科种植学从单纯的功能恢复发展为修复美学区缺失牙的有效手段时，牙周缺损外科重建技术在种植修复中的应用日益广泛[13-15]。

当显微外科技术的应用在牙周手术中成为一种术式时，该技术也很快被应用于种植外科手术[16-19]。借助荧光血管造影，Burkhardt和

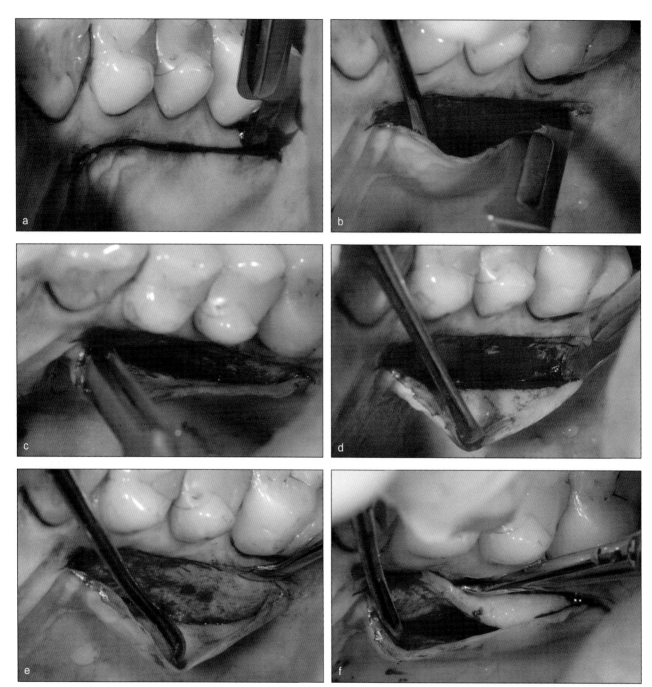

图8-5 / 移植物的获取过程：（a）第一刀切开后，翻起黏膜瓣。（b）平行切口边缘内侧约1mm处切开形成瓣基底。（c）使用骨膜剥离器近中分离移植物。（d）远中分离。（e、f）即将分离前。

144

Lang[20]在一项自身对照临床试验中发现，应用显微手术组在术后即刻和术后1周的血管化明显好于非显微手术治疗组。

Berglundh和Lindhe[21]的一项基础研究表明，种植体周围软组织的厚度可通过生物学宽度的变化对种植体周围牙槽骨产生一定的影响。许多学者推荐上皮下CTG，特别是在美学区[1,22-24]；这些移植物有助于重建牙槽嵴缺损并增厚软组织。软组织厚度已被证明是影响种植体周围组织退缩的一个预后因素，也是一个能否透过软组织看到修复材料的重要因素，因为修复材料可能会导致软组织变色[25-27]。

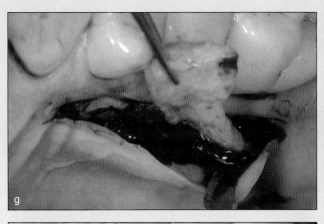

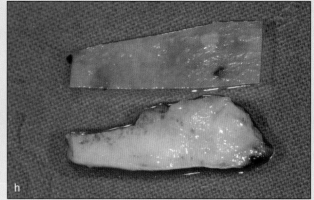

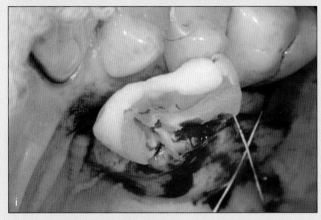

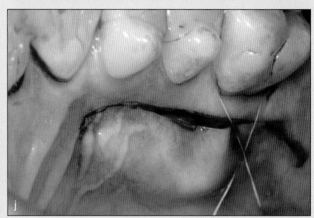

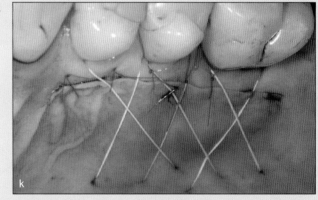

图8-5（续）/（g）移植物分离后。（h）无菌纸模板作为软组织移植瓣大小和形状的参考。（i、j）供区置入胶原海绵。（k）供区缝合。

145

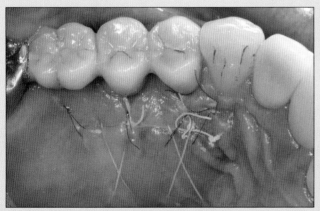

图8-6 / 供区分离CTG后1周，组织愈合正常。

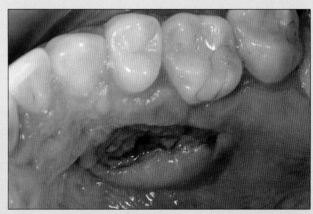

图8-7 / 供区CTG分离后创口未愈合，可见腭侧黏膜瓣局部坏死。

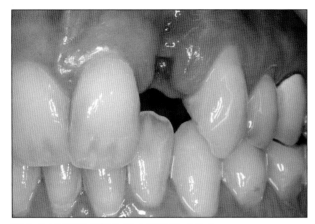

图8-8 / 唇侧骨板缺失的典型缺损式愈合。

146

Wiesner等[28]的一项自身对照临床试验结果表明，软组织增厚是可能的：他们报道术后1年软组织平均增厚1.3mm。其他学者报道软组织厚度平均增加0.5mm[29]。然而，移植物替代材料同样适合于增厚软组织。Puišys和Linkevičius[30]的一项为期1年的临床试验证明，使用同种异体表皮，黏膜厚度平均可以从1.5mm增加到3.8mm[30]。在此过程中，软组织增厚组牙槽嵴骨吸收显著少于未增厚的薄黏膜组。诚然，这些结果都是来自对后牙区黏膜研究的发现。但至少说明软组织增厚原则上是可行的[30]。

尽管如此，关于软组织移植增量的长期研究数据还是相当少。Thoma等[31]的文献综述得出的结论是只有有限的科学结果是可行的。然而，这些为数不多的科学研究显然更倾向于上皮下CTG。CTG可以被用作种植手术治疗不同阶段的游离移植物或带蒂移植物，如下所示：

• 牙拔除时（即种植体植入前）。
• 种植体植入同期。
• 种植二期术前单独应用。
• 种植二期手术时。
• 种植修复后的矫正。

应该强调的是，软组织增量确实有其局限性。例如种植体周围软组织退缩。在美学区，种

植体上部结构周围软组织退缩是一种无法准确预测的并发症[32]。

文献中阐述了种植体周围软组织退缩的风险因素。包括了诸如薄龈生物型和即刻种植（请参见第4章）等[25,33]。种植体正确的三维位置是另一个重要因素[34]。如果种植体植入位点过度偏向唇颊侧，此时增量手术将对软组织退缩不再有效；因此详细的治疗计划和穿龈轮廓变得至关重要[13]。

牙拔除时行软组织移植

早在1997年，Landsberg[35]就提出在即刻种植同期进行拔牙创封闭的概念。2004年，Jung[36]重拾此概念并将其应用于种植前拔牙窝的处理。即使用FMG和骨替代材料，在种植体植入前创造一个有利的基础条件，避免与缺陷性愈合相关的吸收（图8-8）。Fickl等[37]的动物模型实验结果表明，使用软组织移植物结合骨替代材料可以保存组织量。文献综述表明，牙槽嵴保存术可以显著减少拔牙后牙槽骨吸收[38-39]。通过牙槽嵴保存术结合骨替代材料，需要骨增量的概率可以降低10倍（即4% vs 42%）[38]。

临床病例1

患者，女性，20岁左右时11、21外伤（图8-9）。21已行牙髓治疗（图8-9a）。患者就诊时11为牙槽嵴上冠折，21牙根纵折。受患者经济条件影响无法行即刻种植手术。由于21唇侧骨板完整，拔牙窝内填入无机小牛骨替代材料（图8-9b），于上颌左侧前磨牙区腭侧，使用环切钻获取软组织瓣封闭拔牙窝（图8-9c～e）。经过3个月的愈合后（图8-9f），种植体植入到充满骨组织的牙槽突内（图8-9g）。微创种植二期手术后，由于软组织的移植和成熟，牙槽突的水平轮廓呈现出正确的解剖学外形（图8-9h）。11采

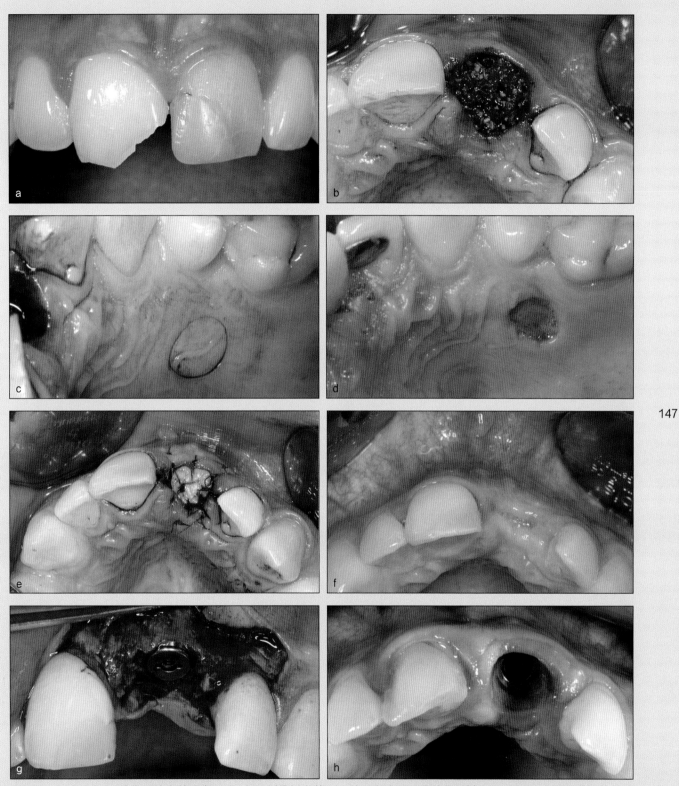

图8-9 /（a）11、21外伤后的术前观察。（b）唇侧骨板完整，21拔牙窝中植入骨替代材料。（c）使用环切钻获取软组织移植物。（d）术后愈合1周。（e）FMG封闭拔牙窝。（f）3个月后完全愈合。（g）种植体被植入到愈合好的牙槽突内。（h）微创种植二期及组织轮廓。

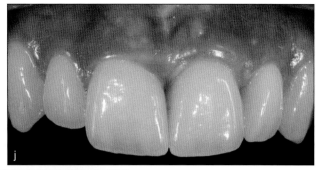

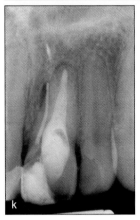

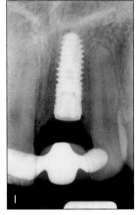

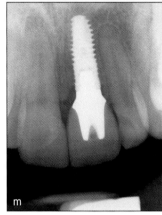

图8-9（续）/（i、j）11贴面预备；21氧化锆基台就位。（k～m）X线片比较：（k）术前；（l）种植体植入后；（m）种植修复后。

用贴面修复，21采用氧化锆基台全瓷冠修复（图8-9i、j）。然而，种植体近远中龈乳头呈现一定的退缩。

软组织移植物的应用可以改善临床状态，尤其是在牙齿拔除前就存在明显的不同程度的软硬组织缺损时（图8-9k～m）。因此，由于吸收性的缺陷愈合被阻断，使得基础情况得到了大大的改善。这为后期的手术打下了良好的基础。

临床病例2

一位年轻患者，因11瘘管及根中1/3横折而就诊（图8-10）。唇腭侧牙周探针均探至根尖，骨板缺失。为了达到组织增量有利的术前状态及预防组织塌陷，使用胶原填充拔牙窝，环切钻制取游离龈组织覆盖封闭拔牙窝。游离组织块需要至少3mm厚，与软组织对应的牙槽嵴边缘使用金刚砂球钻或者手术刀进行修整。经过6周的愈合，软组织愈合成熟，此时已经可以进行翻瓣手术。本病例中骨增量使用自体骨（骨屑）与激光熔孔钛膜（Frios Bone Shield，Dentsply）来完成。

上皮下CTG的临床病例

患者年轻时上颌中切牙外伤完全脱位（撕脱）后再植，数年后出现21牙根的广泛外吸收（图8-11）。唇侧骨板及牙龈缺失，形成软硬组织缺损。由于缺乏固定的角化龈，使得增量手术中难以获得足够的软组织，从长远来看还可能会引起种植体周围组织的功能性问题。牙齿拔除后，从腭侧制取上皮下CTG，用于修复软组织缺损。胶原基质作为衬底材料植入拔牙窝（此病例

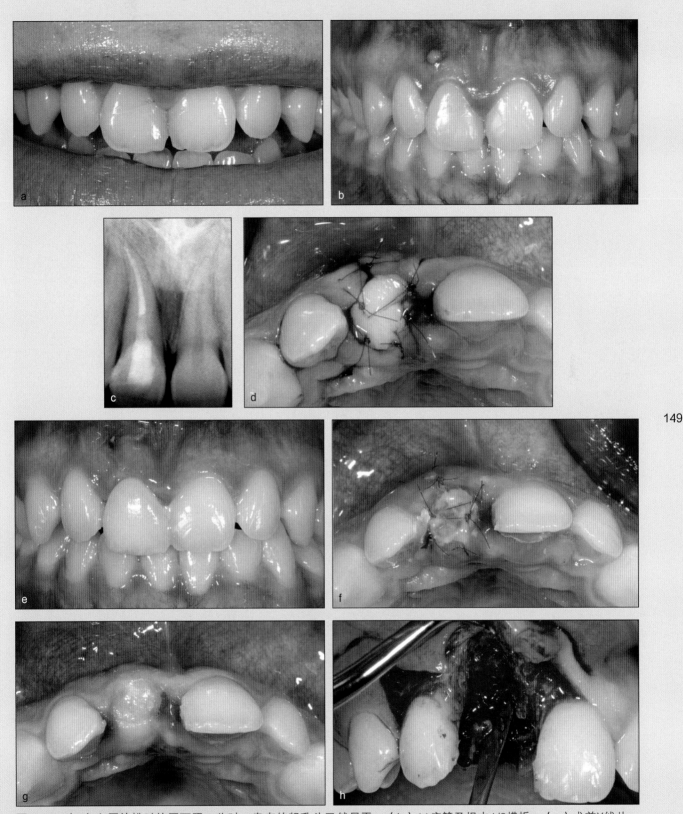

图8-10 /（a）上唇放松时的唇面照。此时，患者的龈乳头已然暴露。（b）11瘘管及根中1/3横折。（c）术前X线片。（d）FMG封闭拔牙窝（拔牙窝封闭术）。（e）术后1周戴入临时粘接桥修复体。（f）去除临时粘接桥修复体。（g）术后6周骨增量前的软组织状态。（h）11唇腭侧骨板完全缺损。

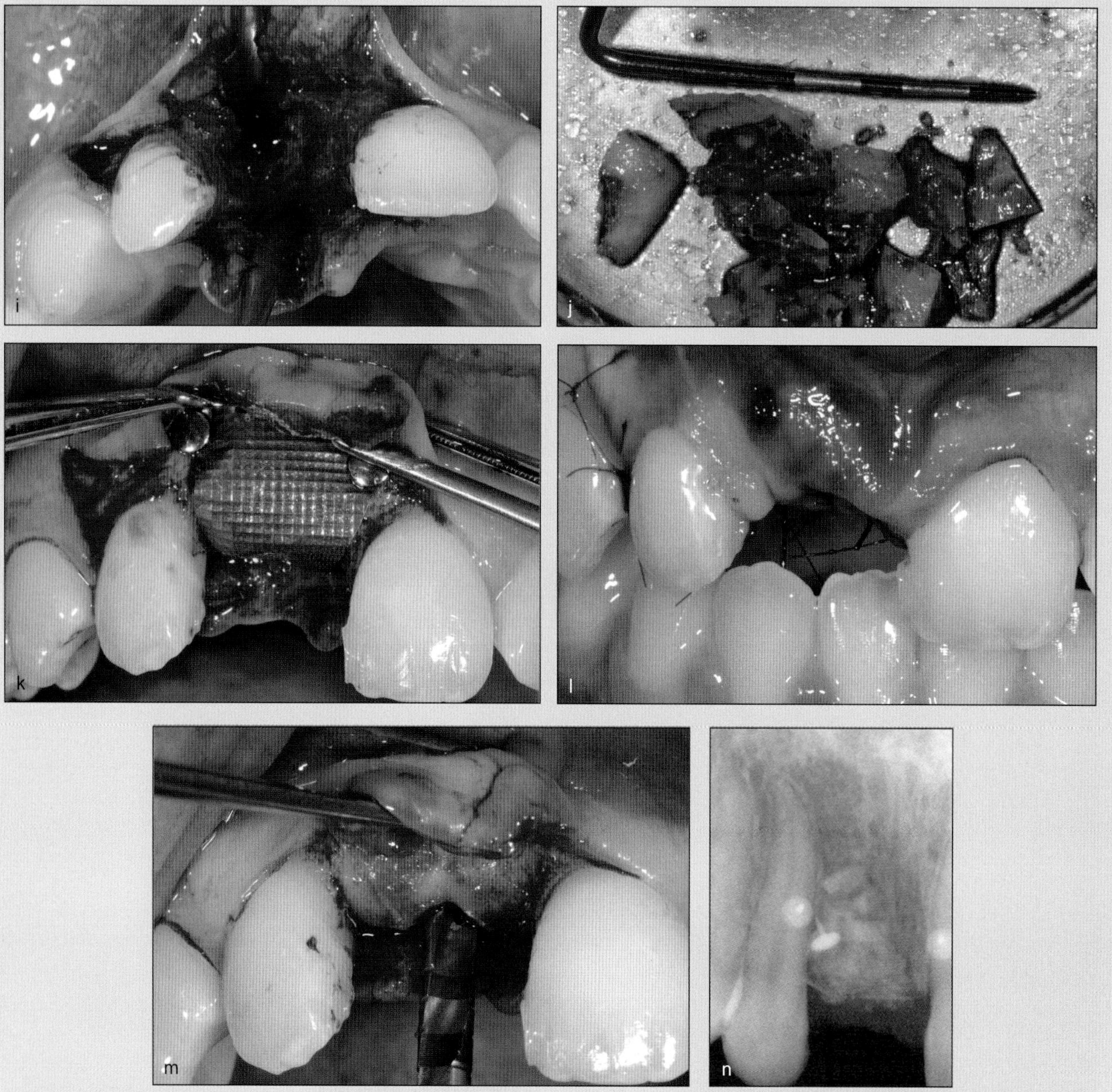

150

图8-10（续）/（i）缺损区殆面照。（j）右侧磨牙后区取得的自体骨。（k）植骨区采用激光熔孔钛膜覆盖，钛钉固定。
（l）骨增量后即刻照，仅一个位于右侧邻牙远中的减张切口。（m）3个月后重新切开、取出钛膜，可见增量后的牙槽嵴。
（n）骨增量后X线片。（o）平行杆插入种植窝。（p）植入一颗3.8mm直径的种植体。

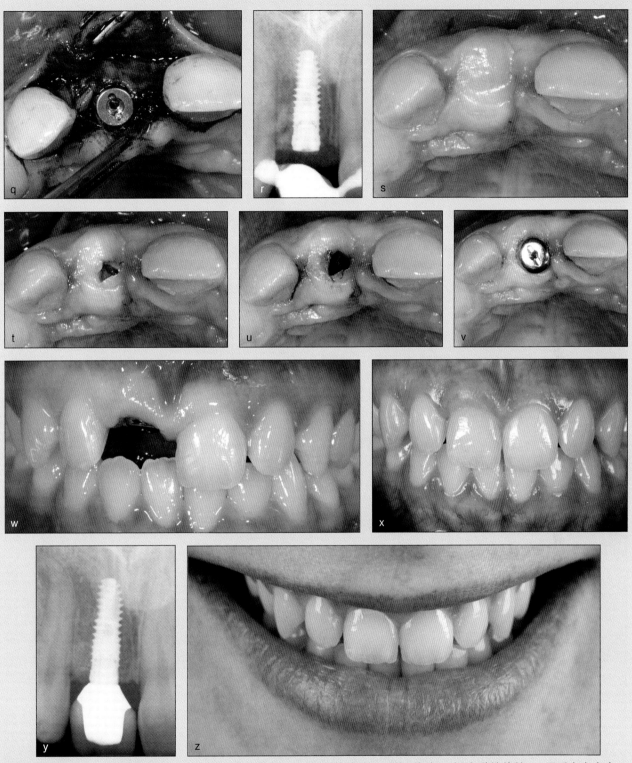

图8-10（续）/（q）种植体植入，唇侧有足够的骨量。（r）种植体植入后的X线片。（s）种植体植入8周后完全愈合。（t）切开大约2mm²的黏膜暴露出种植体。（u）扩大切口取出覆盖螺丝（请参见第10章"关键位点扩张技术"）。（v）安装定制的牙龈成形基台。（w）微创种植二期术后。（x）完成上部修复。（y）修复体戴入后的X线片。（z）治疗结束后的微笑照。（手术和修复由A. Happe完成；技工工作由A. Nolte完成）

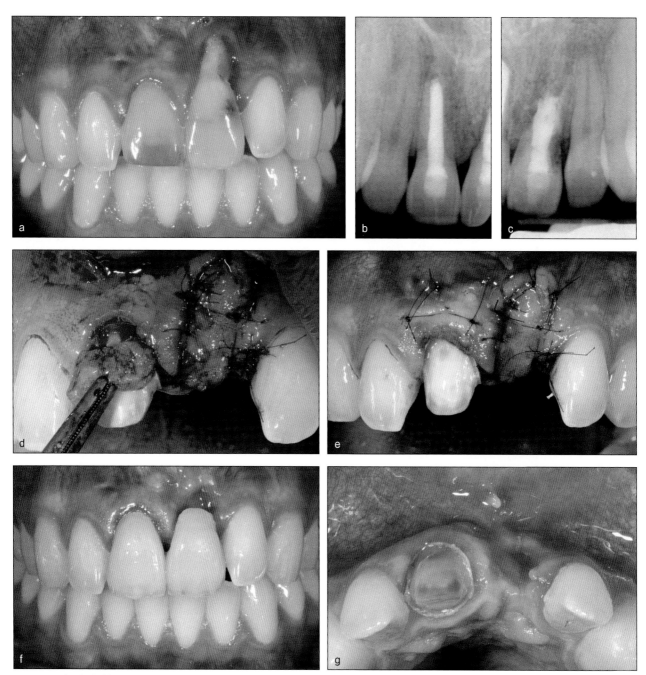

图8-11 /（a）术前照：21唇侧组织完全丧失，可以预见拔牙后将出现软硬组织缺损。（b、c）11、21的X线片，21X线片显示明显的牙根外吸收。（d）21拔除后用CTG覆盖修复软组织缺损。（e）11唇侧制备前庭袋，将软组织移植物置于其内，垂直褥式缝合。（f）21固定临时修复后局部愈合情况。（g）伴随牙槽嵴缺损的21愈合位点，此时是一个常规状态。

中未采用骨移植材料）。在这种情况下很难实现骨再生；生物相容性的胶原基质仅作为软组织移植物的支撑。

将另一上皮下CTG采用信封技术植入11唇侧，用于修复前牙龈组织的增厚。这些措施使棘手的术前情况转变为标准情况成为可能，因此骨缺损可以由取自磨牙后区的自体骨移植联合无机小牛骨替代材料和胶原膜来进行再生。

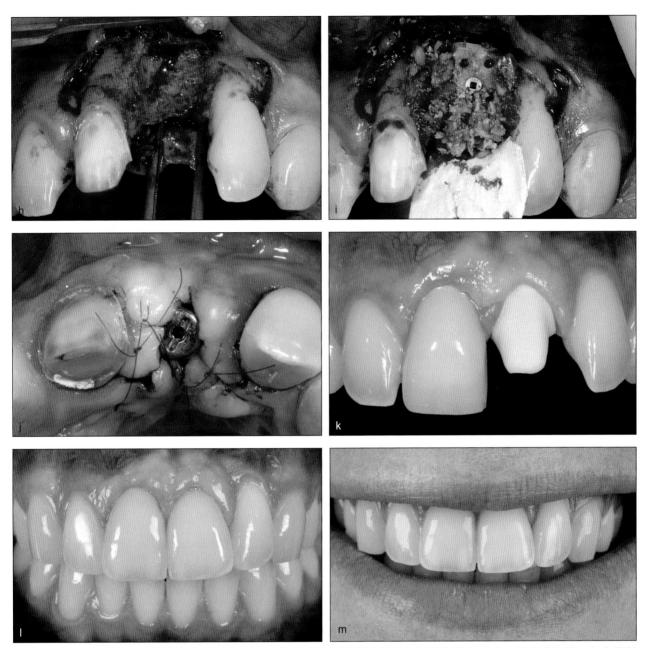

图8-11（续）/（h）翻开黏骨膜瓣后可见骨缺损。（i）骨移植材料来源于磨牙后区及无机小牛骨，胶原膜覆盖。（j）微创二期手术后。（k）试戴个性化氧化锆基台。经过1年的种植体支持临时冠佩戴后安装永久修复体。（l、m）永久修复1年后。（手术和修复由A. Happe完成；技工工作由A. Nolte完成）

骨增量同期行CTG

骨增量的一个最常见的并发症是软组织裂开，导致骨移植材料暴露继发感染。尽管初期表现为软组织的并发症，但可造成骨移植材料的完全丧失[40]。由于增量术的主要目的是增加骨量，因此能否获得足够的软组织覆盖是此类手术主要挑战之一。

一些学者已经介绍过腭侧带蒂的CTG，即在增量区形成双层软组织覆盖从而降低裂开的风险[2,41]（图8-12）。方法与获取CTG基本相同，但切口延伸至缺损区（这里指增量位点）。

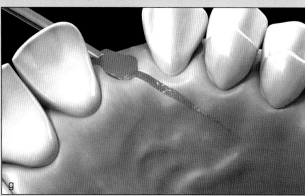

图8-12 / 图示Khoury与Happe[2]的腭侧带蒂CTG。（a）切口从增量术区开始距牙龈缘3~4mm切开，根据所需组织大小，向远中扩展两个牙位的长度，深度大约1.5mm。（b）旋转刀片分离大约1.5mm厚度的黏膜瓣。（c）整个供区分离组织瓣时必须小心。（d）距离原切口内侧1mm切取组织瓣。（e）保留蒂部，使用刀片将组织瓣与周围牙龈完全分离，骨膜剥离器松解组织瓣。（f）组织瓣由远中向近中被分离出来。（g）将组织瓣顺时针旋转至缺损区。→

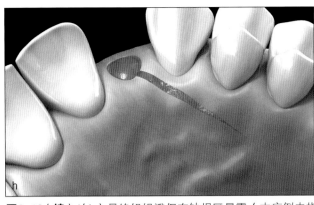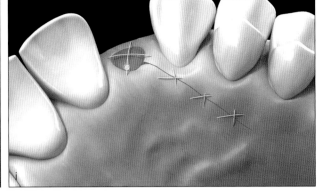

图8-12（续）/（h）最终组织瓣仅在缺损区暴露（本病例中指在拔牙窝）。（i）创口缝合和缺损区移植物固定。

图8-13/（a）13-15腭侧带蒂结缔组织瓣。供区与缺损区在12位点相连。（b）将组织瓣旋转至缺损区。

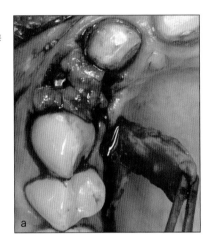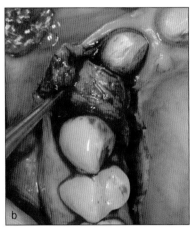

155

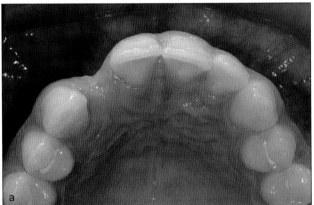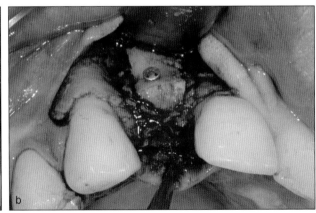

图8-14/（a）12局部牙槽嵴缺损。（b）使用自体骨进行骨增量。

分离CTG并保留组织瓣近缺损区的蒂部，将游离端旋转插入到缺损位点。手术完成后，供区拉拢缝合（图8-13和图8-14）。

在少数病例中，可以观察到牙槽嵴缺损的结缔组织愈合，这使得我们在翻开黏骨膜瓣时瓣的下方有过多的软组织；这给增量后软组织瓣的复位带来了困难，而不得不将其切除。本病例中，将组织瓣修整为一个唇侧带蒂的舌形组织瓣。借助垂直褥式缝合将此带蒂的CTG拉入到腭侧分离袋中。至此，可以实现充足的软组织愈合（图8-15）。

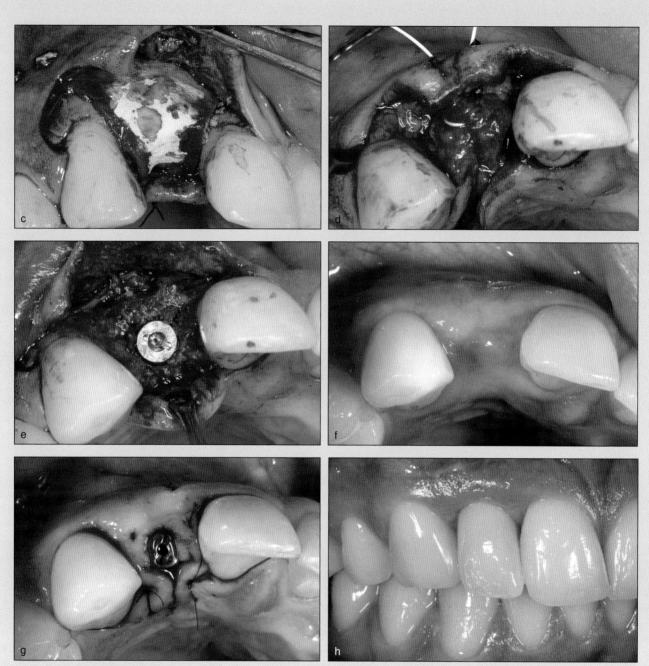

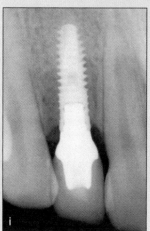

图8-14（续）/（c）移植物表面覆盖骨替代材料和胶原膜。（d）使用上颌右侧尖牙至前磨牙区腭侧带蒂结缔组织瓣进行软组织增量。（e）增量3个月后行种植体植入。（f）种植二期术前愈合位点。（g）指状分裂瓣技术微创暴露种植体。（h、i）种植体植入6个月后临床检查和X线片。（手术和修复由A. Happe完成；技工工作由A. Nolte完成）

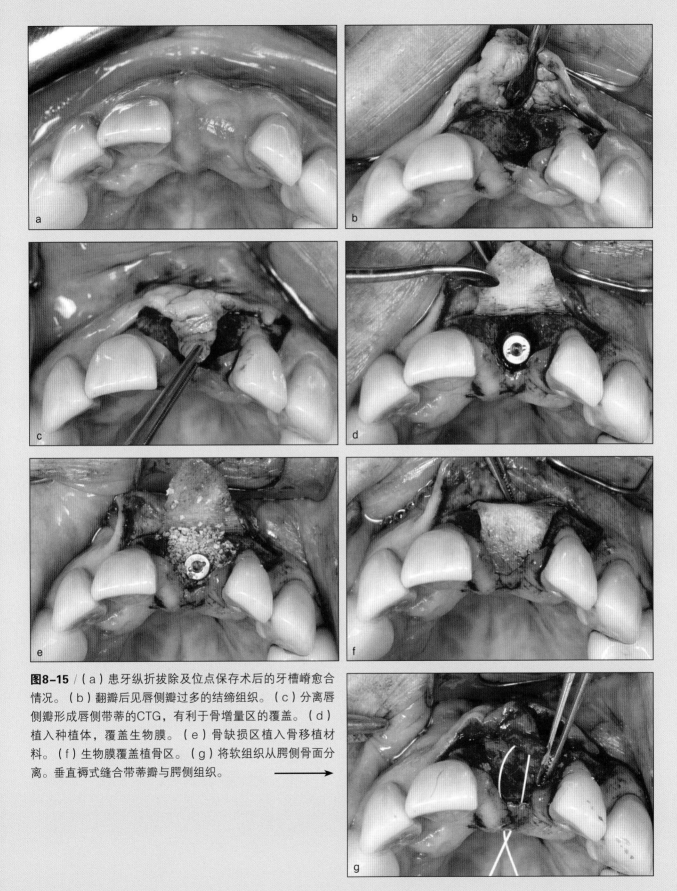

157

图8-15 /（a）患牙纵折拔除及位点保存术后的牙槽嵴愈合情况。（b）翻瓣后见唇侧瓣过多的结缔组织。（c）分离唇侧瓣形成唇侧带蒂的CTG，有利于骨增量区的覆盖。（d）植入种植体，覆盖生物膜。（e）骨缺损区植入骨移植材料。（f）生物膜覆盖植骨区。（g）将软组织从腭侧骨面分离。垂直褥式缝合带蒂瓣与腭侧组织。

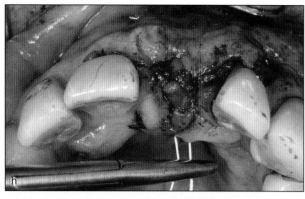
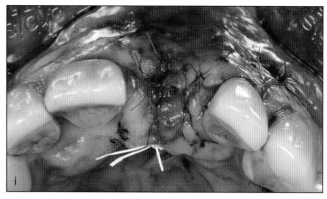
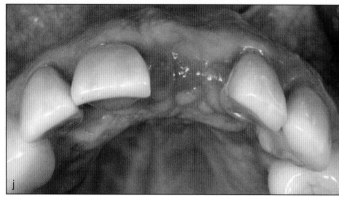

图8-15（续）/（h）将唇侧带蒂瓣通过垂直褥式缝合固定于腭侧龈袋，封闭增量区。（i）延长黏骨膜瓣，形成无张力、充分的软组织封闭。（j）术后2周完全愈合。

种植体植入同期行CTG

若在种植体植入前必须进行骨组织增量，大多数情况下在种植体植入时也需进行软组织增量手术。

临床病例

患者13-21为旧金属烤瓷冠桥修复体（PFM），现期望改善美观（图8-16a~c）。因为患者需要单冠修复，所以不考虑做新的局部义齿。首先采用取自磨牙后区的自体骨块进行缺牙区骨增量（图8-16d、e）。在3个月的初步愈合后，于11、12处植入种植体（图8-16f~k）。一共植入2颗种植体，同期植入带部分上皮的CTG（嵌入式皮瓣移植技术）（图8-16l~o）。种植体愈合2个月后，采用微创的关键位点扩张技术来暴露种植体（请参见第10章）。由于11唇侧缺乏足够的角化牙龈，从上颌右侧唇侧获取游离角化龈植入该区域（图8-16p~s）。软组织愈合后，用金刚砂球钻磨除瘢痕愈合形成的凸起（图8-16t、u）。种植体周围组织最初用临时修复体塑形，6个月后行氧化锆基台全瓷冠永久修复（图8-16v）。

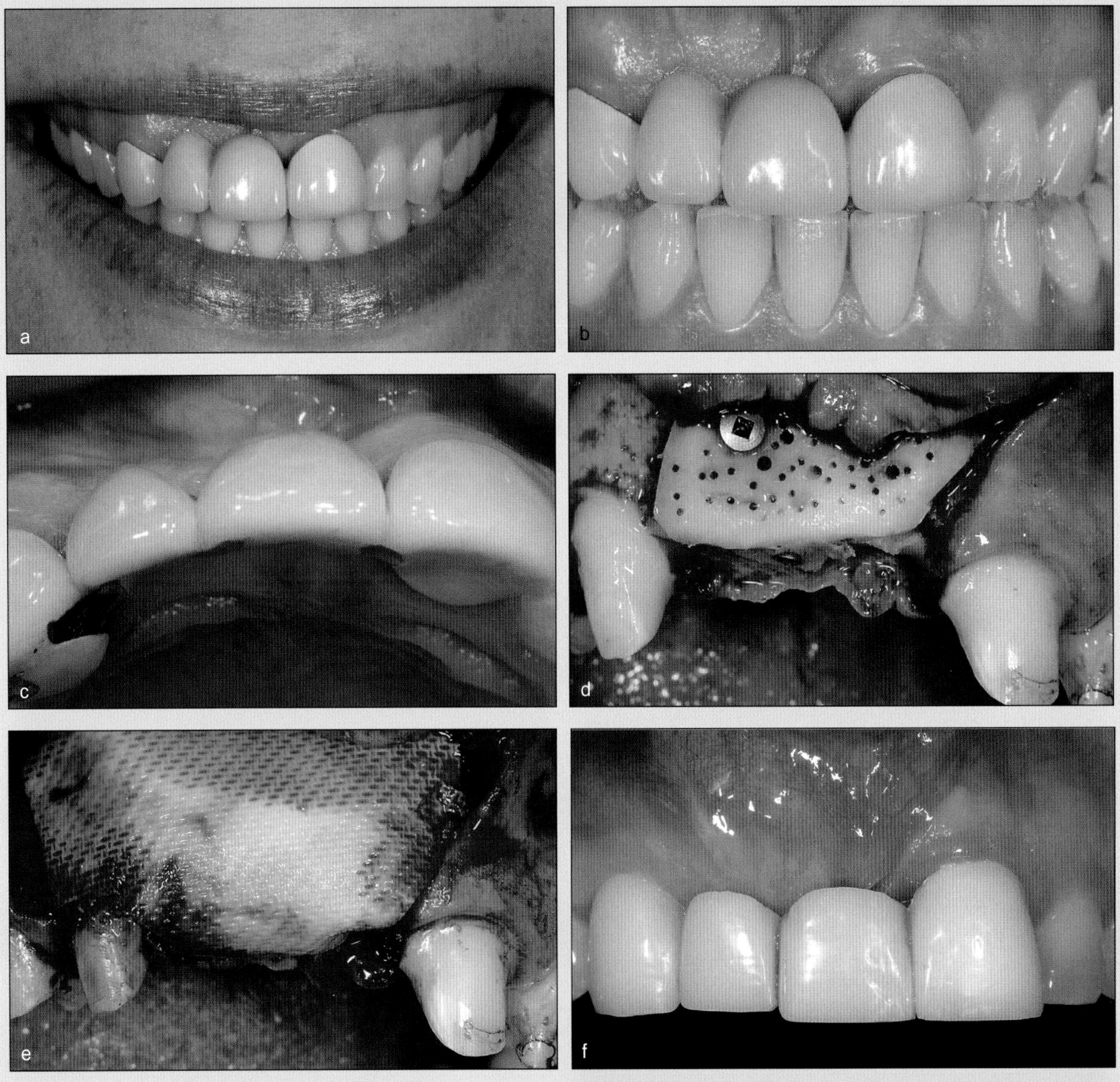

图8-16 /（a）患者露龈笑，13-21金属烤瓷冠桥修复，美观差。（b）11、21牙槽嵴缺损口内照。（c）𬌗面照水平向骨缺损清晰可见。（d）骨块打孔有利于快速再血管化。（e）胶原膜覆盖骨块移植物。（f）3个月愈合期间临时冠桥修复。（g）用Lugol处理染色辨别角化黏膜。——➤

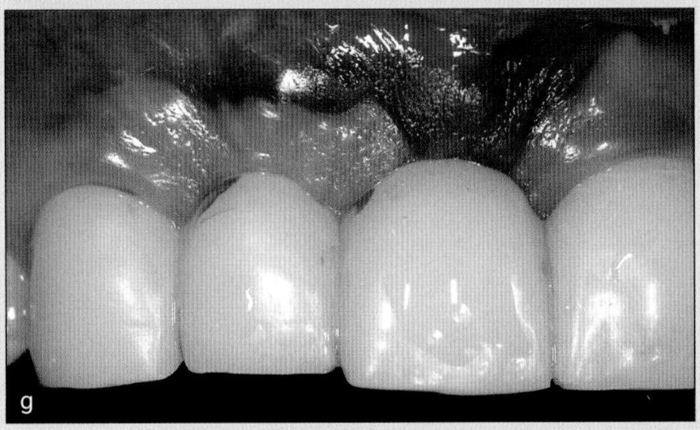

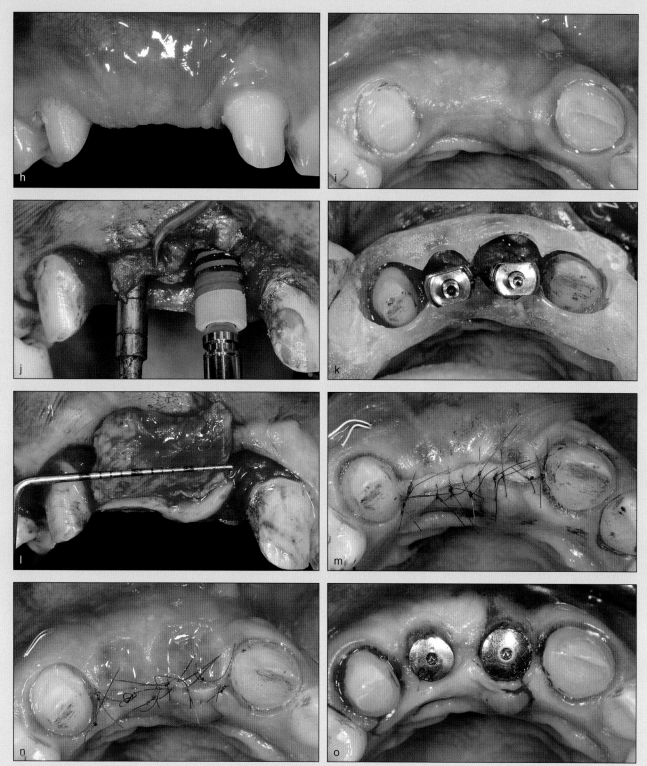

图8-16（续） /（h）术后3个月拆除临时冠桥。由于进行骨增量术，膜龈结合位置发生了变化。（i）牙槽嵴增量后殆面照。（j）11、21位点植入种植体。（k）外科导板引导下植入种植体。微偏腭侧植入种植体。（l）软组织移植物被植入缺损区。图中可见移植的黏膜。（m）种植体植入和软组织增量后。（n）术后1周，创口愈合良好。（o）种植二期放入愈合基台。

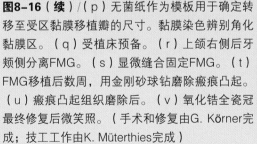

161

图8-16（续）/（p）无菌纸作为模板用于确定转移至受区黏膜移植瓣的尺寸。黏膜染色辨别角化黏膜区。（q）受植床预备。（r）上颌右侧后牙颊侧分离FMG。（s）显微缝合固定FMG。（t）FMG移植后数周，用金刚砂球钻磨除瘢痕凸起。（u）瘢痕凸起组织磨除后。（v）氧化锆全瓷冠最终修复后微笑照。（手术和修复由G. Körner完成；技工工作由K. Müterthies完成）

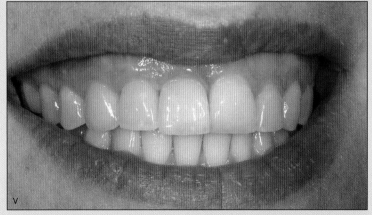

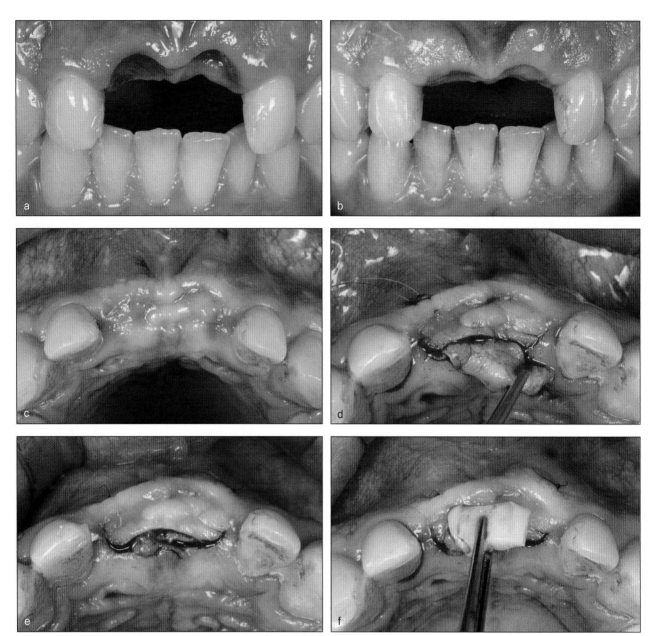

图8-17 /（a）术前初始状态。（b）11、21位点行种植体植入和GBR骨增量后的情况。（c）结缔组织增量前。（d）第一块组织瓣通过褥式缝合拉入袋内。（e）两个垂直褥式缝合将第一块软组织瓣固定于牙槽嵴唇侧龈袋内。（f）第二块组织瓣取自上颌结节。

→

单独进行CTG
临床病例

少数病例最好单独进行软组织增量，而不是与其他手术同时进行。一男性患者20岁时11缺失伴牙槽嵴三维缺损（图8-17a）。种植体植入同期

骨增量后牙槽嵴仍存在一定的缺陷（图8-17b、c）。因此，于二期手术8周前进行软组织增量。从前磨牙区腭侧和上颌结节处分别取得两块组织瓣。相较于前磨牙区的组织瓣，取自上颌结节处的组织瓣其结缔组织更丰富，脂肪与腺体少。因此，上颌结节处的组织瓣在体积上更稳定。

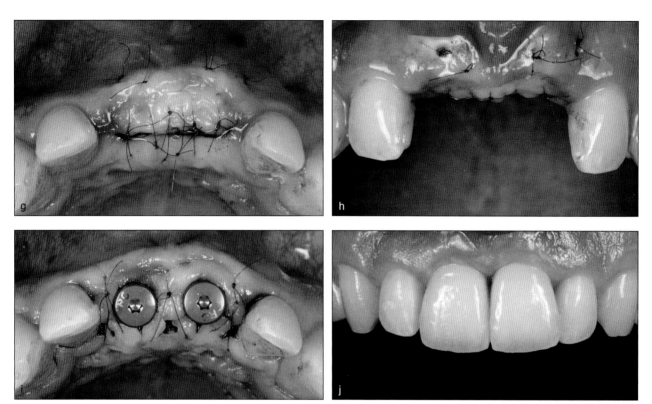

图8-17（续）/（g）组织缝合固定，创口关闭完成。（h）正面照。（i）软组织增量后8周，采用显微外科技术及指状分裂瓣技术暴露种植体。（j）最终种植体上部永久修复。（手术由A. Happe完成；修复由B. van den Bosch完成；技工工作由P. Holthaus完成）

软组织增量从牙槽嵴顶切口入路，翻全厚瓣。第一块组织瓣（前磨牙区腭侧组织瓣）植入偏唇侧（图8-17d、e），第二块组织瓣（上颌结节处组织瓣）植于嵴顶处（图8-17f~h）以便形成两个种植体之间的龈乳头。初步愈合后，采用指状分裂瓣技术暴露种植体并安装愈合基台（图8-17i）（请参见第10章）。通过此术式，更多的腭侧软组织被推向了唇侧前庭位置。软硬组织的联合处理获得了可接受的临床效果（图8-17j）。

种植二期时行CTG

种植二期手术的重要性通常被低估，然而，

二期手术可能对治疗结果产生决定性的影响。二期手术阶段仍可以进行结缔组织增量。

图8-18展示了一例CTG结合Misch[42]提出的指状分裂瓣技术的病例（完整病例请参见第9章，图9-20）。翻半厚瓣，将结缔组织移植物植入骨膜与黏膜之间并贴于骨膜上。如果需要修整骨移植材料，则需翻起全厚黏骨膜瓣，结缔组织移植瓣将直接置于骨上。Puišys与Linkevičius进行的临床试验研究表明，结缔组织替代材料也可达到增厚黏膜瓣的作用[30]。图8-19展示了一例指状分裂瓣技术行二期手术并同期用猪真皮基质黏膜进行增量的病例。

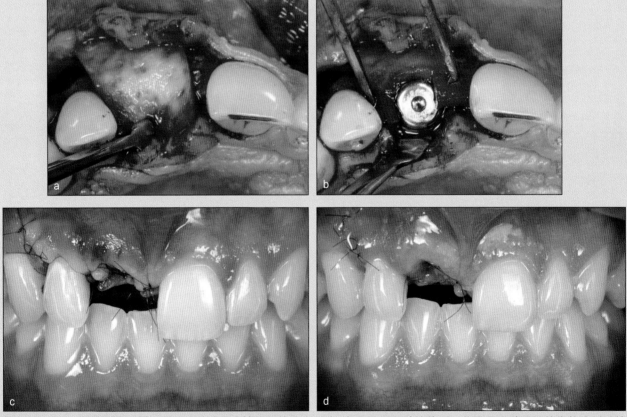

图8-18 / （a）通过显微外科技术及指状分裂瓣技术暴露11、21两颗种植体。（b）暴露种植体，修整骨移植材料。（c）用上皮下CTG增厚唇侧软组织。（d）种植二期手术结束时的状态。微创缝合并完全覆盖移植物。（完整病例见图9-20）

164

图8-19 / （a）异种真皮材料水化后修剪成适合缺损区的大小。（b）翻瓣暴露种植体后，仿照用于黏膜瓣的指状分裂瓣技术对替代材料进行修整。（c）6-0单股线对位缝合黏膜。（d）术后1周拆线时术区创口正面照。

（延验喆　吴沂蓁　汤春波）

9

骨增量
Bone Augmentation
/ Arndt Happe, Daniel Rothamel, Gerd Körner

当美学区牙槽嵴出现缺损时，必须通过骨组织的再生才能获得稳定的骨弓轮廓形态。这是获得美观、自然效果的唯一途径。增量的效果不仅取决于骨增量技术的选择，还在于缺损的性质和缺损量。

除了技术本身和患者全身健康状态外，下列因素也影响着骨增量的预后：

• 缺损范围。
• 缺损类型（例如水平向、垂直向、三维、单壁、二壁、三壁）。
• 缺损位置（例如上颌、下颌、前牙区、后牙区）。
• 骨质。
• 手术技巧（被认为是核心因素）。

牙槽嵴缺损的修复并没有通用的治疗方案。每一种缺损都有其特点，在软硬组织重建方面也有着特定的要求[1]。

基于骨增量的科学文献，相较于种植同期骨增量，更多的证据支持两阶段手术，即先行骨增量，再行种植体植入[2]。自体骨移植是金标准，但如果能严格把控适应证，恰当使用骨增量技术，骨替代材料也能很好地发挥其作用[3]。例如几乎没有证据支持在垂直向骨缺损中使用骨替代材料。

表9-1 缺损类型和治疗选择*

分类	缺损形态	治疗选择
0	理想的牙槽嵴轮廓，充足的骨量	GBR
1	种植体和骨之间的骨内缺损	GBR
2	种植体周围五壁缺损，空间稳定	GBR
3	种植体周围四壁缺损，空间不稳定	GBR
4	水平向牙槽嵴缺损	额外的稳定措施
5	垂直向牙槽嵴缺损	额外的稳定措施

GBR，引导骨再生
*引自Benic和Hämmerle[5]

这些材料应该仅仅被应用于水平向骨缺损，而且最好是位于颌骨骨弓轮廓内的缺损（即骨内型缺损），而不是骨弓轮廓外的缺损（即轮廓生成型缺损）[4]。Benic和Hämmerle[5]制订了一个将术前缺损类型和相应治疗方案配对的方法（表9-1和图9-1~图9-4）。

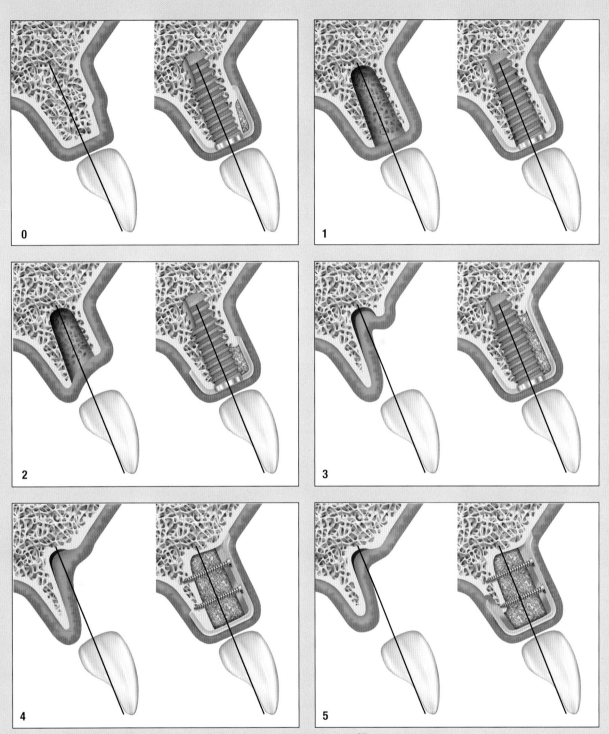

图9-1 / 牙槽嵴缺损形态及相应的治疗选择（引自Benic和Hämmerle[5]）。

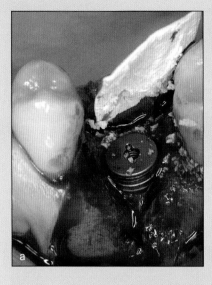 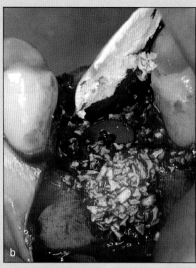

图9-2 /（a）骨弓轮廓内骨缺损的示例。（b）使用异种骨替代材料和生物膜治疗此种骨缺损。

168

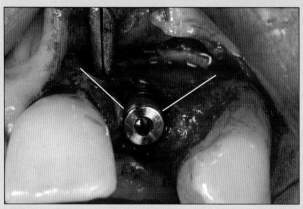 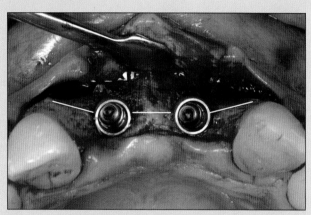

图9-3 / 中等程度的水平向骨缺损，种植体位于骨弓轮廓内。

图9-4 / 具有挑战性的水平向骨缺损，种植体部分位于骨弓轮廓外。

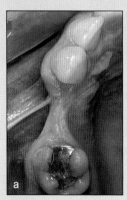 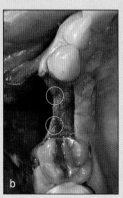 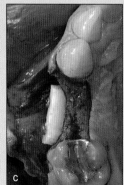 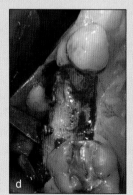 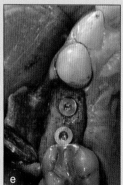

图9-5 /（a）14、15区水平向骨缺损。（b）黏骨膜瓣翻开后见骨缺损，白色圆圈代表计划的种植位点。（c）取自下颌升支的单皮质自体骨，骨钉固定（直径1.2mm）。（d）4个月后移植物形成结合。（e）顺利植入种植体。

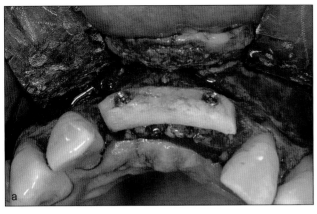
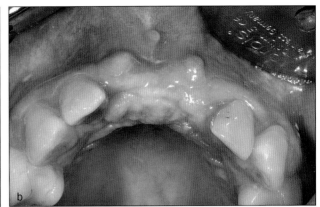
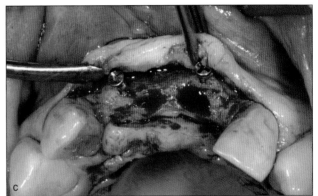

图9-6 /（a）上颌中切牙区的单层皮质骨。（b、c）骨增量3个月后的临床照片，显示超过50%的移植物被吸收。

骨嵴缺损的重建

近几十年以来，大量针对牙槽嵴缺损的治疗方法被提出和应用，包括引导骨再生（GBR）术、自体骨移植术、骨劈开术和牵张成骨术等[3,6]。其他方法，例如组织工程、骨形成蛋白（BMPs）和生长因子的使用，目前仍然处于实验阶段，临床应用尚未被广泛接受，更勿论常规使用。

自体骨移植物

使用自体骨移植治疗口内水平向骨缺损一直被视为"金标准"[7]。移植物通常取自于磨牙后区或下颌颏部，通过固位螺钉侧向或上置法固定于受区骨面[8-11]。移植骨块表现出良好的骨结合（图9-5），然而不同的技术选择却有着不同程度的骨吸收率[3,6,12-13]。文献报道，平均吸收率达到20%[6]（图9-6）。

为了减少增量后骨组织体积的收缩，有人建议在自体皮质骨块外侧覆盖异种骨替代材料和生物胶原膜[14]。并报道用这种技术平均减少了7%的总体积变化。然而，单皮质骨块确实存在缓慢改建的风险，故种植体植入时仍可能出现骨量不足的情况（图9-7和图9-8）。相比之下，颗粒骨具有更快的骨重塑和血管再生速度[15-16]。

Khoury F和Khoury C[16]介绍了一种使用自体皮质骨骨片重建缺损区皮质骨层技术。它首先利用自体骨片创造一个骨片和受区骨之间的空间，再向空间内充填自体骨屑（图9-9）。该技术的

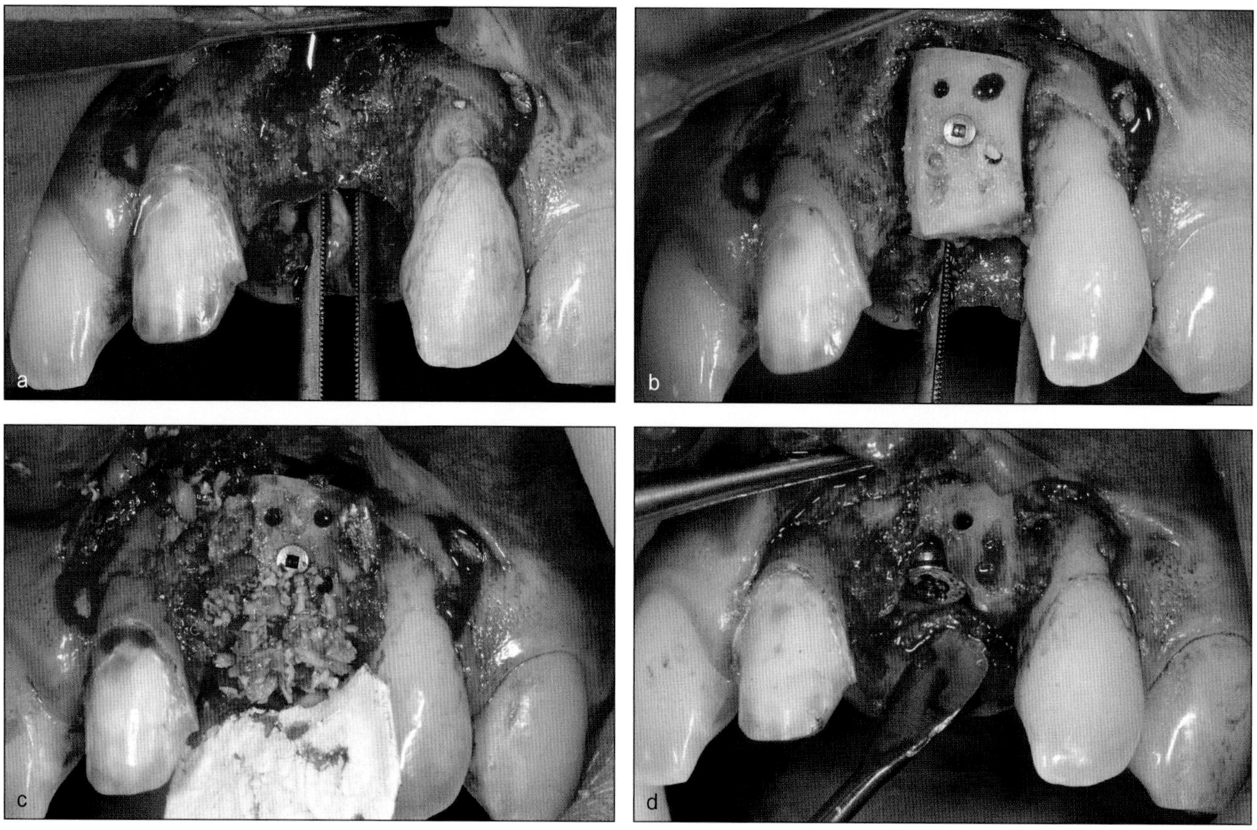

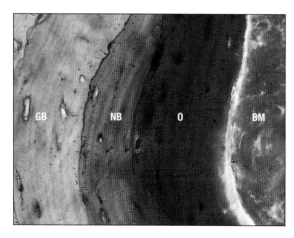

图9-7 /（a）21区的复杂骨缺损，伴有22近中附着丧失。（b）单皮质骨块固定于缺损区，单皮质骨块及骨缺损区打孔促进再血管化。（c）将异种骨替代材料和胶原膜覆盖于移植物上（根据von Arx和Buser[14]的技术）。（d）移植物的临床结合，表现为重建不足。

图9-8 / 取自磨牙后区骨块移植物的典型组织学图像：可以清楚地看到含有空腔的失活部分。GB，移植骨；NB，新生骨；O，类骨质；BM，骨髓。（图片由A. Ponte和A. Piatelli提供）

目的是利用自体骨可以快速血管化和改建的特性进行骨缺损的三维（3D）重建[16]。这项技术本质上模拟了生物学环境，即利用皮质骨骨片的机械稳定性结合类似松质骨的内部材料，从而促进血管的良好长入。根据骨缺损大小，一般需要获取一块或多块自体骨，骨块常常取自于下颌升支，偶尔取自于下颌骨体部。所取骨片相对较薄，为1~1.5mm。根据骨片的大小，可将其切断、修整，以适应和替代缺损区缺失的皮质骨。剩余的骨块磨碎后充填至该空间中（该技术的具体描述

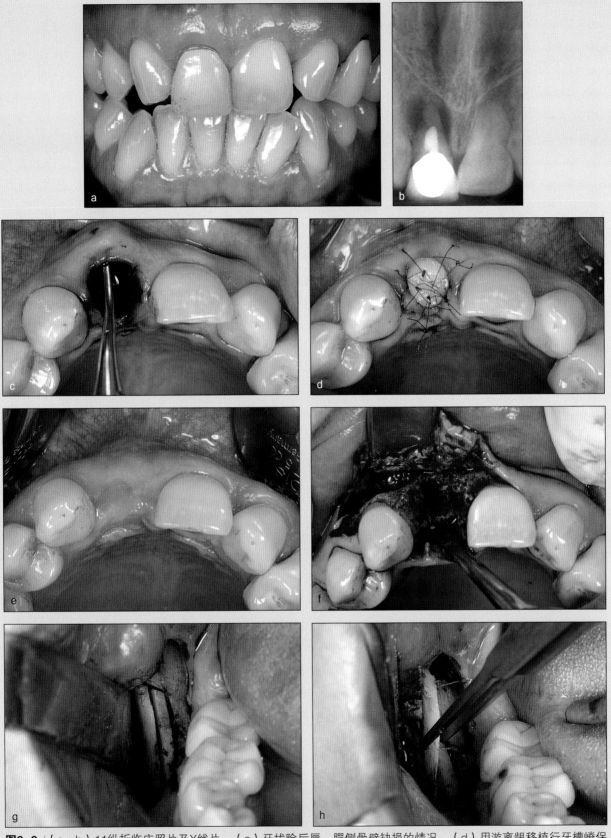

图9-9 /（a、b）11纵折临床照片及X线片。（c）牙拔除后唇、腭侧骨壁缺损的情况。（d）用游离龈移植行牙槽嵴保存术。拔牙窝内充填胶原海绵。（e）牙拔除行牙槽嵴保存术后6周的愈合情况。（f）骨缺损表现为唇、腭侧皮质骨板完全丧失。（g）显露下颌支，用超声骨刀切取两块皮质骨骨片。（h）使用此项技术，可以轻松从下颌升支取得薄层皮质骨骨片。

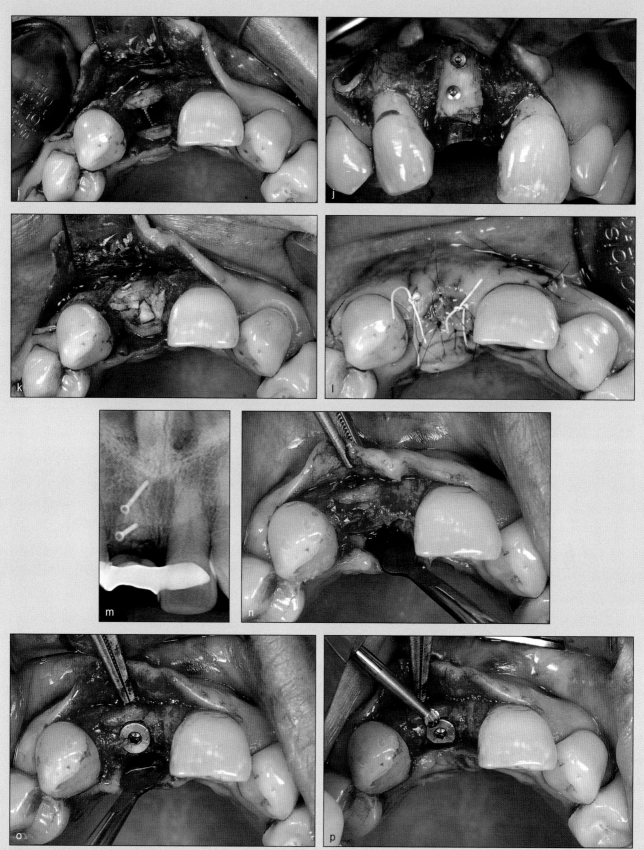

图9-9（续）/（i）唇、腭侧皮质骨重建。（j）唇侧移植骨片的垂直高度。（k）两骨片间充填自体骨屑。（l）显微缝合关闭组织瓣。（m）增量后的X线片。（n）植骨3个月后的情况。（o）就位的种植体。（p）修整牙槽嵴顶轮廓。→

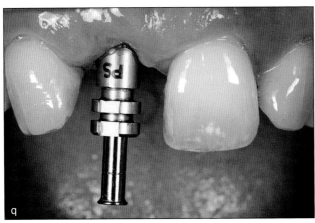
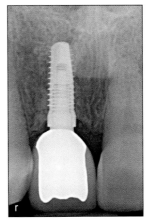

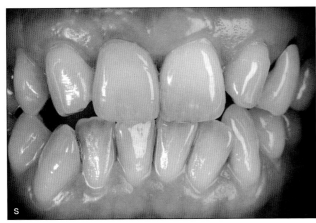
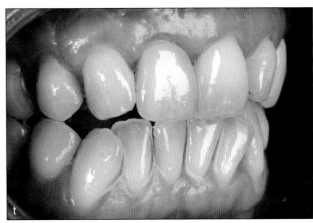

173

图9-9（续）/（q）愈合后制取印模。（r）最终修复后的X线片。（s、t）最终修复的正、侧面照。（手术和修复由A. Happe完成，技工工作由P. Holthaus完成）

参见Khoury等[17]编写的教科书）。

由于从骨块上切取骨片较为困难，且存在可能对外科医生造成伤害的风险，一些学者建议使用骨磨来完成[18]。骨磨的另一优点为其内部经过预弯，所制作出来的骨片更加适合缺损区牙槽嵴的外形弧度[18]。此外，也可以使用超声骨刀直接从下颌升支处获取骨片（图9-9g、h）。不可否认的是，口内供区取骨会增加患者相关并发症的发生概率[19-20]。有一种替代方法，即使用异种皮质骨骨片或部分脱矿猪皮质骨代替自体皮质骨骨片（图9-10）。这种改良的Khoury技术是本章后面描述的骨片技术发展的起源。

部分脱矿异种皮质骨骨片通过水化塑形，可以适应缺损区形态。起到了维持空间的可吸收生物膜的作用。用于种植前骨增量（图9-10）或者种植体植入同期骨增量（图9-11）。

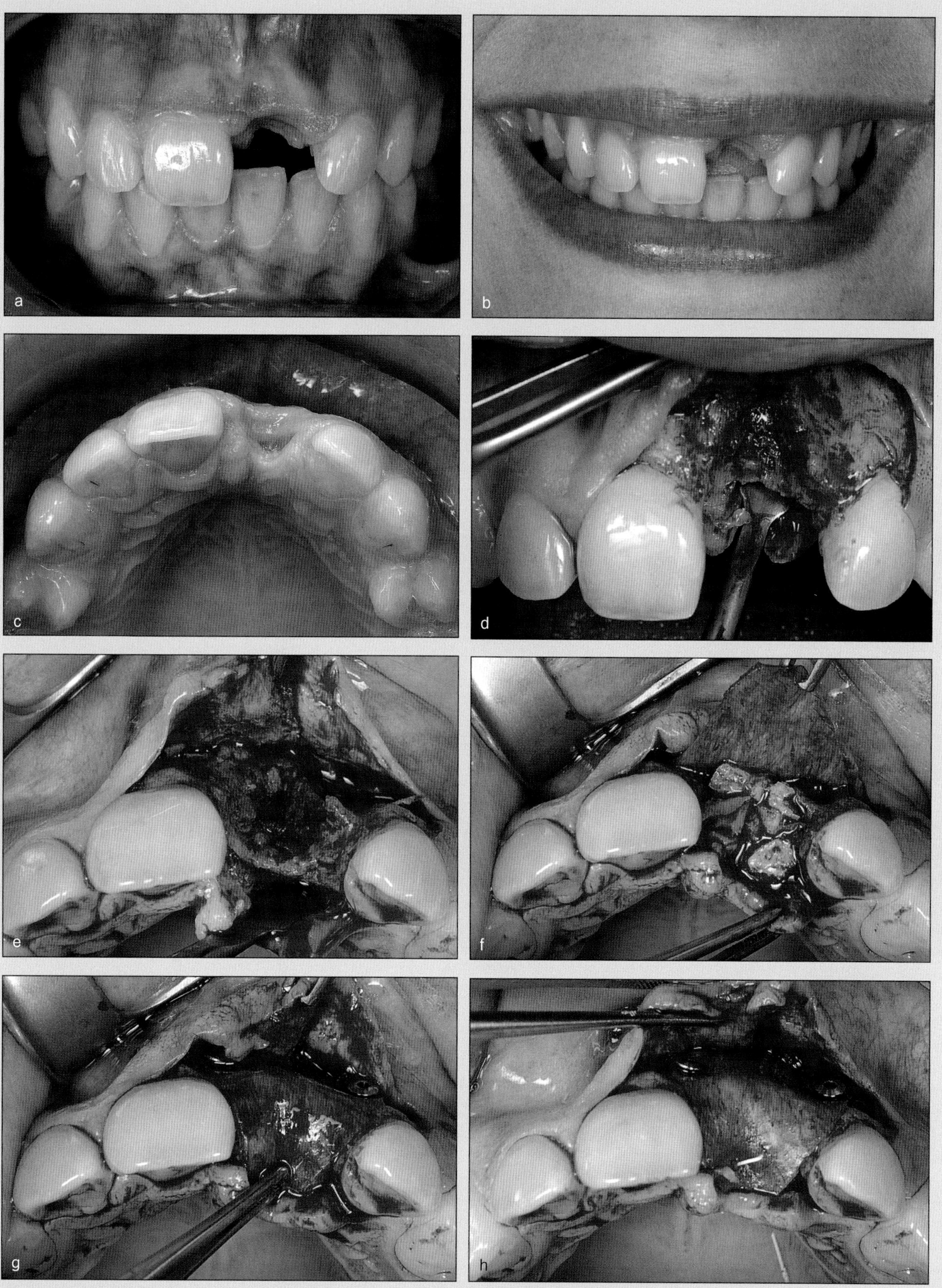

图9-10 /（a）21缺牙间隙。（b）患者拥有高笑线。（c）清晰可见的嵴顶凹陷。（d、e）骨缺损的正面和殆面照。（f）使用自体骨进行骨增量。（g）骨片覆盖缺损区。（h）前庭沟处用钛钉固定骨片，腭侧使用缝线固定。

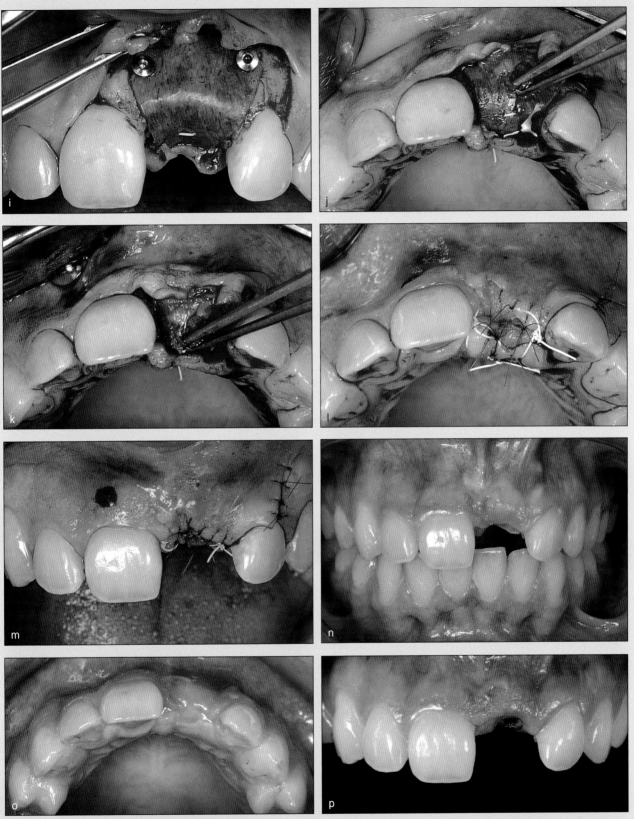

图9-10（续）/（i）行骨增量后的情况。（j）唇侧瓣下分离出上皮下结缔组织。（k）分离出的结缔组织实现了创口的双层软组织封闭。（l、m）显微外科关闭创口。（n、o）愈合后的正面和殆面照。（p）二期手术后2周完全愈合。

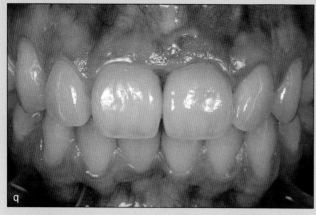
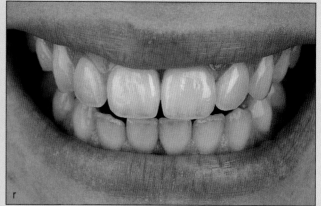

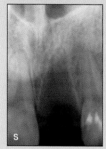
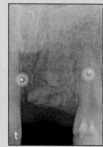
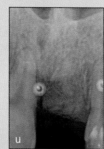
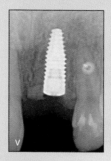
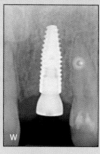
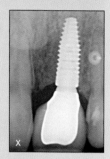

176

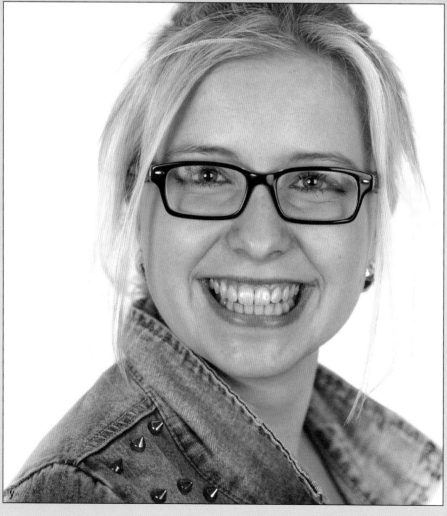

图9-10（续）/（q、r）最终修复和治疗完成后的微笑照。（s）治疗前的X线片。（t）植骨后的X线片。（u~x）骨增量后和种植各阶段的X线片。（y）最终的面部照。（手术和修复由A. Happe完成，技工工作由P. Holthaus完成）

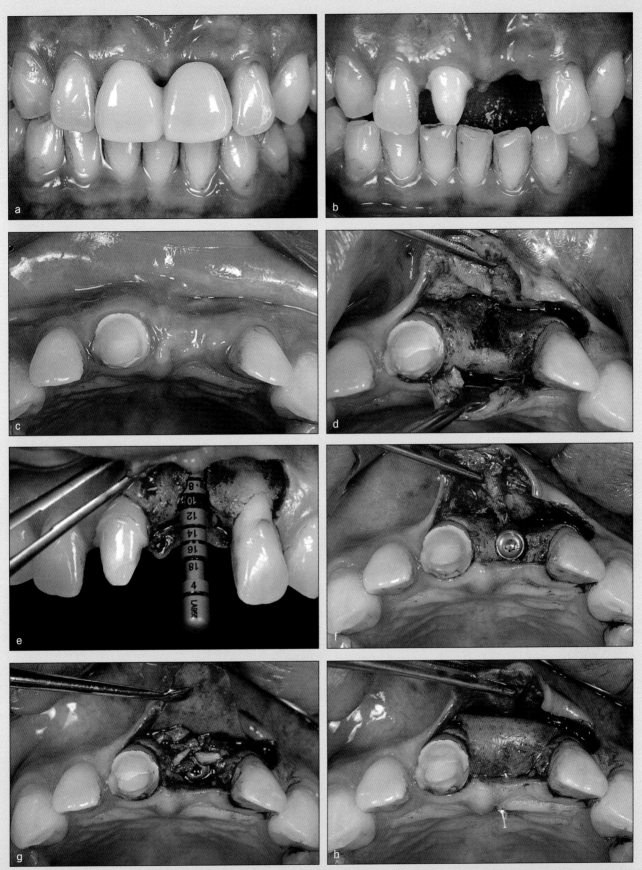

177

图9-11 /（a）治疗前口内照。（b）术前显示单颗牙缺失间隙且邻牙已行牙体预备。（c）殆面照显示局部水平向牙槽嵴缺损。（d）翻瓣附加远中松弛切口。（e）种植位点预备后进行深度检查。（f）考虑到修复方面，植入了一颗直径4.1mm的种植体。（g）植入自体骨屑；使用两颗螺钉固定软化的骨片。（h）将骨片拉向腭侧组织瓣下方，并用缝线固定。

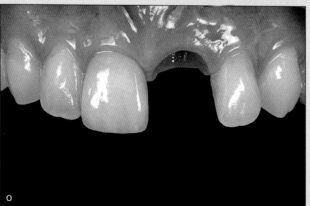

图9-11（续）/（i）创口缝合。（j）术后3个月的情况，成功重建充足的骨量。（k）种植体植入和骨增量术后3个月的情况。（l）通过关键位点扩张技术微创暴露并移除固位螺钉。（m）天然牙和种植体取模，制作临时修复体。（n）临时修复体用来塑造穿龈轮廓和稳定增量位点。（o）临时修复体戴入3个月后的轮廓形态。　→

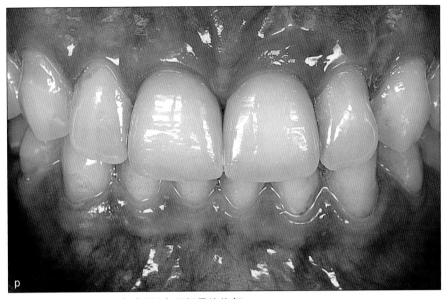
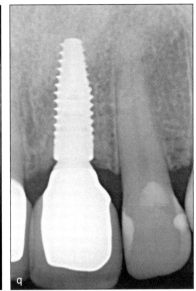

图9-11（续）/（p、q）术后6个月行最终修复。

用于骨移植的口内供区

最常作为口内取骨供区的是下颌磨牙后区（图9-12）。裂钻、金刚砂盘锯或者超声骨刀是取骨的常用器械[10,21-22]（图9-13）。该供区的优势之一是能够获取相对较长的移植骨块，而取自下颌颏部的移植骨块通常较厚。自磨牙后区常规可以取得长约40mm、宽10~15mm的块状骨[21]。所取骨块厚度由下颌骨解剖结构的大小和下颌神经的位置决定。通常距离下颌神经的距离是4mm，皮质骨板的厚度大约为3.5mm[23-24]。根据不同文献报道，从下颌磨牙区可以取得的移植骨量为0.9~1.7cm³ [10,21-22]。

另一方面，由于解剖结构的限制（例如下前牙根尖和颏孔），取自颏部的移植骨更厚，但长度更短[21]。因为考虑到要和牙根、下颌下缘及神经血管束保持5mm的最小安全距离，颏部垂直方向的尺寸也要明显小于磨牙后区。因此，下颌颏部可以取得的最大骨块尺寸约为25mm×15mm[25]。然而，尽管受到解剖条件的限制，相比于磨牙后区，颏部仍然可以获取更大体积的骨移植物：平均为2.6cm³[10]（图9-14）。

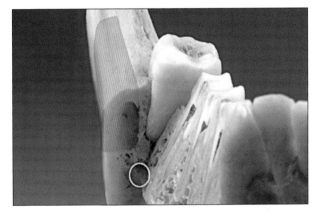

图9-12/下颌解剖标本显示了常规获取移植物的磨牙后区标记。

除了与种植手术和移植技术相关的典型外科并发症外（例如出血、感染），个别供区位点基于其解剖结构，会存在特殊的潜在并发症[26]。必须告知患者如下的潜在风险，包括嘴唇、牙齿或下颌暂时性或永久性的神经感觉障碍[27-28]。从颏部取骨的病例中，有12%会出现下颌切牙感觉丧失[24]。磨牙后区取骨可能会导致患者短期的张口受限，但似乎没有长期影响[24]。从磨牙后区取骨最严重的并发症是损伤下颌神经后导致的短暂或永久性的神经感觉障碍。一些学者报道这种严重

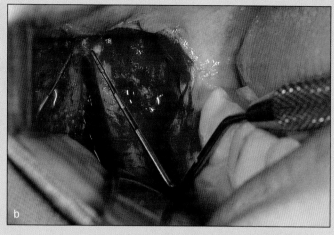

图9-13 /（a）使用超声骨刀从磨牙后区取骨时形成的截骨线。（b）取骨后的情况。（c）从下颌骨一侧获取的骨块或骨移植物。

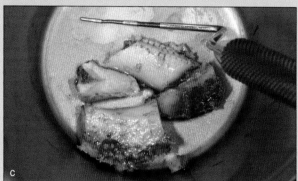

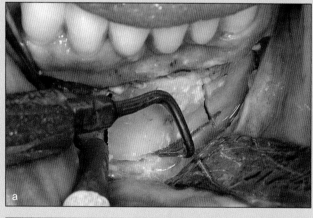

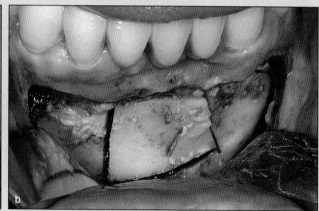

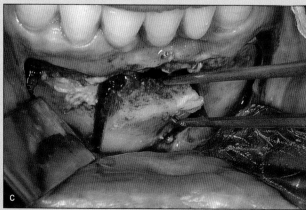

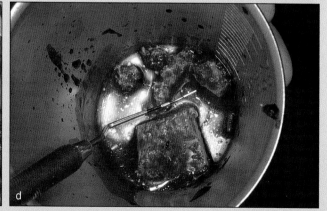

图9-14 /（a）超声骨刀颏部截骨。（b）移植骨块周围切开。（c）骨凿撬松骨块，获取骨移植物。（d）从颏部获取的骨移植物。

并发症的发生概率为4%。然而，大多数学者在报道远期并发症时并没有提及此类并发症[16,21-24]。

颏部取骨常常会导致下颌前牙、下唇和下颌的神经感觉障碍。少数学者报道18个月后与感觉障碍相关的并发症发生率为52%[29]。然而，大多数关于3个月后此并发症发生率的报道为7%~29%[10,16,28]。

当需要更多的骨移植材料时，临床医生需要寻求口外供区。髂嵴常被作为可以获取大量自体骨的供区[30]。但在该区域取骨通常不能在门诊进行，并且术后并发症发生率也较高。为了获取大量骨移植物而开辟的额外术区会增加术后并发症的发病率，同时也会带来严重并发症的额外风险。为了避免这些并发症，已经开发出了一些不依赖于自体骨移植的替代外科技术。一些生物材料，例如异种骨和同种异体骨，研究中已经表现出确切的临床疗效，减少了自体骨的使用频率[31-32]。

胶原膜

过去，各种各样用于牙槽嵴缺损重建的GBR技术得到发展，这其中包括颗粒状骨替代材料的运用，这使得重建嵴顶轮廓变得更加容易。然而，在此过程中，我们需要可以稳定骨替代材料并能防止软组织细胞向骨缺损区生长的生物膜[33]。为此，近年来出现了各种解决方案，包括钛膜、钛网加强型或非钛网加强型多孔聚四氟乙烯（ePTFE）膜、可吸收胶原蛋白膜和聚乳酸膜。

使用颗粒型骨替代材料联合非加强型膜进行骨增量有着较高的技术敏感性。与骨块技术相比，其移植材料的稳定性更难达到，而稳定性是实现快速骨结合的前提。此外，不可吸收膜在种植体植入前必须取出，这同样面临伤口暴露感染的风险[34-35]。然而，胶原膜能解决开裂和移植物暴露于口腔的问题。当手术位点表面覆盖可吸收胶原膜时，其胶原基质可支持软组织的二期愈合[35]。在使用无机小牛骨替代材料进行水平向骨增量的病例中，胶原膜的应用获得了长达12~14年的长期稳定结果，这与常规种植结果没有明显差异[36]。

使用可吸收膜不能获得足够的空间维持，尤其是在垂直向骨增量中，因此需要开发新技术来提高胶原基质的空间维持作用或延长其吸收时间[37]。化学交联可以延长其吸收时间，但是会造成组织周围更严重的炎症反应以及更高的并发症发生率[38-39]。利用核糖分子进行酶法改性也是如此[40]。目前广泛应用的提高屏障功能的技术是双层天然胶原膜或猪心包膜[36,41-42]。目前，垂直向和水平向骨缺损填充效果最好、并发症发生率最低的是胶原膜，而不是ePTFE膜、聚乳酸膜或钛膜[43]。

骨片技术

根据缺损的不同，这项技术可以减少自体骨的需求量，甚至完全避免使用自体骨。其目的是使用可以维持足够长时间的空间屏障，联合混合或不混合自体骨的骨替代材料来实现缺损牙槽嵴的再生。基本理念是通过部分脱矿的异种皮质骨骨片来重建皮质骨板以模仿天然状态，因此，该骨片构成了一种特殊类型的天然胶原膜。这层膜有着足够的硬度，可以维持空间以供再生，但同时也能弯曲以适应缺损区。这种所谓的骨片实际上被用作GBR的屏障膜，用以抑制上皮细胞或结缔组织细胞向缺损内生长。同时，它的机械性能使其能够维持空间，稳定植骨材料。作为一种生物材料，骨片可被吸收，但其屏障功能可维持5~6个月。目前有两种骨片材料（OsteoBiol，Tecnoss）。软型厚约0.5mm，适用于非体积稳定型骨缺损。硬型厚1~1.5mm，更为坚硬，可以用螺钉固定，但是它仍可以被弯曲以适应缺损区。

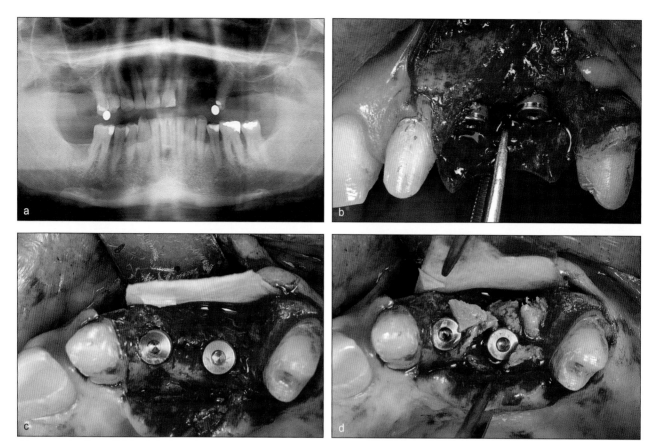

图9-15 / （a）牙列缺损患者全景片显示23、24区垂直向骨缺损。（b）种植体植入后垂直向骨缺损清晰可见。（c）用来重建唇侧前壁的骨片就位。（d）用自体骨屑进行骨增量。

技术说明

骨片技术是先将骨移植材料充填于缺损区，再用100%皮质骨骨片（OsteoBiol）覆盖（该骨片呈硬质板片状、水化后可弯曲）。垂直向骨缺损通常需要使用自体骨（图9-15），然而，对于大多数水平向骨缺损来说，可使用异种骨或同种异体骨替代材料进行重建（图9-16）。

由异种皮质骨和松质骨组成的骨替代材料（例如OsteoBiol mp3），现被用作增量材料充填骨缺损区。根据缺损区的再生潜能，这种材料可以单独使用或者与自体骨混合使用[44-45]。该生物材料是由90%的胶原化皮质松质猪骨（CCPB）

颗粒（直径0.6~1mm）和10%的胶原凝胶组成，常常用于水平向骨增量。它的生产过程涉及一种独特的生物技术，可以防止天然骨的陶瓷化并保留组织胶原。胶原被认为是骨再生的关键因素之一，因为它可以有效地激活并聚集血小板。血小板在愈合的早期阶段扮演着必不可少的角色，其特征是促进由细胞因子和生长因子介导的化学信号链的激活。这其中包括血小板衍生生长因子（PDGF）、胰岛素样生长因子1（IGF-1）、IGF-2和血管内皮生长因子（VEGF），它们对成骨细胞和破骨细胞的激活作用是众所周知的[46]。

此外，胶原在愈合的第二阶段促进干细胞定植于髓腔表面并参与其分化[47]。胶原是一种非

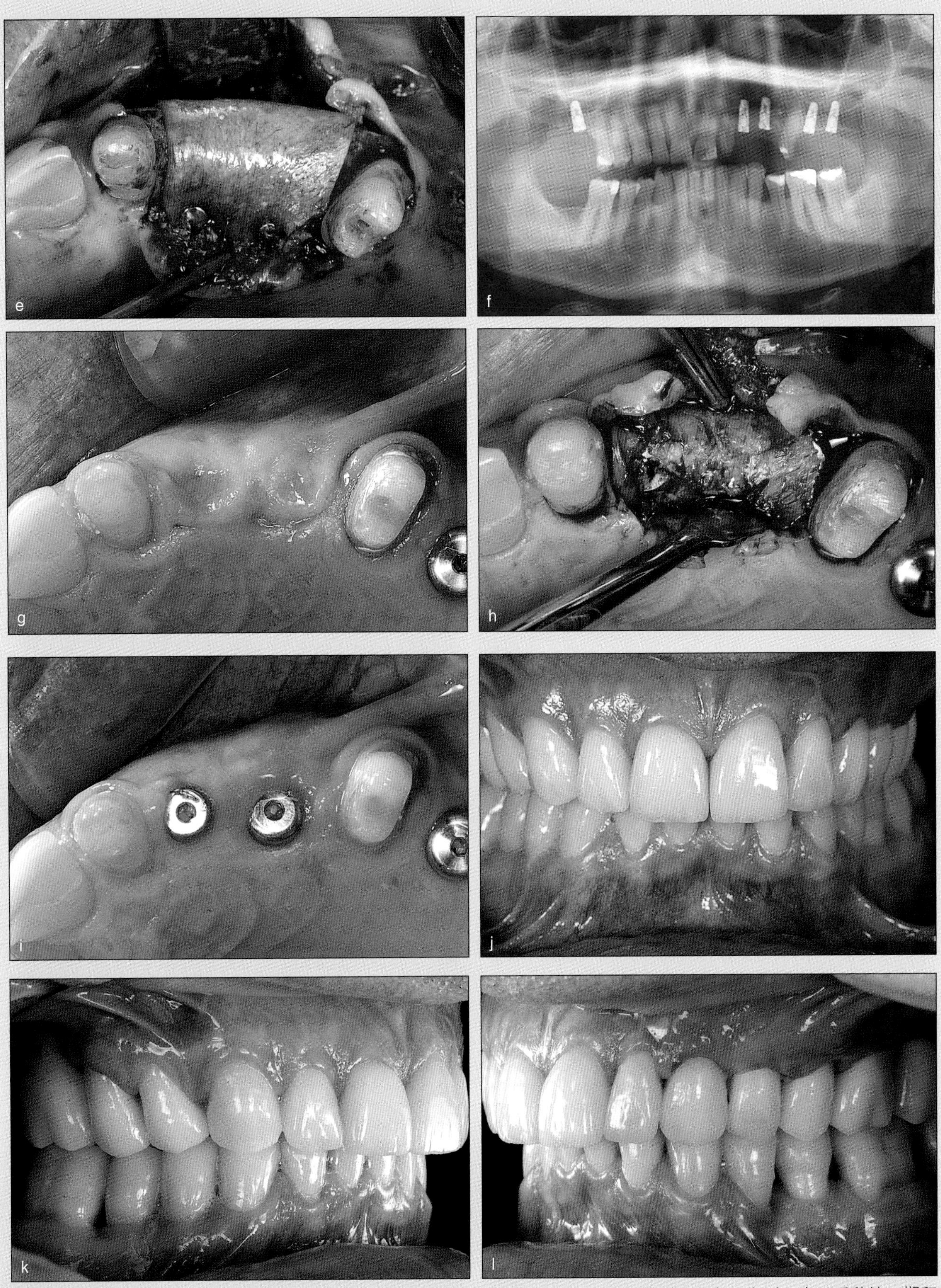

图9-15（续）/（e）骨片紧贴骨增量材料并用钛钉固定。（f）术后全景片。（g）缺损区愈合。（h）3个月后种植二期翻瓣时可见充足的骨再生。（i）二期术后软组织愈合情况。（j）种植修复体戴入后的正面照。（k、l）治疗结束后的侧面照。

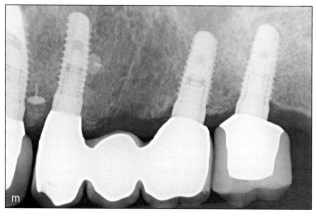
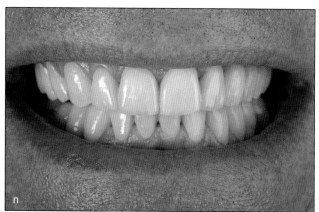
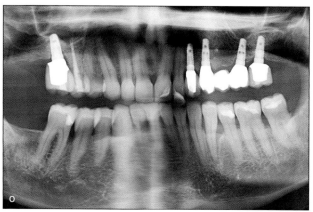

图9-15（续）/（m、n）治疗结束后1年的根尖片和微笑照。（o）治疗结束后3年的全景片。（p）最终面部照。（手术和修复由A. Happe完成；技工工作由D. Meyer完成）

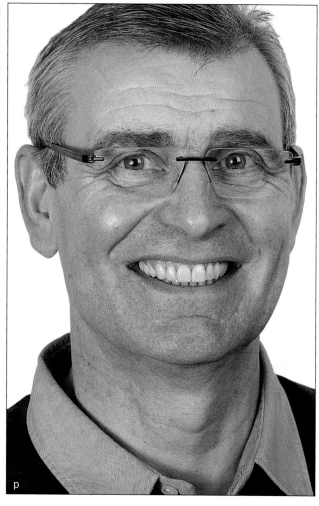

溶解性基质，可作为骨诱导信使的载体，促进和引导新骨的形成。它使得成骨细胞的增殖率提高2/3，并在组织愈合过程中促进血小板、成骨细胞和破骨细胞的活化[46]。

早在2007年，Trubiani等[48]就曾利用牙周膜间充质干细胞进行体外实验研究猪骨替代材料的生

物相容性。这些干细胞对三维生物材料表现出很强的亲和力，能够在体外分化为成骨细胞。诱导30天后，从基质中分离出的细胞能够相互聚集。皮质松质骨的组成能促进进行性破骨细胞的吸收，同时新骨以相似的速率逐渐形成[45]。

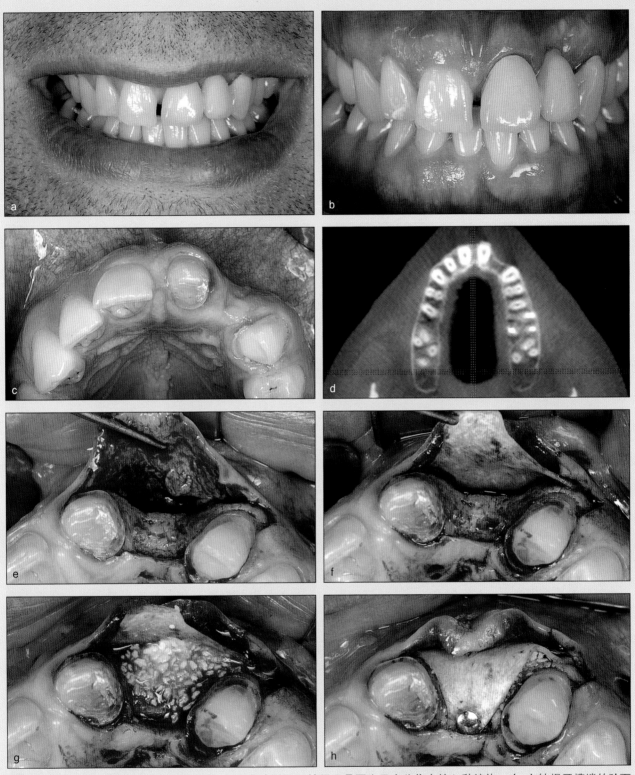

图9-16 /（a）21-23局部义齿外观。（b）治疗计划是22缺损区骨再生及在此位点植入种植体。（c）缺损牙槽嵴的𬌗面照。（d）CBCT显示剩余牙槽嵴骨宽度为5.66mm。（e）全厚瓣翻开后见骨缺损。（f）修剪骨片以适应骨缺损区，用两枚钛钉于前庭处固定骨片。（g）用OsteoBiol mp3充填骨片和受区骨之间的空间。（h）折叠骨片覆盖mp3骨增量材料的𬌗面部分。

186

图9-16（续）/（i）使用胶原膜（OsteoBiol Evolution）覆盖骨片，保证软组织的快速愈合。（j）仔细缝合，无张力关闭软组织创口。（k）术后4周软组织愈合。（l）6个月后愈合牙槽嵴临床照。（m）术后6个月CBCT显示新的嵴顶宽度为10.34mm。前庭处皮质骨板和内部松质骨腔的自然骨形态清晰可见。（n）尺寸合适的种植体可被植入计划的种植位点。（o）于愈合基台周围缝合软组织以形成穿龈愈合。（p）3个月愈合期后，开始行种植上部修复。首先，安装氧化锆基台。

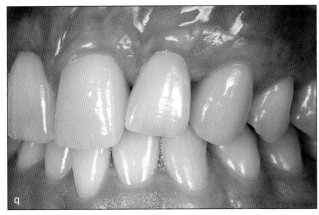 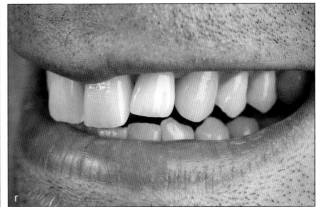

图9-16（续）/（q）随后戴入二硅酸锂全瓷冠。（r）最终修复的微笑照。（手术和修复部分由A. Happe完成；技工工作由D. Meyer完成）

临床应用

骨片经过无菌等渗盐水水化5～10分钟后，修剪成合适的大小和形状。水化后的骨片能够达到理想的可塑性并且能够适合骨缺损。在骨片（新前庭板）和受区骨之间必须留出空间（图9-16f）。骨片使用钛钉固定。

CCPB可直接充填到骨缺损处或骨片封闭的空间中（图9-16g）。CCPB含有有助于移植物稳定的胶原凝胶，而且它是亲水的，可以快速吸收血液，促进移植材料的血管化。为了阻止软组织的长入（图9-16h），必须使用骨片覆盖增量材料。对于薄的黏膜，建议用胶原膜覆盖增量材料和骨片（例如OsteoBiol Evolution）（图9-16i）；这可以实现快速的软组织愈合。在手术最后，使用显微外科技术，仔细对软组织创口进行无张力缝合（图9-16j）。显微外科手术方法在软组织皮瓣的血供和血运重建方面优于常规外科手术，血供和血运重建对组织营养与愈合起着至关重要的作用[50]。

预防性使用抗生素，围手术期口服克林霉素600mg（每日2次）或阿莫西林500mg（每日3

次），持续至术后1周。此外，还包括非甾体类消炎药（布洛芬600mg）和漱口水（0.2%氯己定）。

约5个月后，CCPB颗粒结合良好，与新形成的骨组织融为一体[45]。Crespi等[44]在自身对照研究中证实了CCPB在牙槽嵴重建方面优异的骨传导性。

图9-17为典型的组织学图像，显示大量新形成的骨和结合良好的伴有吸收的颗粒状异种移植材料。通过使用这种技术，无须自体骨，也可以完全再生中等程度的水平向骨缺损（图9-18）。

对于体积不稳定的骨缺损，主要包括Benic和Hämmerle[5]关于骨缺损分类中的4类和5类，也可能包括第3类缺损，可以使用厚度为1～1.5mm的硬骨片。这些具有挑战性的骨缺损通常需要使用自体骨、自体骨混合物或同种异体骨。骨片是刚性的，因此可以用螺钉固定，但其仍有足够的弹性，以适应骨缺损区。图9-19所示病例演示了这种临床情况。在伴有三维骨缺损的上颌中切牙缺失后，必须在种植体植入前进行骨增量。3个月后植入两颗种植体（直径3.3mm和2.9mm；Straumann BLT）。

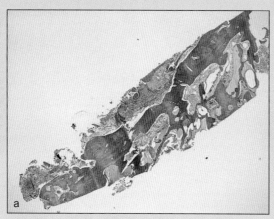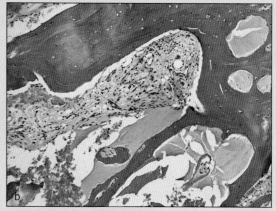

图9-17 /（a）混有骨替代材料颗粒的新生骨组织切片。（b）放大后的组织学图像。

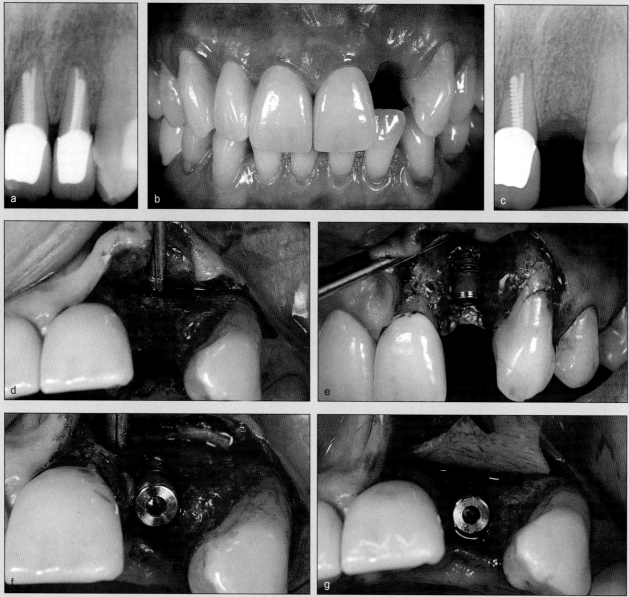

图9-18 /（a）初始状态的X线片，22无保留价值。（b）牙拔除后的临床情况。（c）缺牙间隙的X线片。（d）翻瓣后骨缺损的临床照。（e）缺损区植入种植体后唇侧暴露。（f）行骨增量前种植体的唇面照。（g）使用骨片重建唇侧骨板。

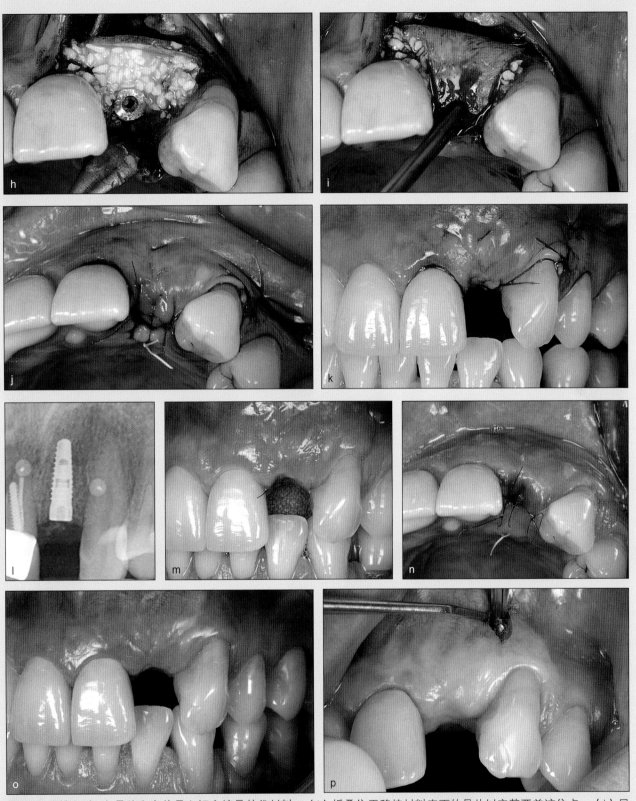

189

图9-18（续）/（h）骨片和自体骨之间充填骨替代材料。（i）折叠位于移植材料表面的骨片以完整覆盖该位点。（j）显微缝合创口。（k）术后唇面照。（l）已就位种植体和固定骨片的钛钉的X线片。（m、n）1周后的愈合情况。（o）种植体植入和骨增量4个月后的愈合区，临床情况上不需要进一步的软组织增量。（p）微创去除钛钉，通过微切口可以看到钛钉。

→

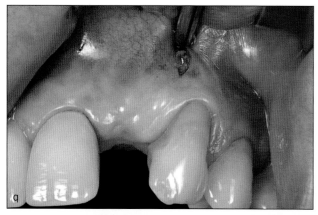
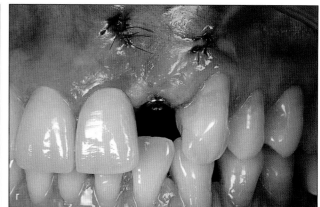

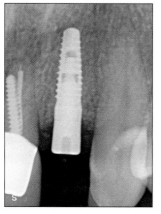
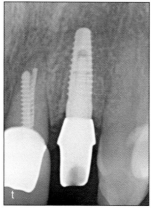
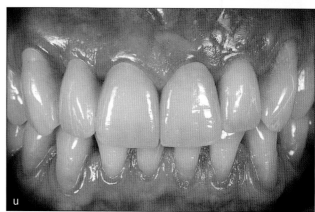

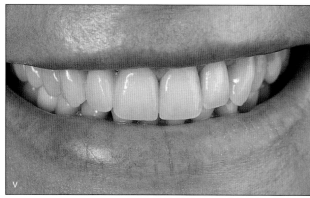

图9-18（续）/（q）微创去除钛钉，通过微切口可以清楚看到钛钉。（r）去除钛钉、微创暴露种植体后，安装愈合基台并缝合创口。（s）二期术后种植体的X线片。（t）修复治疗期间的X线片。（u）治疗完成后的临床情况。（v）治疗后的微笑照。（手术和修复由A. Happe完成；技工工作由A. Nolte完成）

同种异体骨移植材料

同种异体骨移植材料以颗粒状骨或块状骨的形式存在。颗粒状同种异体骨需要通过GBR膜或骨片来稳定（图9-20）。与颗粒状材料不同，块状骨移植材料的优点是易被骨钉固定从而获得较好的稳定性[51]。拉力螺钉的使用，使得皮质松质骨骨块受压，从而更加稳定。

同种异体块状骨近年来备受青睐。各种同种异体骨移植材料被开发用来替代自体骨。与脱矿冻干同种骨块和脱蛋白异种骨块不同，部分脱蛋白同种骨块具有更好的移植稳定性，可以更好地被骨固位螺钉固定[51]。

在一个3名患者共5个位点牙槽嵴缺损的系列病例报道中，同种异体冻干松质块状骨的使用取得了满意的临床效果[49,52]。一项包含73名患者共82块溶剂干燥处理块状皮质松质同种异体骨的系列病例报道显示了可预期的牙槽嵴骨再生[51]。

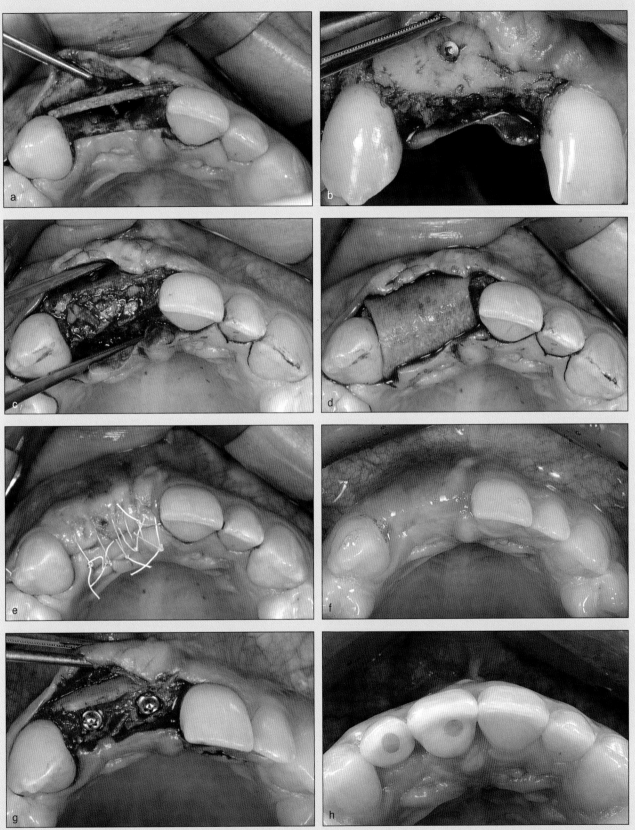

图9-19 /（a）使用螺钉将1mm厚的皮质骨骨片固定，骨片和受区骨之间留出间隙。（b）将骨片固定于邻牙嵴顶水平，并将边缘修整圆钝。（c）自体骨屑充填间隙。（d）使用软皮质骨骨片覆盖该区域。（e）术后即刻用ePTFE缝线缝合。（f）愈合3个月后的情况。（g）两颗种植体被植入到愈合的增量骨中。（h）最终修复为两颗螺丝固位的单冠。

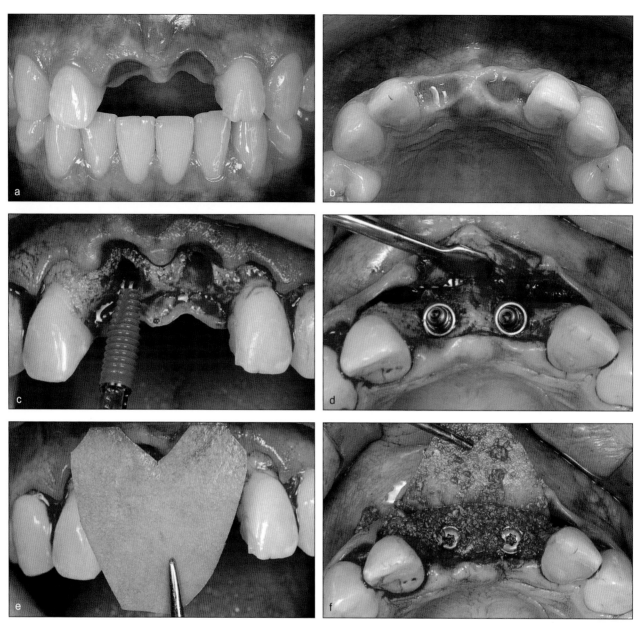

图9-20 /（a）术前上颌中切牙缺牙间隙。（b）水平牙槽嵴缺损殆面照。（c）无垂直松弛切口的翻瓣设计和第一颗种植体的植入。（d）以修复为导向植入两颗种植体。（e）针对鼻棘设计的带有缺口的个性化骨片。（f）骨片就位，使用同种异体骨颗粒修复骨缺损。

但是，在骨块与受区之间的接触区观察到少量吸收，以至于骨块不能非常贴合缺损区。虽然避免了供区潜在并发症发生的风险（相对于自体骨块），但是骨块需要修整以很好地适应缺损区，因此手术时间并未显著缩短。

为了缩短手术时间和减轻患者负担，在术前可以根据牙弓的立体光刻（STL）模型提前塑形块状同种异体骨[53]。但是必须记住，STL模型是清洁的，不是无菌的，并且目前手术之前还没有有效的方法储存预制骨块。由于这些块状骨尺寸有限，大范围骨增量时需要使用多个骨块，这使得制备过程变得更加复杂[53]。在三维种植治疗时代，使用CAD/CAM进行设计和制作符合受区外形的同种异体骨骨块及缩短手术时间变得越来越流行[54]（图9-21）。

193

图9-20（续）/（g）通过水化富有弹性的皮质骨骨片，将移植材料塑造成理想的骨弓轮廓。（h）采用5-0的ePTFE单丝缝合线和6-0聚偏氟乙烯单丝缝合线（Seralene, Serag Wiessner）显微缝合创口。（i、j）愈合3个月后的情况。（k）种植二期手术切口设计（指状分裂瓣技术）。（l）使用带角度的微型手术刀进行显微翻瓣。（m）骨膜上瓣（半厚瓣），可见钛钉，牙槽嵴再生充分。➡

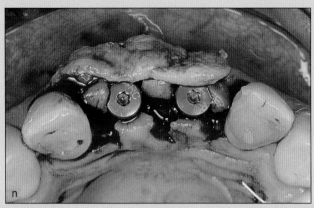
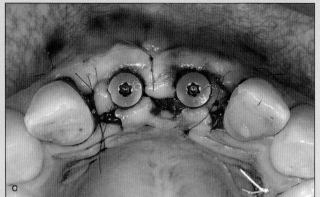

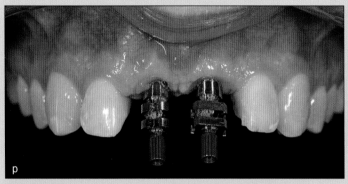
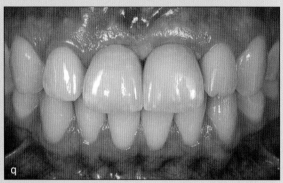

194

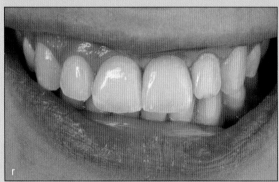
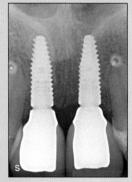

图9-20（续）/（n）取自上腭（上颌左侧前磨牙至第一磨牙区）的结缔组织移植物用于唇侧软组织增量。（o）愈合基台周围软组织显微外科塑形。（p）印模杆就位。（q、r）最终修复体就位后的口内照和微笑照。（s）完成修复后的X线片。（t）治疗完成后患者的面部照。（手术由A. Happe完成；修复由B. van den Bosch完成；技工工作由P. Holthaus完成）

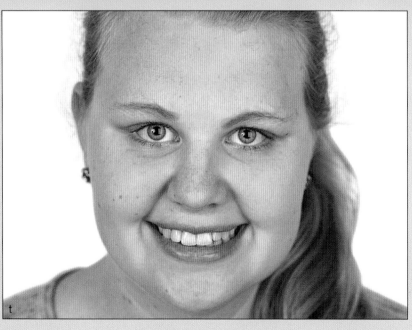

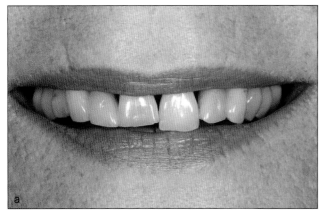
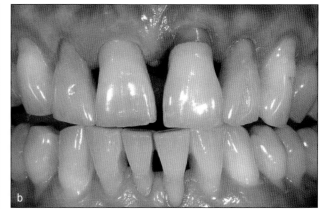
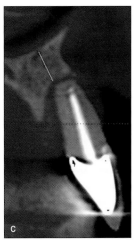
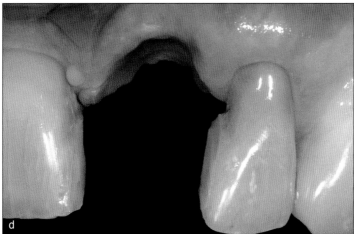
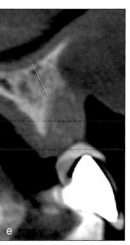

图9-21 /（a）治疗前微笑照。（b）完成牙周治疗后的情况，21无保留价值。（c）21 CBCT矢状面截图显示附着丧失严重。（d）牙拔除后的位点。（e）CBCT矢状面显示拔牙位点牙槽嵴缺损。　　　　→

牵张成骨术

牵张成骨术，又称骨痂牵张，由Gavriil Ilizarov[55]提出，起初它是利用外固定装置用于延长下肢。这项技术在口腔颌面外科手术中已经应用了数年[56-58]。为了实施牵张成骨，骨段与局部骨分离并使用外部牵张装置连接。经过1周的愈合后（软组织愈合和骨痂形成），通过旋转牵张螺钉将骨段向预先设定的方向移动。根据牵张装置的不同，旋转螺钉1周可能会使骨块移动0.3mm。牵张原则规定每天的总移动量为0.9mm。一旦骨段达到设定的位置，就进入2周的保持阶段，在此期间不再发生进一步的移动，让骨痂成熟。为了提高患者的舒适度，在2周后可以将牵张螺钉从牵

张器上拆除。在种植体植入前，还需12周的愈合时间。这种技术尤其适用于垂直向骨缺损的骨增量。安装好牵张器后，软组织可以在不被拉伸的情况下愈合，这是它的一个优势，因为牵拉可能会导致诸如创口裂开或坏死之类并发症的发生。此时的软组织是与骨痂同步被拉伸的。此外，活的块状骨段是在完整的软组织包裹中移动。因此，与传统的骨增量如GBR或块状骨移植相比，此方法的并发症发生率更低，种植体的存留率更高[56,59]。但是牵张成骨不能增加水平向牙槽嵴宽度。因此，牵张成骨后常需要行水平向骨增量。

与所有其他骨增量技术一样，必须避免由于牵张器或骨段的机械刺激导致的不理想骨愈合（图9-22和图9-23）。

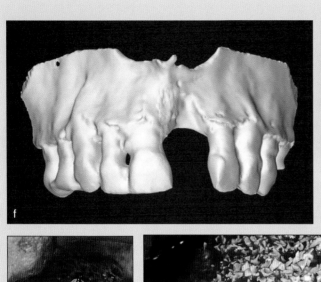

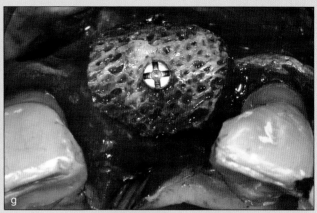

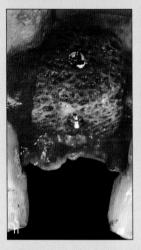

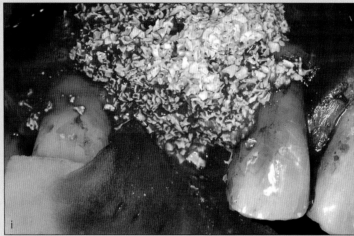

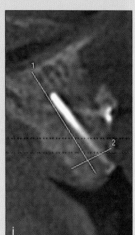

196

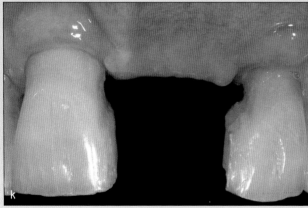

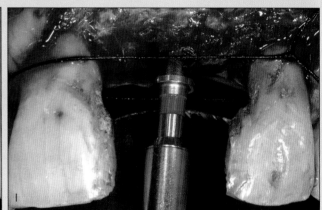

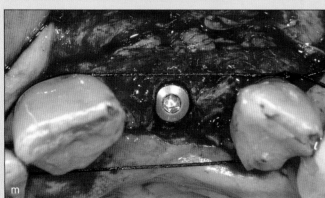

图9-21（续）/（f）CBCT扫描以方便对同种异体块状骨（Maxgraft Bonebuilder，Botiss）进行个性化磨改。（g、h）个性化的同种异体块状骨就位。（i）异种材料和胶原膜覆盖块状骨。（j）骨块移植4个月后的CBCT矢状面截图。（k）愈合位点临床照。（l）植入种植体。（m）种植体就位。

→

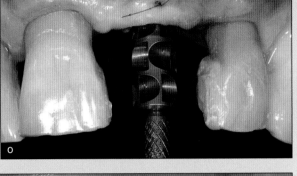

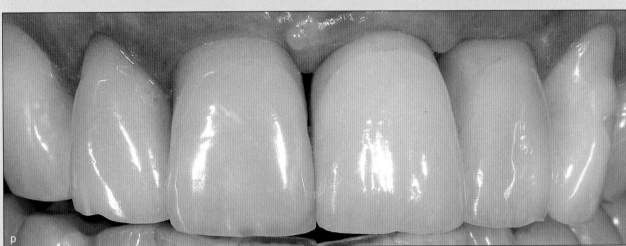

197

图9-21（续）/（n）使用卷瓣技术进行微创暴露。
（o）在修复阶段安装印模杆。（p）21种植冠修复
及邻牙瓷贴面修复后的口内照。（q）患者治疗后
的面部照。（手术和修复由G. Körner完成；技工工
作由K. Müterthies完成）

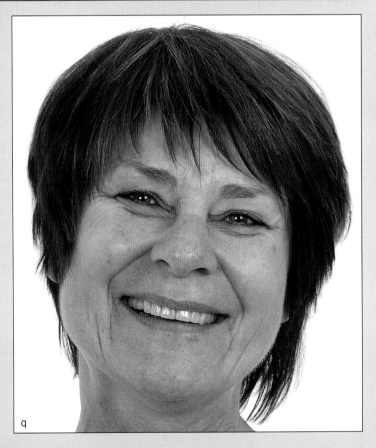

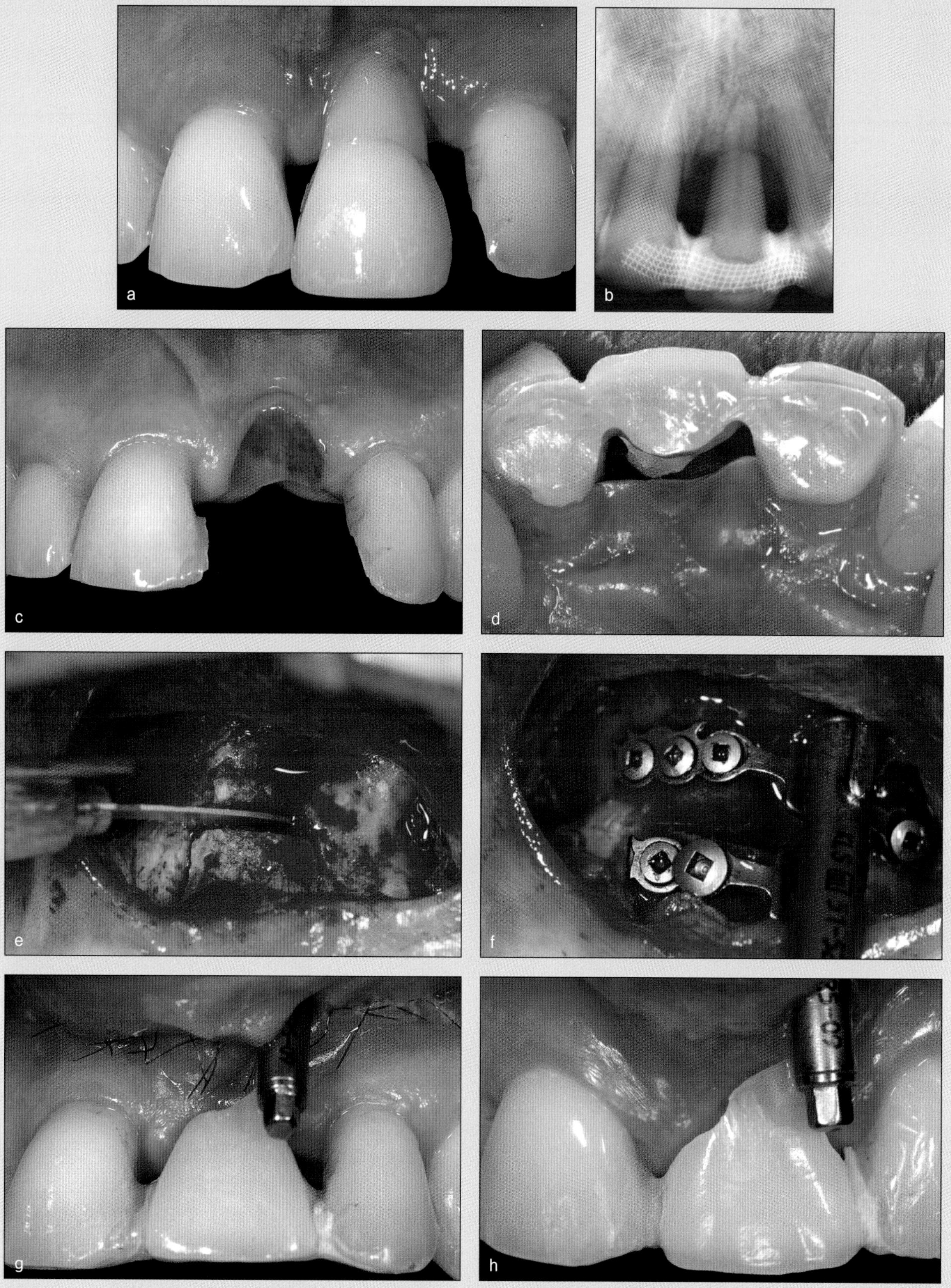

图9-22 /（a）21表现为严重的附着丧失，无保留价值。（b）X线片显示垂直方向上的组织丧失。（c）21拔除后牙槽嵴愈合。（d）临时粘接的二氧化锆局部义齿就位。（e）距软组织边缘4mm顶点上方做一平行于龈缘的切口，暴露牙槽骨，使用摆锯作截骨线。（f）用螺钉固定牵张器使其就位。（g）手术后情况。缝线缝合关闭牵张器周围软组织。（h）完成骨牵张并佩戴临时修复体的情形。

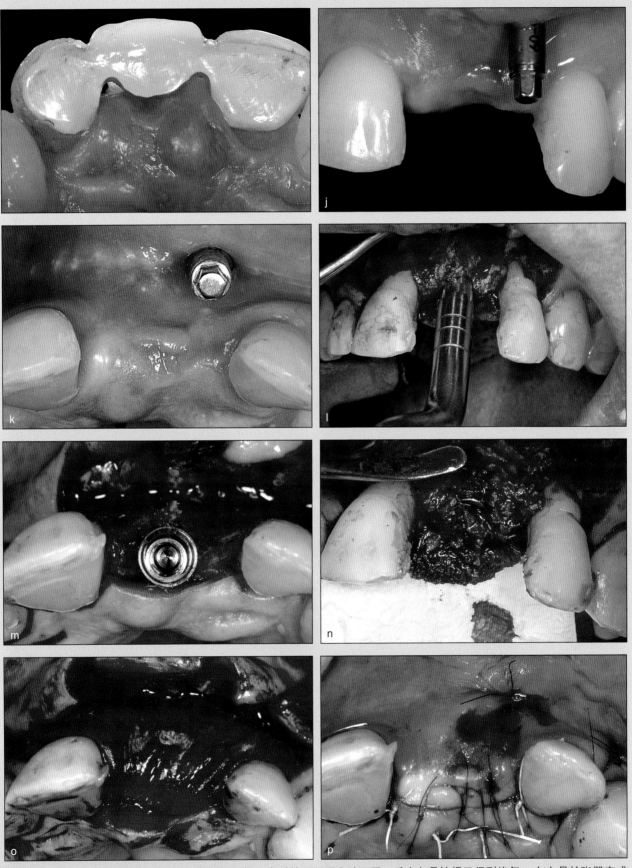

图9-22（续）/（i）腭面照。（j、k）未佩戴局部义齿时的正面照和殆面照。垂直向骨缺损已得到修复。（l）骨扩张器完成水平向骨增量。（m）种植体就位。（n）使用钻孔收集的骨屑和异体骨材料进行骨增量。（o）与GBR技术一样，胶原膜覆盖移植材料。（p）骨增量后软组织关闭。

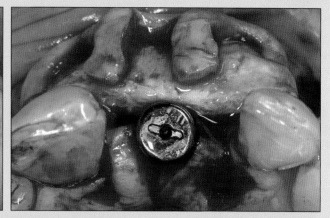

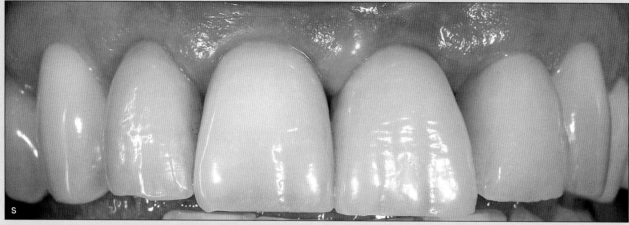

图9-22（续）/（q）3个月后，使用指状分裂瓣技术进行二期暴露。（r）CTG暴露的殆面照。（s）最终修复：21种植冠修复，12、11、22贴面修复。（手术和修复由G. Körner完成；技工工作由K. Müterthies完成）

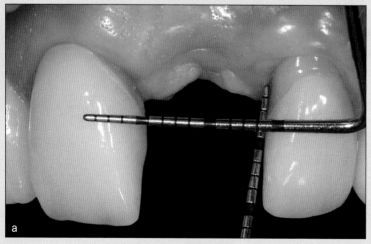

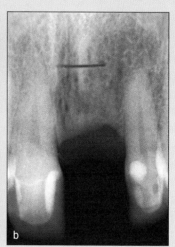

图9-23/（a）21缺牙间隙伴22近中附着丧失。（b）X线片。

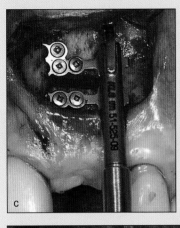
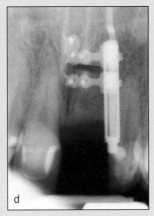
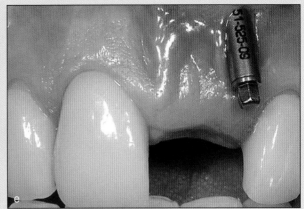
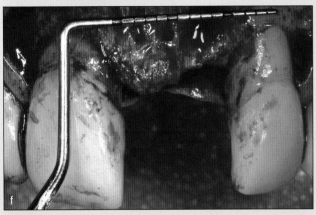
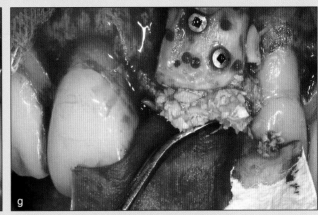

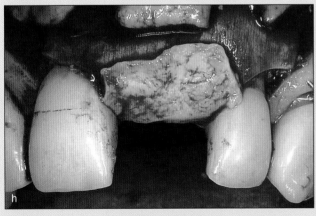
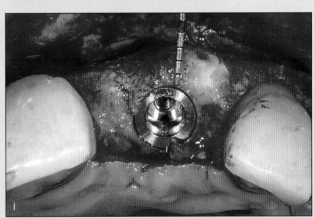
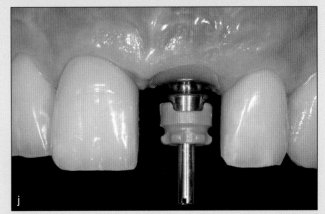

图9-23（续）/（c）用于垂直向骨增量的牵张器就位。
（d）安装骨牵张器后的X线片。局部骨与松脱骨段间必须
保留间隙，这是以后骨痂形成的位置。（e）牵张后骨缺损
得以修复。（f）牵张器移除后的临床照，可见骨段已被过
度拉长；但仍然需要水平向骨增量。（g）使用块状骨、自
体骨颗粒和异种骨材料进行水平向骨增量。塑形后表面覆盖
胶原膜。（h）于胶原膜外放置移植的软组织瓣。（i）愈合
3个月后，植入一颗直径4.5mm的种植体。（j）使用可以转
移种植临时冠穿龈轮廓的个性化印模杆制取印模。 ➡

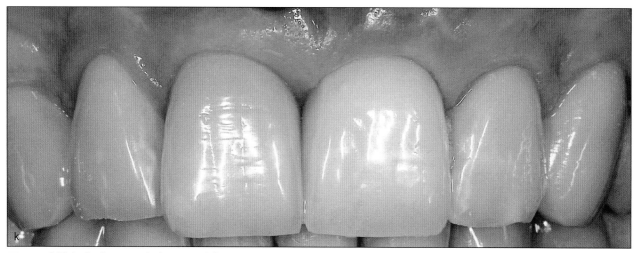

图9-23（续）/（k）13-23全瓷冠最终修复。（手术和修复由G. Körner完成；技工工作由K. Müterthies完成）

（刘堃　汤春波）

扫一扫即可浏览
参考文献

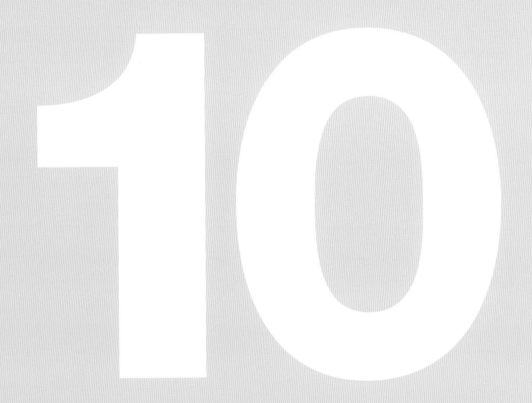

"生命不仅仅是提高速度。"
——MAHATMA GANDHI

10

种植体暴露技术
Implant Exposure Techniques
/ Arndt Happe, Gerd Körner

"生命不仅仅是提高速度。"
——MAHATMA GANDHI

204

鉴于种植时机以及解剖结构特点，美学区种植常需同期进行骨增量手术[1-2]。这些技术通常要求初期关闭创口，因此需要进行二期手术以暴露种植体。

采用何种种植体暴露手术需根据术区的解剖结构以及手术目的来决定。那么种植体暴露手术目的仅仅是为了获得种植体入路？还是为了进一步进行软组织修正？术者需要认识到这不仅仅是一个手术，因为在二期手术阶段可以进行关键性的组织修正。在一些骨增量的病例中，常需要松解软组织以充分覆盖移植物。而软组织的移动可能会导致膜龈联合的移位，造成美学及功能缺陷。二期手术阶段可以采用根向复位技术来改善缺陷。众多临床研究已经强调了种植体周围角化黏膜的重要性[3]。

在进行种植体暴露手术的同期也可以采用结缔组织或结缔组织替代物进行软组织增厚。本章将简要概述美学区种植体暴露手术相关术式。值得注意的是，二期手术阶段应避免采用破坏性的技术（例如电刀、激光）。此外，在其他章节的部分临床病例中也可见种植体暴露术式的展示（请参见第9章，图9-20～图9-22）。

指状分裂瓣技术

指状分裂瓣技术适用于一颗或多颗种植体暴露并同期进行龈乳头重建的临床病例。在邻牙上制作龈沟切口，并在设计好的邻间区内偏腭侧走行。根据需要向唇侧移位的组织量，决定切口是越过种植体的中心还是沿着种植体颈部腭侧边缘走行，即形成典型的W形切口设计（图10-1）。

本技术同样适用于相邻种植体（图10-2和图10-3）。特殊的切口设计形成种植体腭侧凸起的组织瓣，将腭侧组织瓣切开并沿着牙龈成形器塑形，可避免暴露骨组织的同时增加种植体周围软组织的厚度。与此同时，切开的软组织易于向唇侧移位，可增加牙槽嵴轮廓的凸度。

指状分裂瓣同期行CTG

临床上多次的手术干预可能会造成软组织缺陷，可通过结缔组织移植（CTG）来改善。示例见图10-4：牙体显微手术显示12牙根纵折，拔除患牙，并于拔牙术后6周进行骨增量手术，术后4个月植入种植体。这一系列手术干预造成了12龈乳头萎缩（图10-4a），唇侧观龈乳头高度显著降低。根据Misch等[4]提出的指状分裂瓣结合CTG技术，邻面软组织从腭侧复位至唇侧，随之腭侧龈乳头瓣顶点也唇向移动（请参见第8章，种植二期时行CTG部分）。

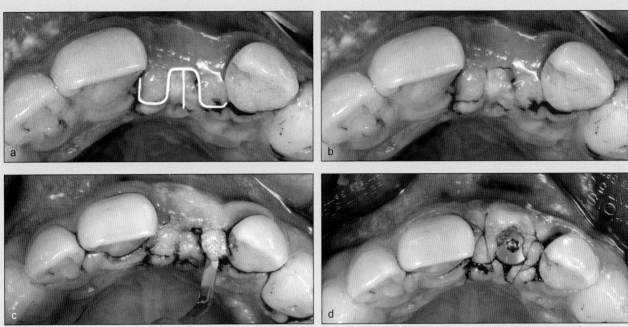

图10-1 /（a）指状分裂瓣切口设计。（b）根据设计路径进行切开。（c）利用带角度的显微手术刀轻松游离乳头瓣。（d）牙龈成形器进行软组织成形。（e）术后2周的愈合情况。

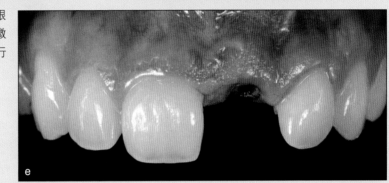

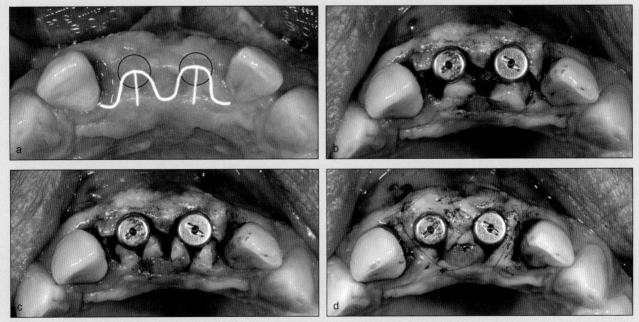

图10-2 /（a）上颌中切牙区相邻种植体位点以及切口设计。（b）放置牙龈成形器后软组织向唇侧移位。（c）切开腭侧凸起瓣。（d）7-0缝线缝合软组织瓣并用牙龈成形器进行软组织成形。

➡

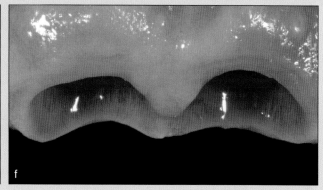

图10-2（续）/（e、f）临时修复体塑形后成熟的软组织。

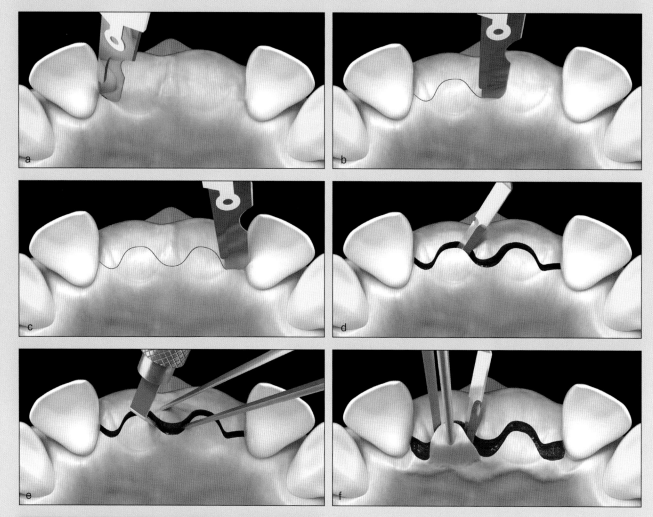

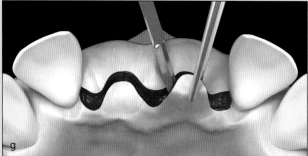

图10-3 / 指状分裂瓣技术分步示意图。（a）以邻牙龈乳头偏腭侧做切口可以保留未来龈乳头组织。（b、c）切口以波浪状越过种植位点上方，止于另一侧邻牙龈乳头腭侧。（d~g）采用带角度显微刀片分离组织瓣。 ⟶

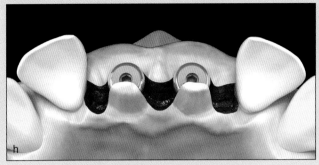
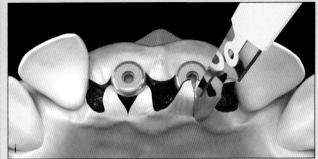
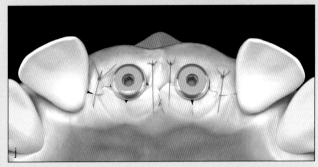

图10-3（续）/（h）牙龈成形器将唇侧软组织瓣推向唇侧，腭侧瓣被抬起。（i）切开腭侧瓣。（j）6-0或7-0缝线缝合组织瓣。

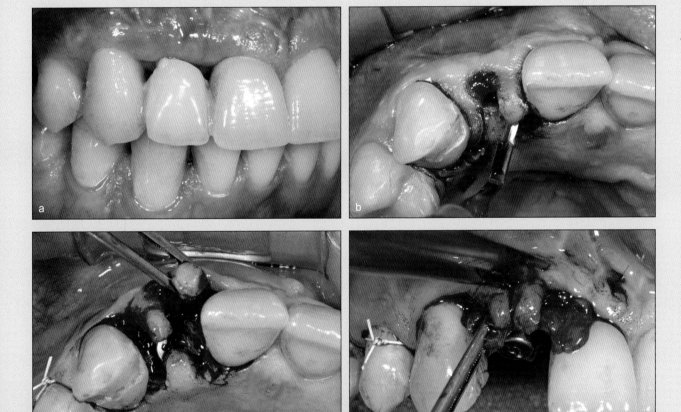

图10-4/（a）各种手术干预后可见12龈乳头丧失。粘接式局部义齿在位。（b）显微刀片或显微手术刀分离龈乳头。（c）根据指状分裂瓣技术进行软组织瓣处理。（d）CTG植入唇侧作衬里。

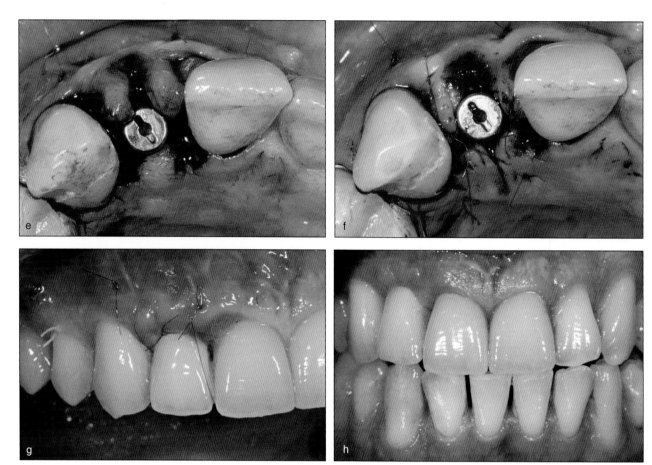

图10-4（续）/（e、f）7-0缝线固定CTG，并将软组织对位缝合。（g）术后1周，软组织通过缝线冠向悬吊固定在临时粘接式局部义齿上。（h）最终12邻间软组织向唇侧移位，轮廓可见。

卷瓣技术

卷瓣技术不涉及龈乳头。通过将种植体上方组织去上皮化并切开，同时预备唇侧骨膜上袋，将去上皮的带蒂结缔组织向内卷入预备好的唇侧袋内（图10-5）。图10-6所示的临床病例显示了前庭组织是如何增厚以重建牙槽嵴的。若临床医生希望改善龈乳头的状况，可以选择卷瓣联合指状分裂瓣技术（图10-7）。

卷瓣技术也适用于前磨牙区及磨牙区的多颗种植体的暴露。可以采用偏种植体腭侧的切口，切口不与骨面垂直，而是采用隧道的方式，以确保部分结缔组织保留在带蒂瓣内（图10-8）。图10-9中的病例展示了如何用这种方法将腭侧的角化组织转移至唇侧，与此同时结缔组织也从腭侧转移到了唇侧。由此可见种植体暴露手术有助于牙槽嵴的重建。而种植体之间的区域可以采用腭侧转瓣（例如改良的Palacci技术[5]）或磨牙后区取游离软组织移植物（嵌入式移植）进行覆盖充填[6]。

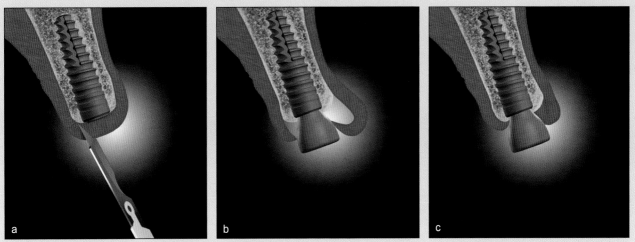

图10-5 / 卷瓣原理示意图。（a）偏种植体腭侧切开。种植体上方软组织去上皮化。（b）暴露种植体，将去上皮的组织卷入唇侧。（c）牙龈成形器将卷入的组织推向唇侧，唇侧软组织厚度增加。

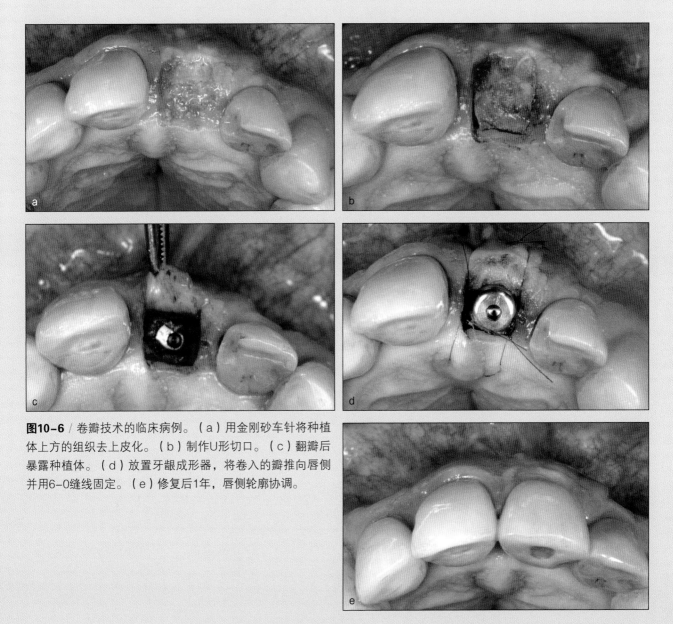

图10-6 / 卷瓣技术的临床病例。（a）用金刚砂车针将种植体上方的组织去上皮化。（b）制作U形切口。（c）翻瓣后暴露种植体。（d）放置牙龈成形器，将卷入的瓣推向唇侧并用6-0缝线固定。（e）修复后1年，唇侧轮廓协调。

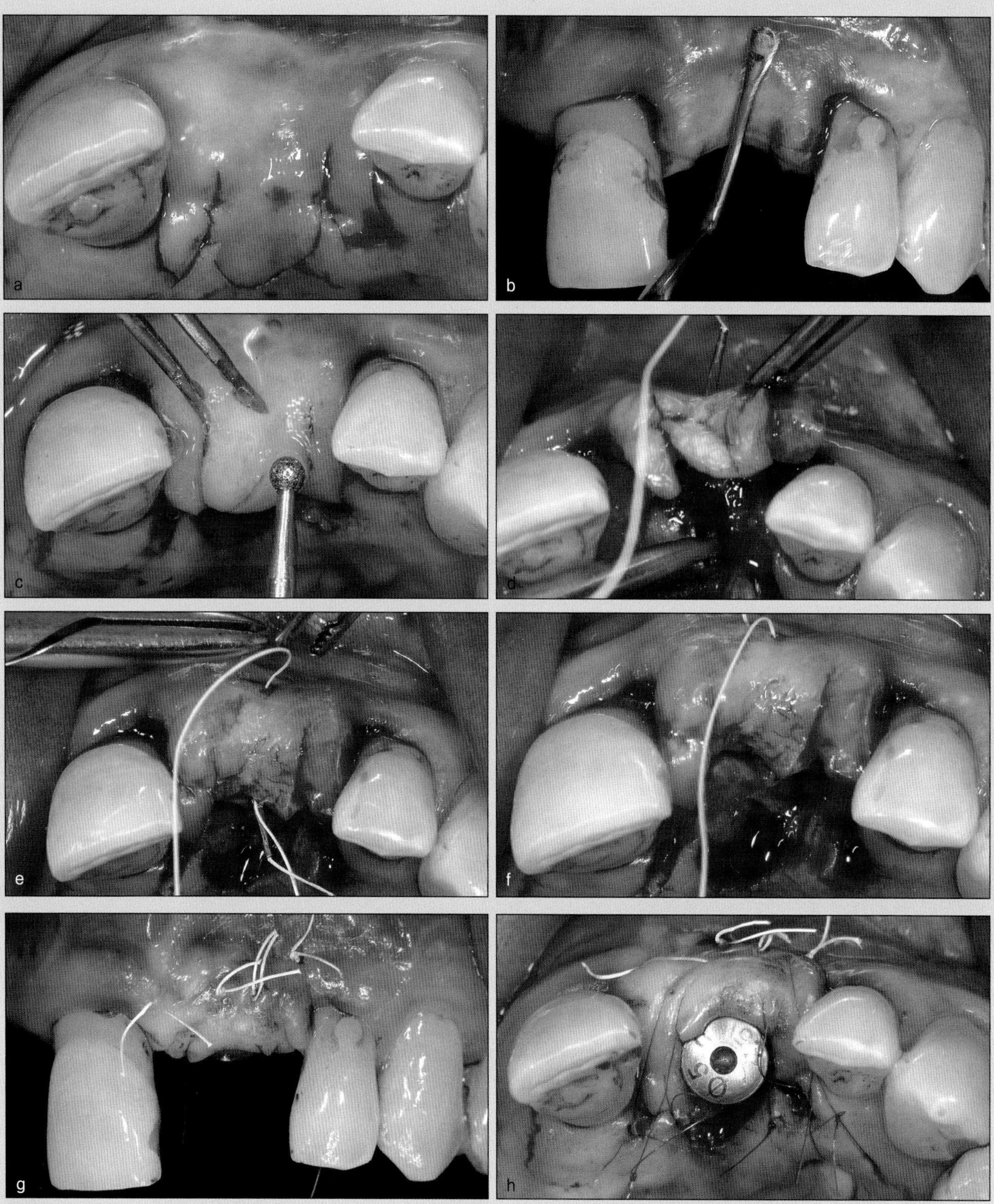

图10-7 / 卷瓣联合指状分裂瓣技术。（a）手术切口设计结合了指状分裂瓣和卷瓣技术的原则。（b）隧道器械分离种植体唇侧软组织制作口袋。（c）卷瓣位点去上皮化。（d）从唇侧开始缝合。（e、f）利用垂直褥式缝合锚定结缔组织瓣至唇侧口袋。（g、h）术后正面、殆面照。

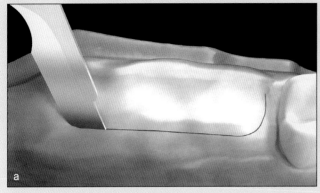

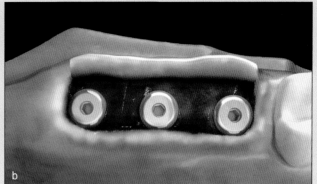

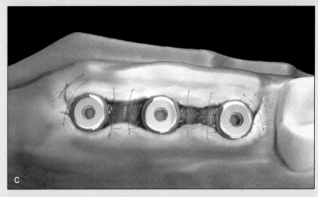

图10-8 / 后牙区卷瓣技术示意图。（a）在种植二期手术阶段，偏腭侧设计横向潜行切口，并尽量保留组织瓣的厚度。（b）牙龈成形器就位，挤压软组织向唇侧移位。（c）结缔组织唇向内卷，种植体之间的区域植入结缔组织瓣并缝合。

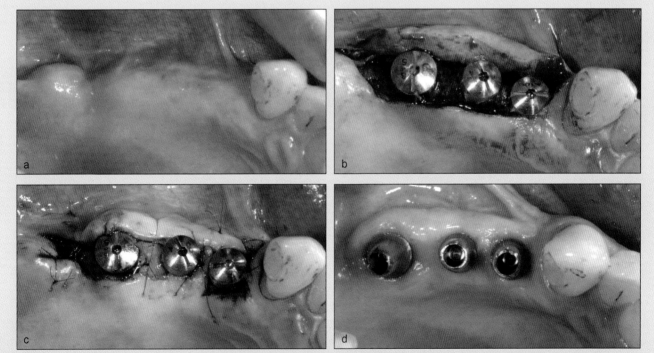

图10-9 /（a）13远中游离端情况。（b）偏种植体腭侧切开，暴露3颗种植体；可见软组织瓣上的结缔组织成分。（c）结缔组织瓣唇向内卷。从腭侧转组织瓣植入14和15种植体之间，并在15和16种植体之间植入游离的CTG。（d）修复基台在位，牙槽嵴愈合良好。

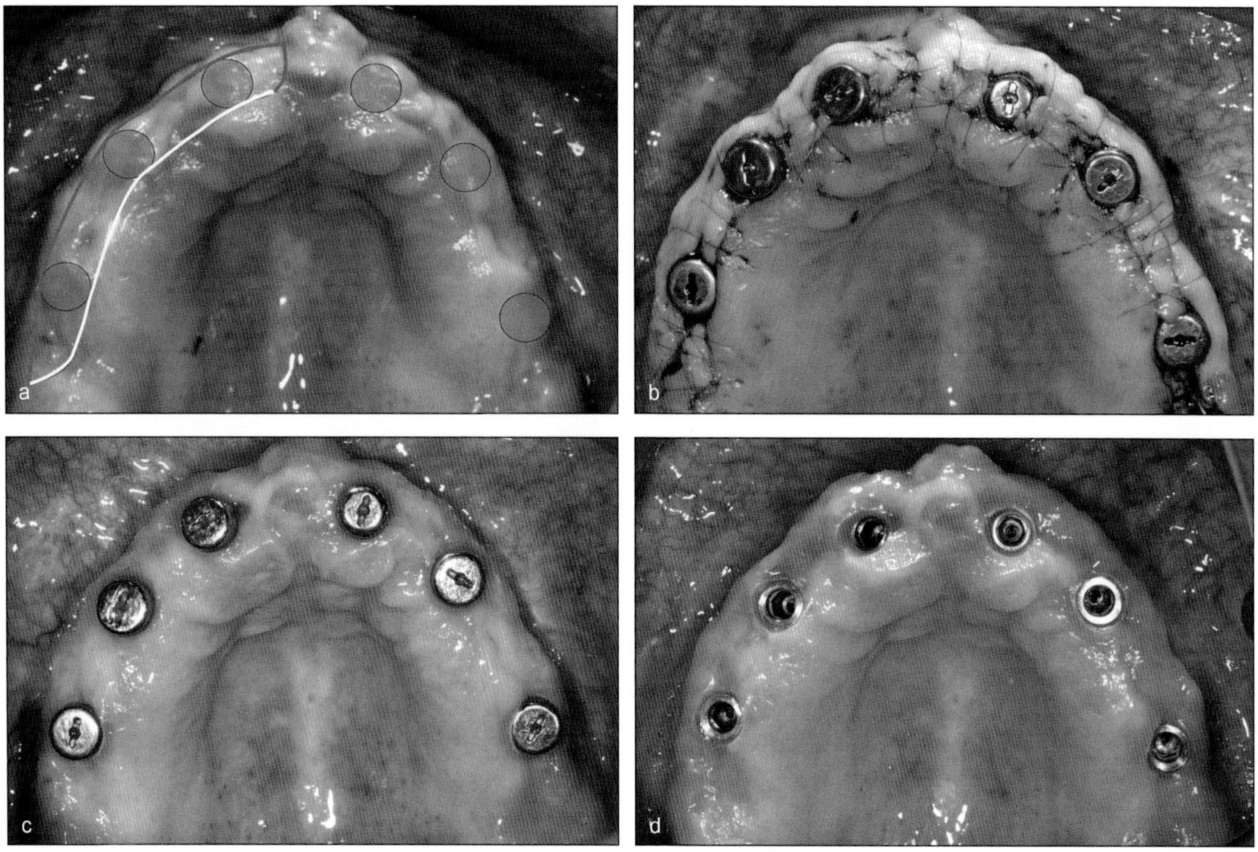

图10-10 ／（a）种植体位点以及切口设计。偏种植体腭侧切开（白色线）再转向颊侧沿着种植体颊侧切开（灰色线）。（b）种植体暴露术后以及嵌入式移植瓣植入后的情况。（c）牙龈成形器在位，牙槽嵴愈合良好。（d）牙龈成形器去除后可见愈合良好的牙槽嵴。

嵌入式皮瓣移植技术

在上颌进行种植体暴露手术时将腭侧角化组织转移至唇侧是基本原则。然而，这种方法会导致种植体之间的组织缺乏。如果对连续植入的种植体采用牙槽嵴顶或偏腭侧切口并进行组织瓣的根向复位会造成种植体之间组织缺损。这种缺损可以通过全厚黏膜瓣或CTG进行充填覆盖[6]（图10-10）。如果未对该区域进行覆盖而任其自然愈合，则会造成邻间乳头缺失并导致美学和功能缺陷。此外，还会对骨嵴顶的重建产生负面影响，增加种植体周围骨吸收的风险[7]。种植体之间或桥体区拥有充足的组织是软组织塑形的必要条件。

连续曲形瓣技术

组织瓣从腭侧复位至唇侧，而引起种植体之间组织不足的问题，也可以用连续曲形瓣技术解决。即偏腭侧切开并翻起相平行的黏膜瓣，黏膜瓣唇向复位后可以填充种植体之间的区域（图10-11）。该技术比较复杂，在临床应用前必须在合适的模型上（例如动物模型）练习。临床病例见图10-12。

图10-11 / （a）连续曲形瓣技术的切口设计。（b）黏膜瓣向颊侧移位；各指状瓣复位至种植体邻间区，棕色区域代表次级愈合。

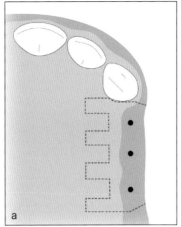 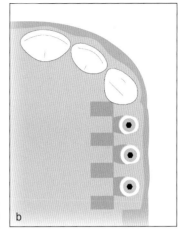

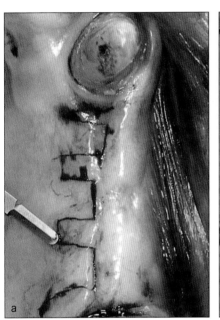 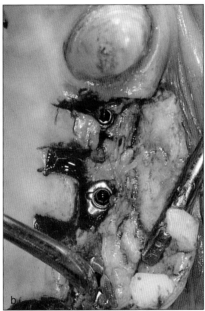 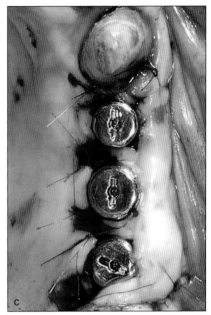

图10-12 / （a）根据Körner（以及Wachtel等[8]）的连续曲形瓣设计，暴露24、25、26种植体。值得注意的是，随着角化黏膜的颊向复位，种植体之间以及种植体与尖牙间的颊侧组织结构也随之增宽。（b、c）连续曲形瓣技术制备半厚瓣以暴露种植体，并通过角化黏膜的根向复位来改善种植体颊侧以及邻间区的黏膜状态。

关键位点扩张技术

如果牙槽嵴形态良好，仅仅需要暴露种植体，那么只需要在软组织上制备一个小切口，通过挤压扩张即可微创地暴露种植体。该手术主要依靠组织扩张成形，因此被称为关键位点扩张技术[9]（图10-13）。因为术者仅需要在种植体上方制备小于种植体直径的切口和入路，预成的牙龈成形器放置后即可挤压周围的软组织，可推动软组织并使软组织高度轻微增加。后期临时修复体可以进一步进行软组织塑形。本技术的优势是不暴露种植体周围骨组织并且不会产生瘢痕。此外，也不会影响其他组织。但是该技术限制了医生对种植体周围组织进行进一步的塑形（请参见第8章，图8-10t～y）。

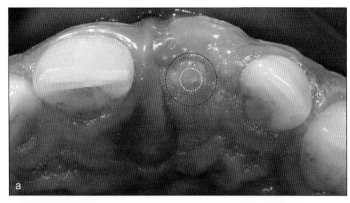

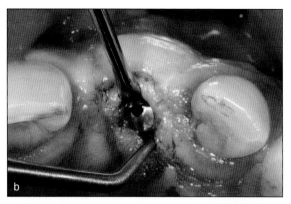

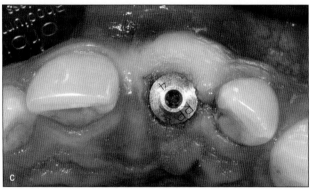

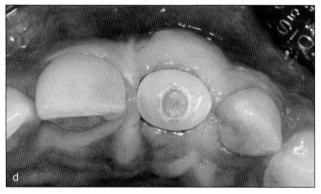

214

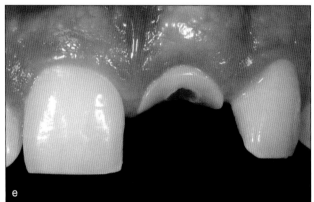

图10-13 /（a）种植体植入以及骨增量术后（黑色线标记的是种植体位置以及直径；白色线标记的是设计的切口）。（b）利用龈乳头分离器或隧道刀分离出小切口。（c）牙龈成形器植入后可见明显的组织缺血表现。（d）术后数天可以采用个性化牙龈成形器进一步进行软组织挤压成形。（e）成形后的种植体周围组织。

（李北　汤春波）

11

种植体基台
Implant Abutments

/ Anja Zembic, Arndt Happe

种植义齿替代缺失牙的主要目标是重塑天然牙并获得美观的效果（图11-1），其他目标包括至少在5年的时间内具有成功的生物学结合以及良好的机械性能。种植义齿修复是一种具有良好可预测性和高存留率的治疗方式，但是，其机械并发症和生物学并发症并不少见，只有约66.4%的患者在种植5年后完全没有出现并发症[1]。为获得长期的成功，必须保证种植体周围组织的健康，以及种植体-基台连接处的生物学和机械性能的稳定。

种植体-基台连接

种植体基台是骨组织之间软组织的过渡部分以及连接种植体与口腔的关键。因此，基台的生物相容性非常重要。目前种植体的种类多种多样，但基本的种植体-基台连接方式只有两种：外连接或内连接。外连接采用外六角结构和接口对接的方式（图11-2）。内连接可进一步分为圆锥状内部锥形连接（图11-3）和非圆锥状的"套管状"连接。体外实验结果证明，内部圆锥状和非圆锥状连接的抗弯曲性都明显强于外部对接连接[2-3]。

我们可以合理地假设：种植体-基台的内连接方式对义齿的临床性能，例如减少机械并发症（义齿部件的松动或断裂）可能产生积极影响。一篇包含了15项外连接种植体研究和9项内连接种植体研究的系统性回顾部分支持了这一假设并指出：基台螺丝折断（发生率为0.2%）仅发生在使用外连接固定的金属基台上[4]。另一方面，基台折裂和基台螺丝松动等的发生率在内、外连接的基台间并没有显著差异[4-5]。然而，外连接基台连接处的种植体周围生物学并发症的发生率是内连接基台的2倍[4]。

金属基底

与一体式内连接以及外连接的氧化锆基台相比，带有金属基底的内连接氧化锆基台在体外有着最高的断裂负载[6]。氧化锆的脆性比钛大，若氧化锆基台与钛种植体接触后在连接面周围发生微动，钛经磨损后产生的颗粒会使氧化锆基台呈现轻微的黑色着色（称为微动磨损）[7]（图11-4）。带有金属基底的氧化锆基台是通过金属而非直接与钛种植体相接触的（图11-5）。这种方式可以减少钛在种植体-基台连接处的磨损。该磨损对义齿临床性能的影响尚不清楚，有可能会导致旋转自由度的增加，从而使得种植体支持式义齿在行使功能数年后，出现相应的机械并发症（例如螺丝松动或折断）。实验研究结果证实了这一假设，并显示：与无金属基底的全瓷基台相比，具有金属基底的瓷基台产生的旋转错配更少[8]。此外，相比一体式内连接钛基台，一体式内连接的氧化锆基台引起的钛种植体磨损更大[7,9]。目前，尚缺乏针对金属基底氧化锆基台的临床试验。因此，金属基底的临床价值尚不清楚。但是，考虑

图11-1 /（a、b）12位点的种植体采用氧化锆基台及粘接固位全瓷冠。修复5年后，牙冠具有自然的美观效果，且种植体周围黏膜健康稳定。

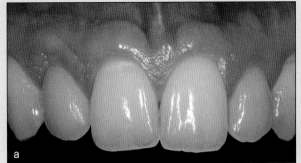
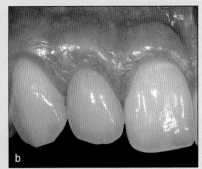

图11-2 /（a）带有对接接头的外连接氧化锆基台，以及具有外六角连接的种植体（图片由Dr Urs Brodbeck，Zürich，Switzerland提供）。（b）外连接氧化锆基台水平连接面的X线片。

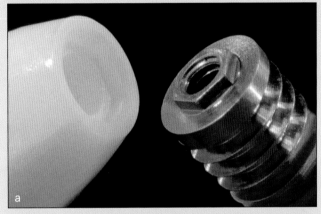
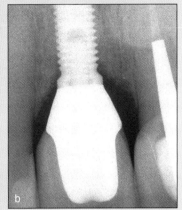

图11-3 /（a）种植体支持的内部锥形连接的氧化锆全瓷基台一体冠。（b）带内部锥形连接的氧化锆基台的X线片。

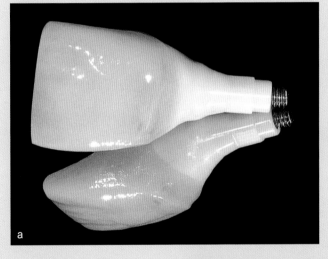
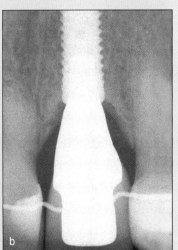

图11-4 / 金属颗粒是由外连接的氧化锆基台内部与对接的种植体之间发生磨损而产生的。（图片由Dr Urs Brodbeck，Zürich，Switzerland提供）

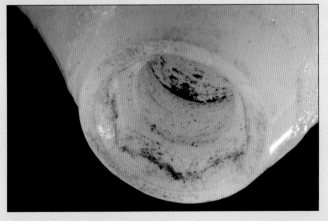

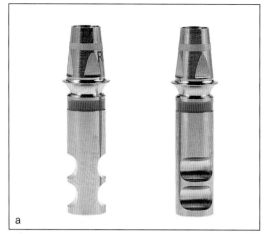
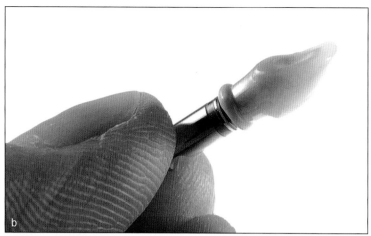
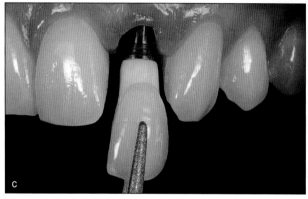
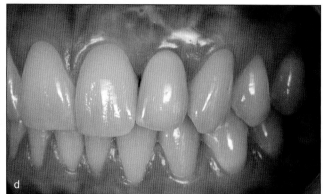

图11-5 /（a）替代体上的金属组件是氧化锆基台的基底。（b）牙冠粘接在钛基底上。（c）试戴上部修复结构。（d）金属基底就位后的修复体形态。

到其优异的体外实验结果，相比一体式内连接的氧化锆基台，含金属部件的内连接氧化锆基台仍然是首选。此外，如果氧化锆不与种植体直接接触，基台的折断就比较容易处理。

微间隙

每种类型的种植体-基台连接处都存在一定程度的细菌渗漏[10-11]。这种微渗漏表现为炎症细胞数量的增加和免疫反应的产生，进而引起牙槽骨的吸收[12-14]。内连接基台的微渗漏区（例如微间隙）与外连接基台相比，离骨组织更远，可能更有利于种植体周围骨组织的稳定。内连接基台的微间隙所处的位置也是其生物学并发症较为罕见的原因。

根据基台形状的不同，可以选择不同直径的内连接式种植体和基台，从而缩窄基台在连接区的尺寸。这就是所谓的平台转移，该概念目前在种植领域已相当流行，并被推荐为解决美学区相邻种植体间骨条件不佳的方法之一[15-16]。平台转移使得微间隙的位置向种植体中心移动，并远离骨组织。事实上，有平台转移的种植体周围骨吸收相比没有平台转移的种植体要少（例如平台对接）[17]。因此，从生物学角度来看，采用平台转移是可行的做法（请参见第1章，图1-5b）。

一项针对有无平台转移的内连接一体式氧化

锆基台的研究表明，有平台转移的内连接氧化锆基台的弯矩明显较高[18]。然而，要记住的是，一旦带平台转移的氧化锆基台发生折断，其位置往往在种植体内的深部（图11-6），这使得移除基台变得十分困难，因为有可能会损坏种植体的内螺纹结构。

种植体和基台之间间隙的细菌浸润程度也取决于部件之间结合的精度。部件结合的精密度越低，微动、磨损就会增加，并发症发生的风险也相应增加。上紧基台时，扭矩应达到厂商建议的数值，否则，种植体和基台的结合面上就会出现明显的微动[19]。其结果就是，种植义齿的长期临床性能就可能会因为机械并发症而大打折扣。

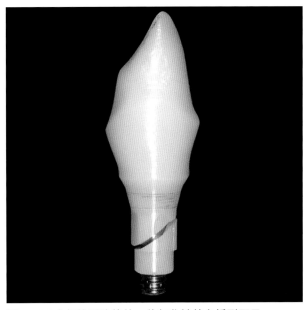

图11-6 / 内部锥形连接的一体氧化锆基台折裂图示。

基台选择

在选择基台时，可使用相同或不同制造商生产的基台，使用"通用"基台的成本更低。然而，当种植体、基台的设计和材料不同时，二者的接触面就会不匹配。一项体外研究表明，与种植体制造商提供的基台相比，通用基台在临床使用中存在一些不足，并且旋转错配率更高[20]。机械并发症就是其后果之一[20]。

如果将某一种植体厂商（NobelProcera，Nobel Biocare）的原始氧化锆基台与不同厂商的种植体搭配使用，则基台和种植体之间可能发生连接错配[21]。因此，必须统一使用与特定厂商的种植体相匹配的组件，才能成功保证种植修复的生物学和机械性能。

基台的宏观结构

牙科医生既可以选择工业化制造的标准基台，也可以选择口腔技师制作的个性化基台。预成基台的尺寸都是标准化的，所以牙冠的外形就必须弥补缺失的解剖结构形态，以此恢复软组织

219

支持的不足。

个性化基台可以适应个别的、不同的临床情况。因此，当种植体和牙冠直径之间存在较大差异时，个性化基台就是一种理想的选择。此外，它还可以控制冠边缘的位置，这对于粘接冠十分重要。最后，它还可以在软组织区重建并模拟天然牙的外形。个性化基台的主要目的是支持起种植体周围黏膜的扇形轮廓，并在美学区形成自然的穿龈外形（图11-7）。与此同时，个性化基台和粘接修复体还可以弥补种植体位置的不佳。无论是选择预成基台还是个性化基台，修复体的形态都应模拟缺失的天然牙，并方便患者清洁。

基台的形状以凸形为优，因其可提供足够的软组织支撑，并具有优越的可清洁性。但是，基台唇侧采用凹面外形可以给软组织留出足够的空间，并将对边缘黏膜的压力降至最低（图11-8）。良好的穿龈轮廓不论是对于美观，还是对于形成健康的垂直向和水平向生物学宽度，都很重要。

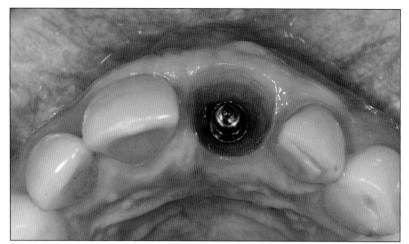

图11-7 / 穿龈轮廓应与中切牙的三角形态相适应，从而使得牙冠具有自然的外观。

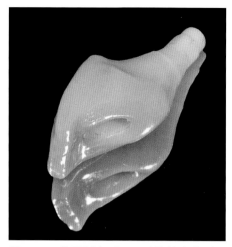

图11-8 / 从唇侧来看，凹形的基台有利于为软组织留出空间，并能最大限度减少对边缘黏膜的压力。

基台与口腔黏膜紧密接触，为了建立软组织附着，基台材料必须具有良好生物相容性，并且不得对种植体周围的硬软组织造成不利影响。在健康条件下，基台周围会形成由屏障上皮构成的黏膜封闭，该上皮通过半桥粒和其深层平行于种植体的纤维结缔组织黏附在钛表面[22]。该黏膜中的结缔组织缺乏血管和成纤维细胞，但其胶原纤维较天然牙周围的结缔组织更为丰富。因此，黏膜附着具有类似于瘢痕组织的功能，可降低潜在的免疫反应[23]。一旦基台暴露于口腔，就会被细菌污染。几周内就可建立类似于天然牙的黏膜下菌群[24]。

各种临床前期试验和临床试验都研究了不同基台材料上软组织附着的形成过程。钛基台周围的软组织由结合上皮和深层的结缔组织组成，该组织牢牢地附着在基台表面[25]。在氧化铝和氧化锆基台周围也可以看到类似的上皮附着[25-26]。相反，早期的动物研究显示，在种植体-基台连接处的根方，金基台的种植体周围软组织炎症和骨吸收是增加的[25,27]。近期的临床试验支持以上结果，但同时也表明钛和金基台的临床结果是相似的[28-29]。行使功能5年的氧化锆和钛基台的临床比较显示，在种植体周围骨吸收、探诊深度、探诊出血和菌斑堆积方面，氧化锆基台的生物学性能较钛基台更好[30]。

基台的微观结构：表面粗糙度及表面自由能

细菌黏附取决于材料的生物相容性、表面自由能和表面粗糙度[31]。表面自由能和表面粗糙度的增加会促进生物膜的形成。一项临床试验发现，氧化锆基台的表面自由能明显低于钛基台[32]。这解释了为什么在相同表面粗糙度的情况下，菌斑对氧化锆的黏附没有钛明显[33]。

然而，就基台设计而言，表面粗糙度（Ra）相对于表面自由能，是一个对菌斑聚集更为重要的因素。粗糙度取决于表面处理的性质。一般认为，Ra值为0.2μm是减少菌斑附着、建立黏膜封闭的最佳平均基台粗糙度[34]。Ra值低于0.2μm有利于菌群的产生。

相比之下，高度抛光的氧化锆基台会导致其周围探诊深度的增加，以及软组织的退缩[35]。因此，高度抛光的氧化锆基台并不是一个好的选择（图11-9）。一项长期临床研究表明，采用氧

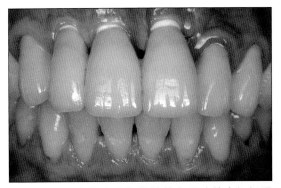

图11-9 / 高度抛光的氧化锆基台导致前庭组织退缩。

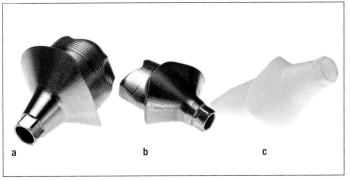

图11-10 /（a）经CAD/CAM制造的个性化钛基台。（b）含金量高的合金基台。（c）氧化锆基台。

221

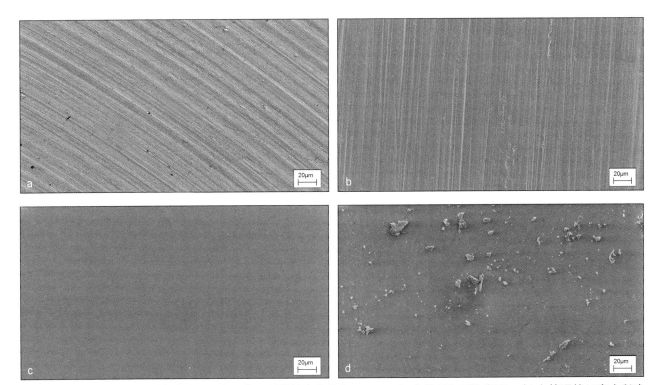

图11-11 / 各种表面的扫描电镜（SEM）图像。原始放大倍数为×333。（a）机械加工钛表面。（b）按照第12章中所述的，用带金刚砂的橡胶抛光器械抛光的氧化锆表面。（c）高度抛光的氧化锆表面。（d）使用橡胶研磨抛光器械抛光氧化锆后产生的玷污层。（图片由Dr Andreas Schäfer, Münster, Germany提供）

化锆基台的种植体，其冠周围几乎没有组织退缩[36]。基台在口内行使功能之前应先抛光，材料的强度才不会受影响（长期看来，粗糙的氧化锆表面会增加基台折裂的可能性[37]）。一般而言，瓷基台周围组织退缩的发生率比金属基台更高[38]。

基台的粗糙度明显受制造工艺的影响：研磨基台（29μm）的粗糙度低于铸造基台（98μm）和烧结基台（115μm）[39]。目前，大多数基台都是由CAD/CAM切削出来的（图11-10）。

一项体外研究表明，使用标准研磨橡胶抛光头抛光的氧化锆，可以生成符合要求的0.2μm粗糙度（与研磨钛相比），而高度抛光精加工会使基台表面过于光滑（0.07μm）[40]（图11-11）。抛

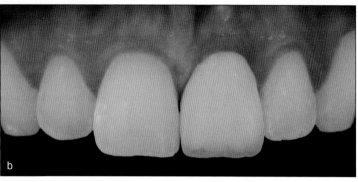

图11-12 /（a）21种植修复后，软组织发生典型的灰色变色。（b）经偏光滤镜处理后的相同图像。

222

光表面必须仔细清洁，尽可能清除抛光剂的残留物。遗憾的是，各种植体厂商通常都没有给出预成基台的粗糙度。

色彩与美学

目前，患者对美学的意识和要求都逐步提高，其中既包括牙冠的"白色美学"，也包括种植体周围软组织的"粉色美学"。影响种植体周围软组织颜色的因素包括基台材料、软组织厚度和修复体材料（半透性和亮度）[41]。金属烤瓷（PFM）冠会使黏膜着色、变灰（图11-12），而瓷基台联合全瓷冠则具有显著减少黏膜变色的美学优势[42]。一项随机对照临床试验比较了钛和氧化锆材料对种植体周围黏膜变色的影响[43]。两种材料均使种植体周围黏膜出现了临床可见的颜色变化。该结果与另一项研究结果相吻合，其中，钛、金和氧化锆基台与全瓷冠联用时，均产生了类似的可见色差[44]。在这些研究中，黏膜厚度约为2mm。随着黏膜厚度的增加（>2mm），基台材料对美学效果的影响将越来越小。因此，只有在黏膜较薄的情况下，瓷基台的美学优势才会变得更加明显。

在不同色带对种植体周围黏膜影响的实验中，与软组织和牙本质颜色相匹配的浅粉色组和浅橙色组中，没有观察到色差[45]。临床试验结果表明，带有粉色饰面瓷的氧化锆基台与无饰面的白色氧化锆基台对种植体周围黏膜的颜色均无影响[41]。

人眼对于颜色亮度差异的察觉比对色度更加敏锐。一项研究调查了荧光饰面氧化锆基台对种植体周围黏膜颜色的影响[46]。该研究结果显示，42%的采用浅橙色饰面瓷的患者，其种植体周围的软组织颜色与天然牙之间并无差异，且与使用常规氧化锆基台的试验组相比，其颜色变化明显更少。现在，已将具有不同光学性能的整块高性能陶瓷用于基台的制造（图11-13）。

以上所有引用的研究都比较了种植体周围

图11-13 /（a）不同颜色的不同基台材料。（b）紫外线下的材料外观。仅荧光染色的氧化锆和二硅酸锂显示出荧光特性。

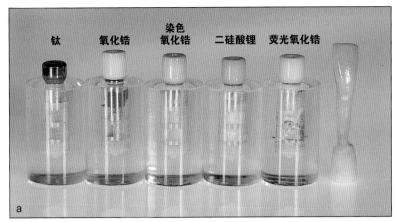

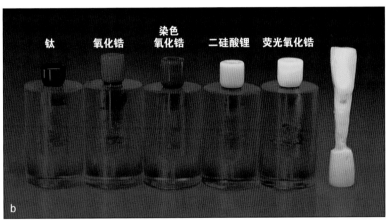

223

黏膜和天然牙牙龈。但是，应注意的是，软组织内的血管形成对其颜色的呈现具有决定性的影响[47]。种植体周围的黏膜类似于瘢痕组织，与天然牙牙龈相比，其含有的胶原纤维更多，血管更少。因此，上述报道中存在的差异，可以通过种植体周围黏膜和天然牙牙龈中不同组分对软组织颜色的影响来解释。

种植体瓷基台

第一代的瓷基台由氧化铝制成。临床试验记录表明，1～5年后的断裂率为1.9%～7%[48-50]。随后，在1995年，氧化锆作为另一种具有最高断裂韧性和弯曲强度的高性能陶瓷材料，被引入基台制造中，并迅速发展成为制造陶瓷基台的首选材料。氧化锆的一个特性是它对裂纹扩展的

抵抗力。这种所谓的相变增韧会提高材料的断裂韧性[51]。但是，随着材料的老化，该性能将会减弱。实验数据表明，在潮湿环境中对氧化锆模拟10年老化处理之后，其断裂韧性降低了50%[52]。体外实验数据难以应用于实际临床情况，目前，有一项前瞻性研究显示，行使功能超过10年的氧化锆基台仍具有出色的性能和存留率[36]。其他关于不同类型氧化锆基台的前瞻性研究表明，氧化锆基台在长达5年的功能性负载后，其存留率可达到100%[30,53-56]。

因此，口腔中氧化锆基台的老化，不一定就宣告了修复的完全失败。另外，据两项前瞻性研究报道，在行使临床功能1年和3年后，有18%的内连接一体式氧化锆基台发生了折断[57-58]。另一项回顾性研究报道，12年后10%的病例出现了氧化锆基台折断[59]。该试验采用了不同的基台类型和种

植系统。与内连接基台相比，水平对接的外连接基台拥有更高的5年存留率。该结果强调了内连接一体式基台的折裂风险，并证明了氧化锆基台与金属基底联合使用是合理可行的。

目前，仍需要更多的长期数据，才能准确地分析老化对不同类型氧化锆基台存留率的影响。氧化锆基台和钛基台的5年存留率以及机械、生物学并发症的发生率是相似的[30]。然而，行使功能1年后，氧化锆基台的美学效果往往优于钛基台[57]。已有研究证实，氧化锆基台的稳定性受诸多变量的影响，如制造方法或基台壁厚度等。基台若要达到临床成功的标准，其壁厚不应小于0.5mm。但在目前的实验室结果及临床实际应用中，还没有出现针对氧化锆基台的一致化标准。因此，今后的研究应更详细地阐述氧化锆基台的制造方法以及表面粗糙度和基台壁厚度。

结论

选择基台类型时，必须注意基台的内、外连接都具有同样好的性能，尽管目前有关外连接基台的信息内容更为丰富。在美学区，建议采用具有固有内连接的骨水平种植体，以取得良好的美观效果。如果在美学区使用氧化锆基台，建议选择带有金属部件的基台，以免氧化锆和种植体直接接触。牙科医生在选择基台时应牢记：一体式内连接的氧化锆基台具有折裂的风险，折裂后难以处理且可能损坏种植体的内螺纹。不论何种连接类型，都应按照制造商建议的预定扭矩数值上紧所有基台。强烈建议使用同一种植体厂商制造的基台和组件，以免发生不可预见的机械并发症。个性化基台是美学区粘接固位修复的首选，尤其是在种植体和牙冠直径差异很大，以及植入位置与计划的理想位置有所不同的情况下。否则，选择标准基台也是可行的。

在美学区和薄黏膜的可见区域，氧化锆是避免黏膜变色的首选基台材料。金属基台可用于非美学区以及厚软组织生物型。氧化锆基台的壁厚应不小于0.5mm，并且基台应按照标准化流程制造。表面不应过度抛光。基台表面的理想粗糙度约为0.2μm。

（雷晨　汤春波）

扫一扫即可浏览
参考文献

12

种植上部结构以及种植体周围/修复体界面

Superstructure and Peri-Implant/Restorative Interface

/ Arndt Happe, Pascal Holthaus

226

对于行使功能的种植体，它们必须穿过口腔黏膜并与口腔相接触。即形成了连接外部环境与种植体内部组分之间的穿龈结构。细菌的入侵会损害种植体的初期骨结合和长期成功，为了防止细菌入侵，组织结合的关键要素就是形成长期有效的屏障。这要求活体组织和外来结构（例如种植体）之间形成有效的结合。因此，软组织结合与骨结合一样，是种植体成功的关键因素（图12-1）。

种植体周围软组织与修复体之间的界面对软组织结合非常重要。这是种植修复体的区域，是基台与二段式骨水平种植体连接的部位，也是种植体组成部分、材料、表面和组织聚集在一起的地方。这个界面的设计对于种植修复体的长期稳固和持久美观至关重要。即使种植体植入位置完美、手术过程细致，不利的上部结构设计也会影响最终结果。如图12-2所示的病例，薄软组织处呈现典型的牙龈软组织变灰，影像学上表现为不理想的基台设计。

各种因素已经被确定与种植体周围组织相互作用，或影响牙槽骨的垂直位置，以及种植体周围软组织的维度和位置，包括：个体牙龈生物型、种植体周围组织的质量、修复环境和基台特征（包括种植体–基台连接）[1-5]（请参见第11章）。本章具体讨论上部结构的制作。

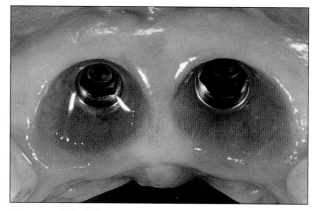

图12-1 / 该种植体周围组织无刺激。

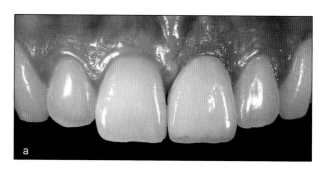

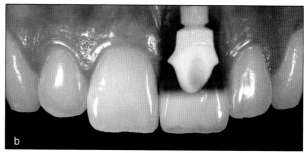

图12-2 /（a）21位点典型的软组织变灰。（b）叠加X线片也显示了角度非常大的基台设计。

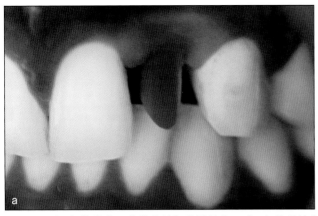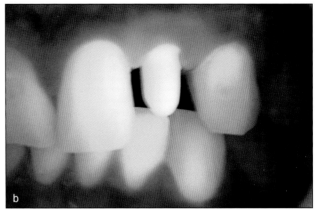

图12-3 /（a）紫外光下非荧光的氧化锆基台。（b）荧光基台提高了黏膜的亮度。

金属烤瓷与全瓷的对比

全瓷修复体现在是美学区修复治疗的标准，氧化锆全瓷基台已成功应用于临床。尽管如此，许多从业者仍然喜欢已经使用了几十年的金属烤瓷（PFM）修复体。对于较厚的牙龈组织类型来说，这并不是问题。Bressan[6]的临床试验显示，尽管金属基台会导致更为明显的变色，但所有基台材料（例如金、钛、氧化锆）基本上都会导致软组织可见的变色。

在一项包含30名患者的前瞻性随机对照试验中，将种植体上部PFM修复体与全瓷修复体进行对比[7]。结果表明，两种材料都会引起颜色变化。然而，全瓷修复体的效果明显优于PFM修复体。一些关于荧光染色氧化锆或表面饰荧染瓷粉氧化锆基台的研究结果表明，借助这些措施可进一步改善基台的光学特性[8-9]（图12-3）。

关于生物学反应，一篇系统综述[4]得出结论：钛和氧化锆可以引起相似的组织反应，甚至可以使用铸造金基台，因为它们不会导致牙槽骨吸收或不良的组织反应。将个性化氧化锆基台粘接于金属基底上，既具有金属的强度又结合了氧化锆的美学特性（请参见第11章）。

螺丝固位与粘接固位的对比

许多学者报道了修复体粘接后，滞留在种植体周围组织中的残余粘接剂和种植体周围炎的关系[10-11]。一篇讨论种植体上部结构是选择粘接固位还是螺丝固位的系统综述得出结论：螺丝固位的修复体与技术性并发症更相关，而粘接固位修复体会导致更多的（有时严重）生物学并发症，并可造成种植体脱落[12]。值得注意的是，大多数纳入研究的修复体是将牙冠粘固在预制基台上。而当使用个性化的解剖成形基台时，可以定位粘接的边缘，因此很容易去除多余的粘接剂，风险显著降低[11]。

如果可能的话，作者建议使用螺丝固位冠（图12-4），或选择个性化基台用于粘接固位冠，并彻底清除所有的黏膜下粘接剂。

对于螺丝固位的修复体，使用氧化锆基台和二硅酸锂全解剖冠来替代烤瓷冠是可行的。对于前磨牙区等微笑时可见的美学区，出于经济或美观方面的考量，该做法是可取的。采用颌面螺丝开口的牙冠代替传统的口内粘接牙冠。也可以在加工中心完成牙冠与基台粘接，以免造成粘接剂残留。使用全解剖压制或研磨的二硅酸锂修复体的

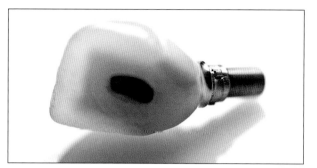

图12-4 / 带饰面氧化锆框架的螺丝固位中切牙牙冠。它已经被粘接在钛基底上。

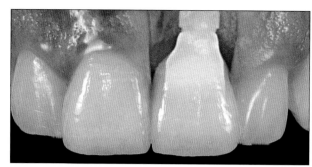

图12-5 / 将X线片叠加在临床照片上，可以观察到和谐的基台设计，基台在深部结缔组织区是缩窄的。

优点是，它比氧化锆具有更好的光学性能，并且比传统的表面饰瓷的金属烤瓷冠具有更高的抗断裂强度。另外，氧化锆或二硅酸锂全解剖冠也可以直接在钛基底上制作。

穿龈轮廓

穿龈轮廓表示种植修复体穿出的位置。基台的功能是作为从种植体的几何直径到牙冠的解剖穿龈轮廓的三维（3D）过渡。因为种植体的直径通常比修复体穿龈区域要小，基台需要向外呈锥形外展以保证牙冠正确的形态。此外，可以通过调整穿龈轮廓来调节软组织，例如利用修复体对软组织施加压力以塑造其解剖外形（图12-5）。

因为任何想要的基台形状都可以通过现代的工作流程来实现，出现新的问题时基台理想的穿龈轮廓是怎样的。假设临床牙冠只有一个正确的位置（已经通过美学分析或蜡型预先建立起来），种植体肩台的三维位置对基台的宏观几何结构至关重要。基台的形状是由所需牙冠的位置和种植体肩台的位置所决定的（图12-6）。

种植体深度与软组织厚度至关重要。如果软组织很薄或种植体深度不足，那么几乎没有可用的垂直空间来塑造穿龈轮廓。如果种植体植入很

深，那么就有很多的高度用于塑造穿龈轮廓，但是微间隙也会很深，这可能会引起因吸收而造成的组织破坏，并导致组织退缩。作用于种植体周围软组织的力量通常随着种植体植入深度的不同而改变（图12-6a）。

如果种植体位置过于偏向唇侧，则唇侧组织只可微量调节，软组织无法再通过修复体而受到影响（图12-6b）。如果种植体太偏腭侧，则可能形成唇侧悬突，悬突只有底部与组织有接触，还可能形成缝隙导致菌斑聚集（图12-6c）。当种植体植入深度较深时，这种效应会减弱。

在种植体邻面，建议用基台施加压力来支撑邻间软组织，或甚至将其挤压至牙乳头类的结构。而唇侧的情况通常不同。凹形形状可能有利于避免唇侧软组织的额外压力，从而避免组织变薄或软组织尖端位移[13]（图12-6d、e）。

明智的做法是从软组织区开始时基台较窄，仅在2mm后将基台向外逐渐呈锥形扩展，以减少一般情况下基台放置后对软组织尤其是结缔组织区的压力，并为组织和血管预留出空间[13]（图12-7）。在临床试验中，O形环状轮廓（即基台处的圆形凹槽或凹痕）没有显示出对种植体周围软组织有任何影响[14-15]。

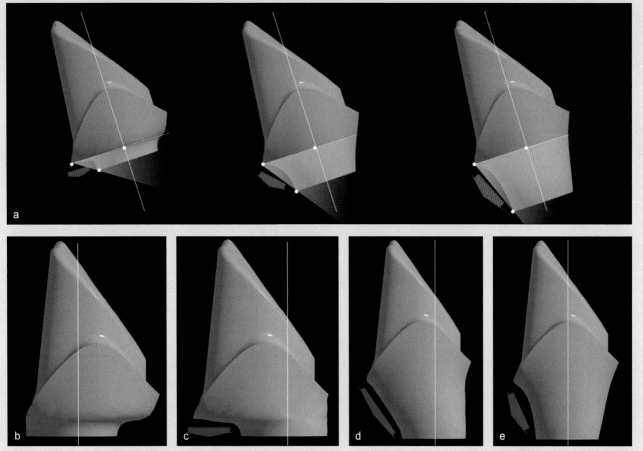

图12-6 /（a）当牙冠位置相同时，不同的种植体深度导致不同的基台设计和软组织上不同的压力矢量。（b）如果种植体植入的位置太深且太偏唇侧，则唇侧软组织无法调节。（c）如果种植体植入的不够深且太偏腭侧，结果会产生一个矩形的"阳台"结构以及一个作用于牙龈顶点的压力矢量。（d）该基台的唇侧外形偏凸。（e）该基台的唇侧外形偏凹，为软组织预留更多空间。

图12-7 /（a）打磨过的穿龈轮廓的模型。穿龈轮廓从靠近种植体肩部的地方开始时偏窄，直到接近解剖穿龈轮廓的边缘时才变宽。（b）带有钛粘接基台（Straumann骨水平种植体）的穿龈轮廓。

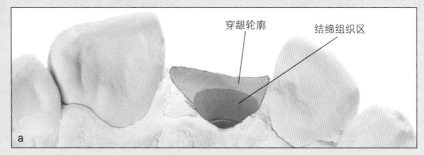

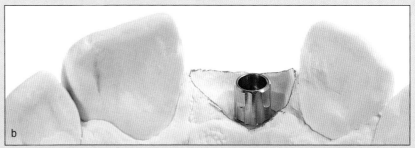

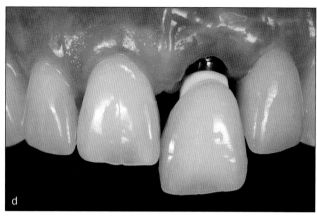

图12-7（续）/（c、d）钛基底上的螺丝固位种植一体冠（Camlog Screw-Line种植体）。同样的，基台在靠近种植体肩台区的形状是狭窄的，然后越接近边缘时解剖形态越外展。

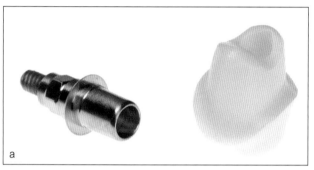

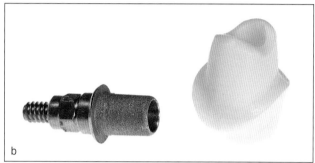

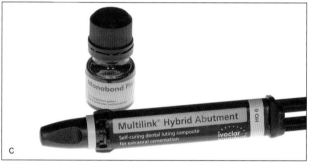

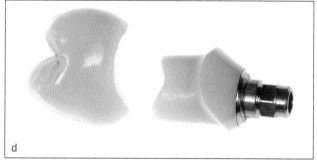

图12-8/（a）钛粘接基底和CAD/CAM制作的氧化锆基台（Xive，Dentsply Sirona）。（b）钛基底和氧化锆部分的粘接界面经过空气微粒喷砂，以确保最佳粘接力。（c）粘接材料（Multilink Hybrid Abutment）和预处理剂（Monobond Plus）。（d）制作完成的二硅酸锂冠和复合基台。

设计穿龈轮廓和制作个性化基台

目前，几乎所有种植系统都能够提供可以与氧化锆基台粘接的金属基底。各种粘接剂均可使用，也已经通过临床测试。作者具有多年使用Panavia 21（Kuraray Dental）搭配Alloy Primer和Clearfil Ceramic Primer（Kuraray Dental）以及Multilink Implant或Multilink Hybrid Abutment（Ivoclar Vivadent）搭配预处理剂Monobond Plus（Ivoclar Vivadent）的经验。部件的良好就位以及粘接表面的喷砂显著加强了不同部位之间的粘接[16]（图12-8）。

病例1：螺丝固位单冠

如果用预先制作的个性化印模杆对单颗种植体进行取模，印模杆的几何外形可以被精确地转移到模型上（图12-9a、b）。为了获得解剖上的

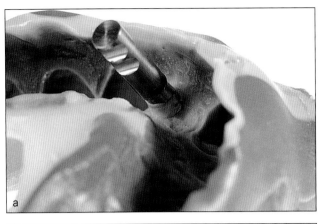

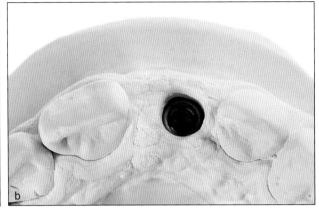

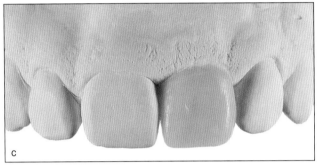

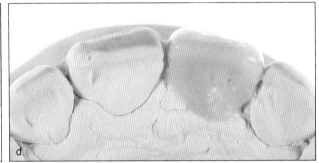

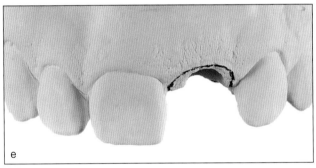

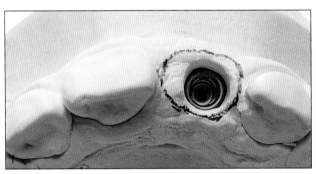

图12-9 /（a）硅橡胶取模。替代体已经被拧至转移杆上。（b）种植体的位置被转移到模型上。穿龈轮廓是几何的而非解剖的。（c、d）21的蜡型制备。（e、f）用铅笔将穿龈轮廓画到模型上。（g）雕刻穿龈轮廓。

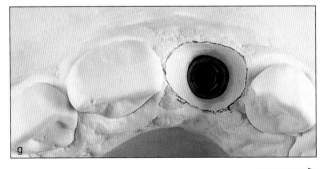

穿龈轮廓，与所有修复方式一样，在制作种植体全冠过程中制作蜡型或试戴是必要的。通过蜡型来确定修复体正确的尺寸和位置，同时塑造合适的穿龈轮廓。被替代的牙齿的解剖形态可以用铅笔或者手术刀片画在模型上（图12-9c~f）。在这个轮廓内，用雕刻刀将种植体颈部以上修成漏斗状以形成一个良好的解剖外形（图12-9g）。插入金属粘接基底，并按照牙体预备的外形在上面制作氧化锆基台（图12-9h~n）。通过硅橡胶导模检查基台的设计和边缘形态是否合理（图12-9k、l）。

图12-9（续）/（h）穿龈轮廓内的粘接基底。（i、j）数字化制作基台的截图。（k、l）将蜡型取模后的硅橡胶导模戴入模型上检查氧化锆基台的尺寸和方向是否合适。（m）对氧化锆基台染色。（n）基台呈现荧光特性，能在紫外光下显色。（o）修复体完成后。研磨模型刻除唇侧部分石膏，但在临床上修复体会将软组织向唇侧略微挤压以塑造更美观的穿龈轮廓。（p）用螺丝刀将螺丝固位一体冠与金属基底连接。

当氧化锆基台试戴合适后才能将其永久粘接到金属基底上（图12-9o、p）。在中间的烧结过程和未烧结试戴过程中，基台只能用临时粘接剂进行粘接，以便于口内试戴。螺丝固位种植体冠机械性能持久且非常美观。由于没有粘接剂残留的风险，因此远期预后较好。

病例2：两颗螺丝固位单冠

本例的操作流程（图12-10）和病例1基本一致，但两颗种植体间只有3.5～4mm的软组织高度。这意味着两个单冠间的邻接点的位置要在这个高度以内。可以通过制作临时修复体进行塑形，使得软组织进一步成熟。6个月之后，软组织稳定，几乎不会再发生变化。

病例3：种植体支持的单冠和邻牙贴面

天然牙和种植牙联合修复（图12-11）对于临床医生来说始终是一个很大的挑战，因为全瓷冠在不同的底物（例如预备后的天然牙和种植体基台）上会呈现出不同的美学效果。可以先把贴面放置在邻牙上，再对种植体全冠进行比色。

本例未使用预成的粘接基底，而是使用了预先制作的个性化钛基台作为粘接基底（图12-11g、h）。相较于CAD/CAM粘接基底，这种设计增加了固位面积。但是，这种方法无法使用基台设计软件，因为没办法把个性化的粘接基底的数据导入到软件中。软件中只有种植体厂商的CAD/CAM粘接基底的工程学数据。用模型树脂制作蜡型，在调整后的粘接基底上进行基台设计，对于螺丝固位的前牙单冠，从唇面开始制作，类似于贴面预备，可以获得良好的解剖外形。对于螺丝固位设计，应尽量在氧化锆上而不在金属烤瓷冠上预备螺丝孔开口，原因是使用螺丝刀时倾斜可导致崩瓷的发生。对于粘接固位设计，应该用模型树脂制作一个经典的基台代型。

接下来对模型进行两次数字化扫描。先只扫描个性化粘接基底，然后将丙烯酸树脂制作的氧化锆模型放置其上进行扫描（图12-11i、j）。将实物模型和数字化相结合的优势在于，可以在石膏模型上准确检查修复体的边缘形态和解剖结构——尤其针对解剖型基台设计。

在烧结之前，对氧化锆材料进行染色。荧光基台基底有很好的支持作用，尤其可以增强薄龈生物型患者牙龈色泽的明亮度。试戴过程中，首先将种植修复体顺利就位，再试戴邻牙的全瓷贴面是一种有效的方法，可以简化邻接面的调改。但有关戴牙顺序也有另外一种相反的看法，认为应该先戴天然牙的修复体，因为在种植修复体未戴入前天然牙修复体的粘接剂比较容易清除。

病例4：龈上粘接的种植修复体

233

由于大多数种植系统不提供预成的全瓷基台，小直径种植体的全瓷上部修复往往比较复杂。因而图12-12展示的病例将预成型的钛基台调改成粘接基底，使得坚固的氧化锆能固定在其上。由于传统的钛基底氧化锆基台不能保证材料的厚度（尤其在邻间），本例在氧化锆基台的基础上制作一个贴面，仅覆盖在唇侧螺丝孔开口位置。烧结之后，在这个较大的氧化锆基台表面额外覆盖一薄层高荧光性的全瓷材料（图12-12e）。这一方面修饰了基台的底色，另一方面也增强了粘接力。这种修复方式保证了种植体上部结构是全瓷材料。此外，贴面边缘位于龈上，能有效防止粘接剂进入龈沟内而难以清除干净。

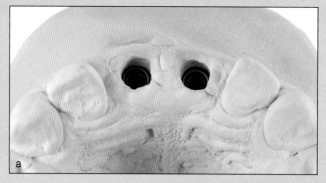

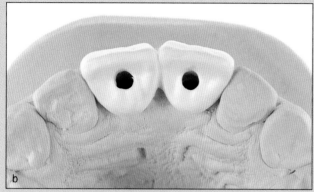

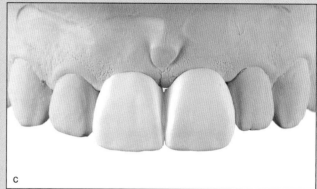

234

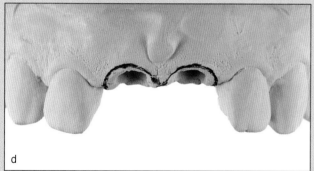

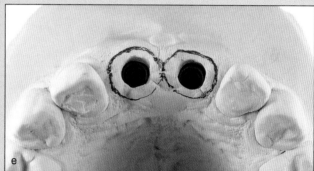

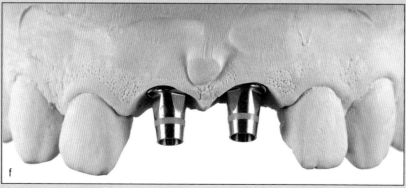

图12-10 /（a）上颌两颗中切牙的种植模型。（b、c）在模型上进行蜡型制备。（d、e）转移到模型上的穿龈轮廓。（f）模型上的钛基底。

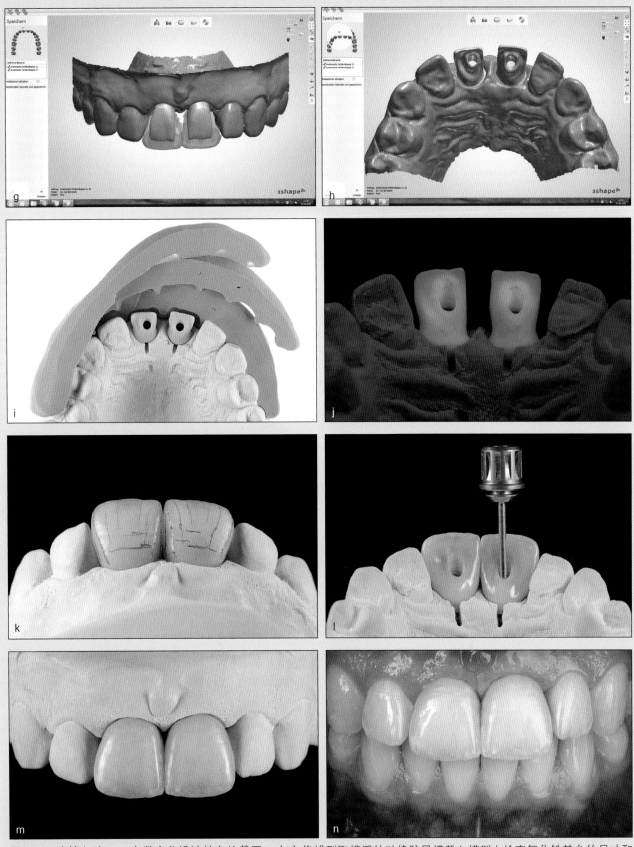

图12-10（续）/（g、h）数字化设计基台的截图。（i）将蜡型取模后的硅橡胶导模戴入模型上检查氧化锆基台的尺寸和方向是否合适。（j）紫外光下的基台呈现出荧光特性。（k）刻画表面形态。（l）螺丝刀用来确认舌面螺丝开口方向。（m）上部结构完成。（n）修复体戴入几天后的口内照。（手术由A. Happe完成；修复由B. van den Bosch完成；技工工作由P. Holthaus完成）

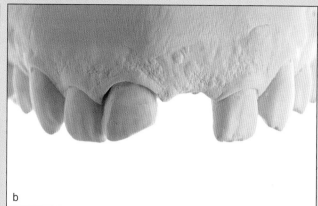

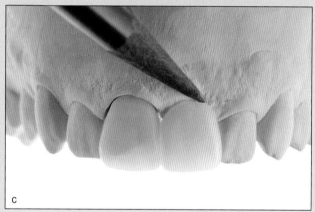

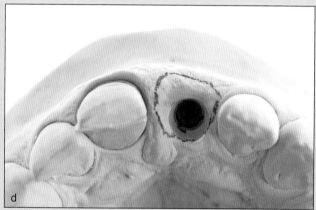

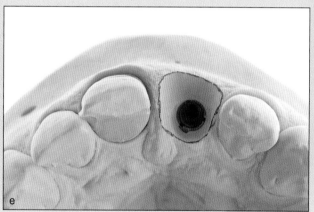

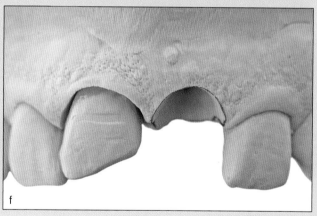

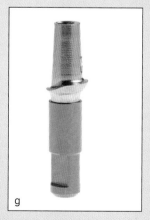

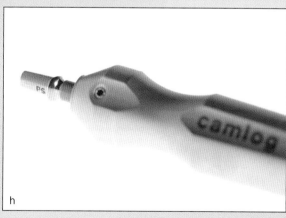

图12-11／（a、b）21种植体和11贴面预备后的模型。（c）制作蜡型转移穿龈轮廓。（d）模型上的解剖轮廓。（e、f）雕刻穿龈轮廓。11的代型可被取下。（g）在替代体上预制的钛基台。（h）研磨基台的把手。

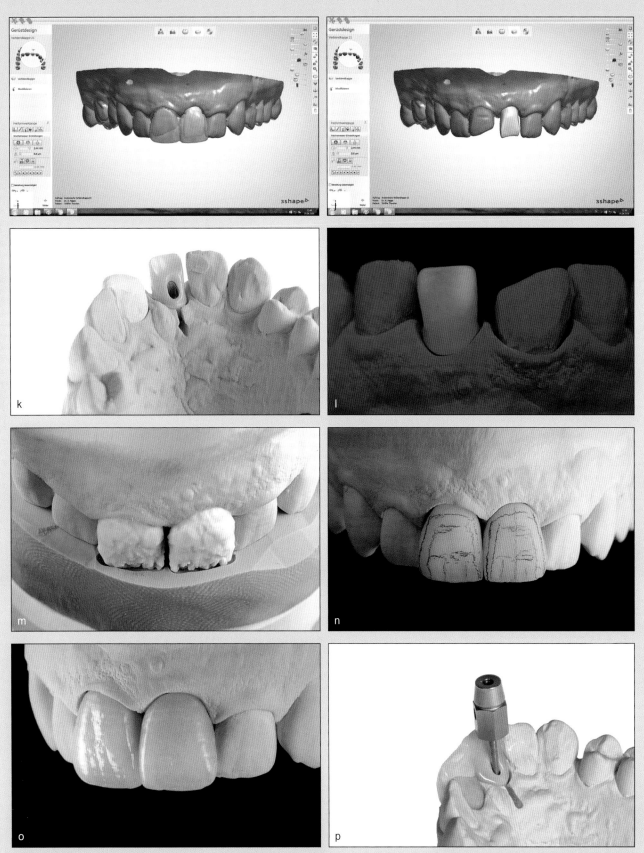

图12-11（续）/（i、j）数字化基台设计过程的截图。（k）在相应的钛基台上最终完成的氧化锆基台。（l）紫外光下基台呈现荧光特性。（m）在堆瓷过程中，将蜡型取模后的硅橡胶导模反复戴入模型上检查形态。（n）刻画表面形态。（o）贴面和种植体全冠表面进行高度抛光。（p）用螺丝刀确认舌面螺丝开口的方向。

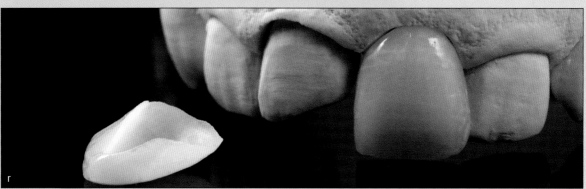

图12-11（续）/（q）贴面和粘接到钛基台上的种植体全冠。（r）位于模型上的种植牙冠。（s、t）无和有偏振滤光下的口内照以反映修复体的内部结构特征。

238

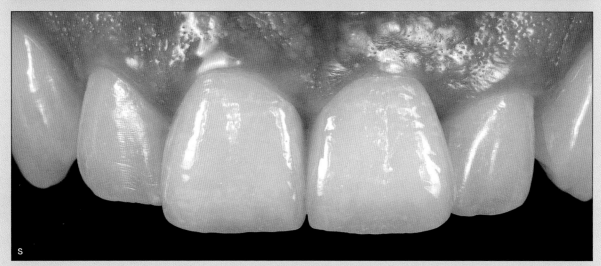

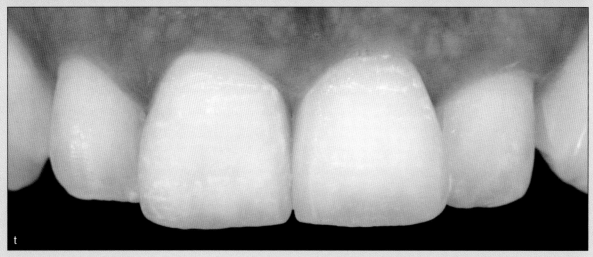

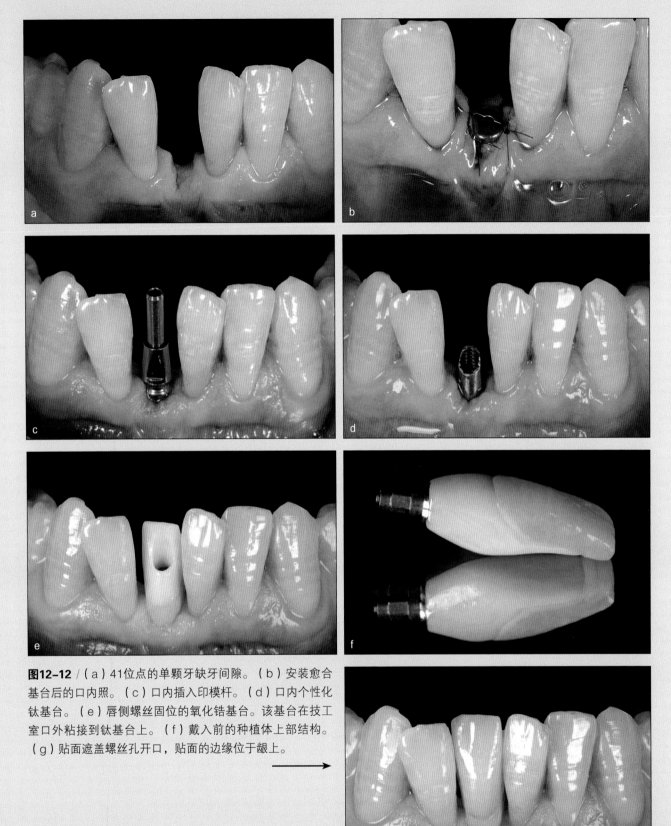

图12-12 /（a）41位点的单颗牙缺牙间隙。（b）安装愈合基台后的口内照。（c）口内插入印模杆。（d）口内个性化钛基台。（e）唇侧螺丝固位的氧化锆基台。该基台在技工室口外粘接到钛基台上。（f）戴入前的种植体上部结构。（g）贴面遮盖螺丝孔开口，贴面的边缘位于龈上。

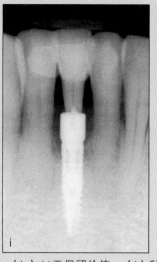
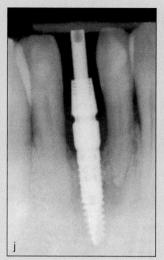
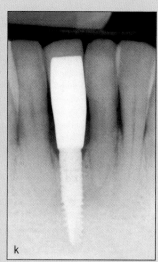

图12-12（续）/ X线片的对比。（h）41无保留价值。（i）种植体骨结合良好。（j）插入转移杆。（k）上部结构完成。（手术和修复由A. Happe完成；技工工作由A. Nolte完成）

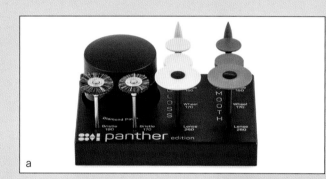
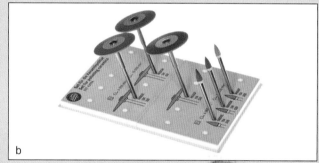
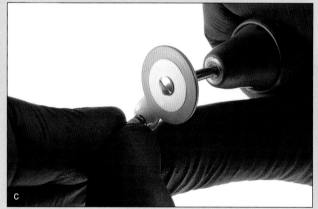
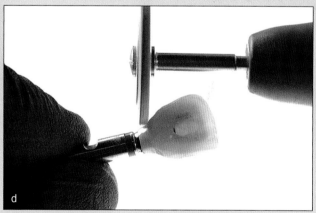
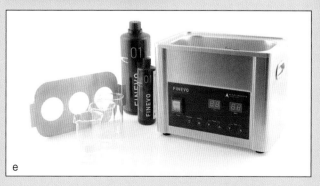

图12-13 /（a）研磨氧化锆基台的抛光设备。（b）安装在手机上的抛光橡皮轮。（c、d）所有基台穿龈部分使用蓝色、红色和灰色抛光轮依次进行抛光。（e）基台清洗的商品化产品。

表面处理

对于CAD/CAM制作的氧化锆基台，位于龈下部分的表面结构非常重要。基台表面要保证一定程度的粗糙度，使得软组织能够紧密地附着在基台上。光泽高的抛光表面引导上皮长入而非结缔组织附着[17-18]。临床上，光泽高的抛光氧化锆基台相较于研磨的钛基台，探诊深度更深，探诊出血更多[19]。因此为了制作出在形态上和粗糙度上接近研磨钛基台的表面，必须按顺序使用不同粗糙度的橡皮轮进行抛光。特殊的抛光器械也被用来对基台进行表面处理（图12-13a）。作者们使用的是含有金刚砂橡皮抛光轮的一套全瓷抛光设备4326A.104（Komet Dental，Brasseler）（图12-13b~d）。如果按顺序进行抛光（蓝色，红色，灰色），表面会呈现出高度抛光，同时有大约0.2μm的粗糙度，接近于研磨钛基台的表面粗糙度。为了实现这一点，我们要使用13000r/min、约1N的力量（相当于约100g）进行抛光[20]。

抛光完成后，彻底清洁基台以去除其上的玷污层和污染物。将基台超声荡洗5分钟后用喷砂机（隔5cm）大约600kPa喷砂10秒[20]。这一套基台清洗设备目前已有商品化产品（图12-13e）。

（汪乔那　刘琳　汤春波）

扫一扫即可浏览
参考文献

241

13

并发症
Complications
/ Arndt Happe, Gerd Körner

各种并发症均会对前牙区种植修复体的美观、生物学功能产生不利影响。以下列出的是成功的关键因素，忽视这些有可能造成失败：

- 种植体的正确三维（3D）位置。
- 合适的骨结构和稳定的骨量。
- 足够的软组织厚度和质量。
- 软组织轮廓的塑形和维持。
- 基台和修复体的穿龈轮廓、材料和表面。

并发症的出现通常可以归因于几个关键因素。例如在图13-1所示的病例中，种植体植入位点过于偏唇侧。种植体的直径较大，为5mm，而骨量以及软组织厚度和质量均不足。图13-2的病例展示了由不均匀的软组织轮廓和种植体暴露所导致的美学失败。此外，种植体是在患者生长期植入的，这意味着随后的颌骨生长将导致种植体周围垂直向组织的不足。另外，患者的前庭组织太薄，种植体植入过于偏唇侧。

种植体的位置不良

典型的错误是种植体的植入角度过大或过于偏向唇侧。图13-3所示的病例说明了这一点。此外，对于该侧切牙区，种植体5mm的直径过大，进一步加剧了问题。这使得种植体明显位于牙槽嵴的轮廓之外。过大的角度往往源自不充足的

骨量。种植体的轴向与局部骨组织情况相适应，而不是受未来修复体所导向。骨量不足也往往造成种植体植入过深（即种植体的颈部位置太深）（图13-4和图13-5）。这些不良结果突出了导板的使用以及正确选取种植体植入位置的重要性。然而，正确的植入方向往往只有与骨增量一起才能实现。上述情况通常只能通过取出种植体并重新植入新的种植体来纠正。Grunder等[1]首先提出了美学区生物学宽度、软组织和种植体位置之间的生物学联系，并在他的书中进行了详细描述[2]。

图13-6显示了完整的计划对于前牙区种植的重要性。在一次外伤事故后，患者在外院分别于12、21、22位点植入了3颗种植体。不到2年之后，因对其美学效果不满意而要求重新治疗。她表现出的决心也让我们意识到口腔审美的主观性以及美观对人们的影响究竟有多大。作为临床医生，我们身负着多么重大的责任！

美学分析显示了该病例几个明显的缺陷：软组织轮廓不自然；天然牙（即尖牙和右侧中切牙）处有组织退缩；12位点的种植体植入深度不够；左侧种植体之间龈乳头缺失，未进行或未成功完成软硬组织的重建。上部结构未能模仿天然牙，透过软组织可看到软组织水平种植体的颈部外形。在向患者提供了治疗建议后，我们决定拔除3颗种植体，根据天然牙周围的缺损情况进行软硬组织重建并植入新的种植体。首先进行左侧

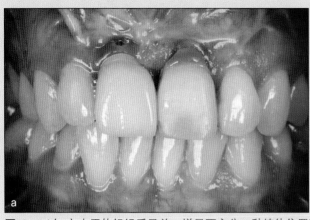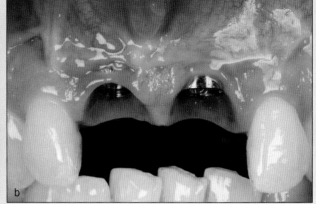

图13-1 /（a）由于软组织质量差、增量不充分、种植体位置不理想而造成的钛显露，从而导致美学失败。尝试对21种植体颈部进行龈瓷掩饰性修复。（b）上部修复体拆除后的情况。21种植体颈部暴露，11种植体软组织穿孔。

图13-2 / 生长期植入种植体引起的美学失败。

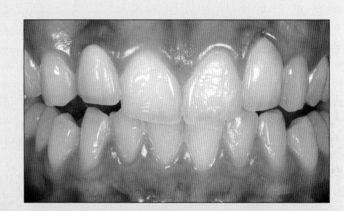

245

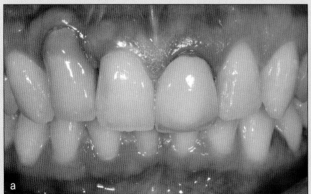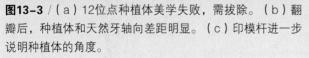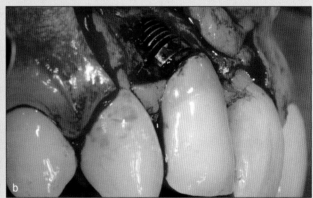

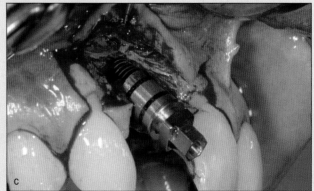

图13-3 /（a）12位点种植体美学失败，需拔除。（b）翻瓣后，种植体和天然牙轴向差距明显。（c）印模杆进一步说明种植体的角度。

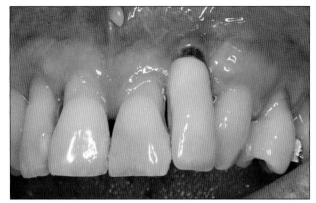

图13-4 / 种植体位置不佳合并种植体直径过大导致22位点种植体美学失败。

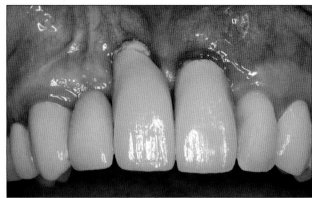

图13-5 / 骨增量不足且种植体位置不佳造成的上颌中切牙美学失败。

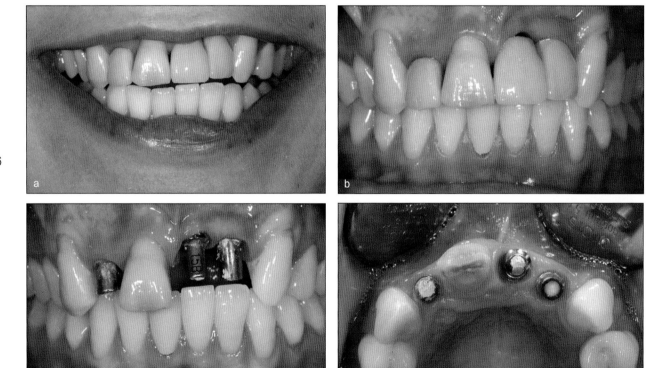

图13-6 / （a）种植体美学失败。患者对其微笑不满意。（b）12、21、22位点种植体状态的口内照，尖牙和11处存在组织退缩。（c、d）去除种植体修复冠后的情况。

种植体间软组织的处理。需要与患者特别说明的是，在两颗种植体间进行三维骨增量未必能获得满意的龈乳头重建效果[3]。治疗完成后，该区域仍有一定程度的吸收萎缩；所幸患者表示接受，因为总体情况得到了改善。

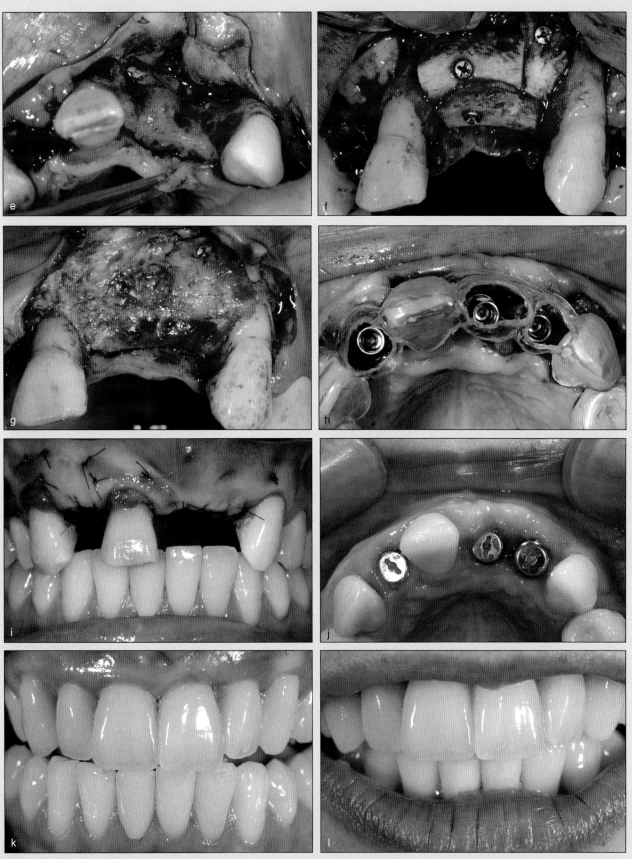

图13-6（续）/（e）种植体取出后6周的情况。21、22位点有明显的三维骨缺损。（f）取磨牙后区的骨块对21、22处进行骨增量。（g）骨增量后4个月的移植区。固位钉将被移除。（h）以修复为导向的导板下种植。（i）上皮下结缔组织移植进行软组织增量。（j）非埋入式愈合数周后的状况。（k）修复后的临床观察。（l）微笑照。（外科和修复由A. Happe完成；技工工作由A. Nolte完成）

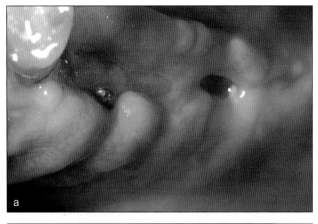
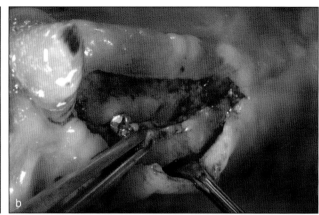
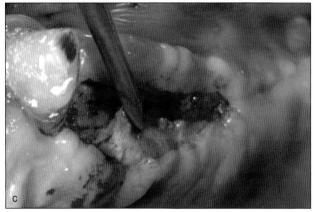
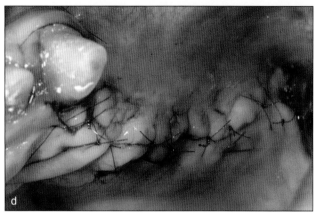

248

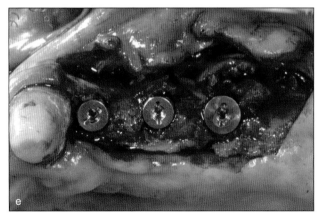

图13-7 /（a）自体骨移植后几周出现创口开裂。（b）切除伤口边缘，并清除移植材料，从腭侧转结缔组织瓣。（c）腭部来源的结缔组织瓣覆盖创面。（d）此外，颊侧来源的黏骨膜瓣与腭侧组织瓣一起，形成对创面的双层覆盖。（e）种植体按计划植入愈合的骨组织中。

硬组织并发症
骨开裂

    骨增量后的典型并发症是骨移植材料的暴露。早期覆盖骨移植材料是手术成功的基本要求，而暴露则可能意味着材料的部分或全部丧失。暴露的原因可能有多种，例如瓣的张力过大，临时修复体的机械刺激，或瓣的血运障碍[4-5]。开裂通常发生在骨增量术后的1~3周，而由临时修复体的压力引起的开裂也可能稍晚出现。

    不应立即进行手术干预；在伤口边缘愈合成熟前是无法成功进行手术的。应指导患者在该区域局部涂抹氯己定凝胶，待软组织成熟，再对该部位进行新的手术覆盖。术中去除感染的膜或替代材料，清除暴露的骨材料，并用盐水彻底冲洗。然后可以尝试用未感染区的松解瓣和附加结

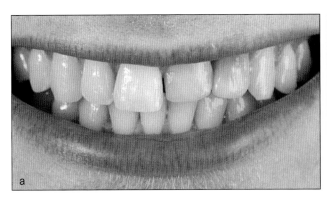
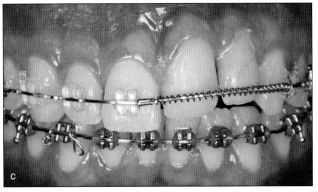
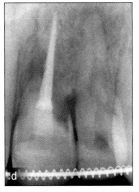

图13-8 / （a）治疗开始前的微笑照。上颌左侧前牙因外伤造成牙根固连。（b、c）治疗开始时的微笑照和口内照。（d）治疗开始时的X线片，中切牙的外吸收更明显，侧切牙则呈现早期吸收。

缩组织皮瓣重新形成软组织覆盖（图13-7）。然而，植骨或骨替代材料的暴露，往往导致材料的部分损失和更严重的吸收，因此最终获得的骨增量体积通常是不足的。

吸收

即使术后软组织愈合不复杂，也可能发生高于平均水平的吸收。这可能是由机械刺激，例如临时修复体的压力，或由炎症过程或其他未知原因的组织反应引起的。图13-8展示了一个涉及严重水平向骨吸收的、更复杂的情况。患者在儿童时期上颌左侧前牙受外伤，导致牙根固连及后续牙根外吸收。颌骨发育过程中，这种牙根固连导

致典型的牙齿滞留，以至于软组织边缘轮廓不规则，上颌左侧前牙表现为垂直方向上的短缺。

待患者生长发育完全后进行种植治疗。在X线片上仍能观察到上颌左侧侧切牙牙根附着，故借助正畸治疗拉出以将皮质骨向冠方移动。拔牙时，运用拔牙窝封闭技术以尽可能保存多的组织。牙槽骨完全愈合后，使用Khoury技术进行三维骨移植。尽管愈合不复杂，但在骨愈合阶段发生了更严重的骨吸收。通过第一次自体骨移植改善了垂直向骨缺损，按计划可以植入两颗种植体。不过，必须进行额外的第二次骨增量术以弥补水平向骨缺损。最终获得可接受的结果，但相邻种植体间仍出现了典型的龈乳头丰满度不足的情况。

图13-8（续）/（e）正畸牵引侧切牙以改善垂直向组织情况。（**f**）牵引出22后牙槽突完全愈合，拔除21和22并进行软组织移植。图为进行骨增量之前的愈合情况。（**g**）牙槽嵴的三维重建：采用骨板和骨片行自体骨移植。（**h**）用薄骨板和接骨螺钉封闭植骨区。（**i**）术后愈合3个月，水平向骨量明显不足。（**j**）翻瓣后，存在较多水平向骨吸收。（**k**）种植体分别植入21（直径3.8mm的种植体）和22（直径3.3mm的种植体）位点。（**l**）用GBR膜和骨替代材料进行水平向骨增量。

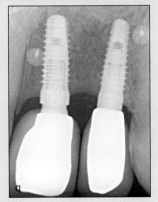

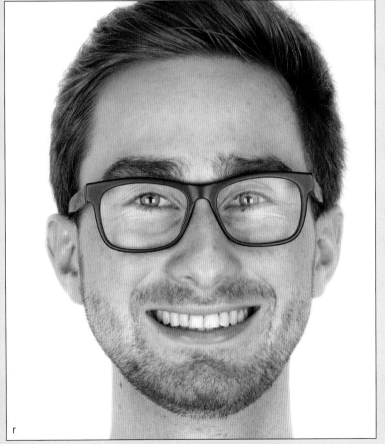

图13-8（续）/（m）用两颗钛钉在唇侧固定膜，并用缝线固定在腭侧。（n）重建组织并完成上层修复后的最终口内照。（o、p）修复后的局部侧面照和微笑照。（q）治疗完成后的X线片（侧切牙种植系统不允许平台切换）。（r）最终面部照。

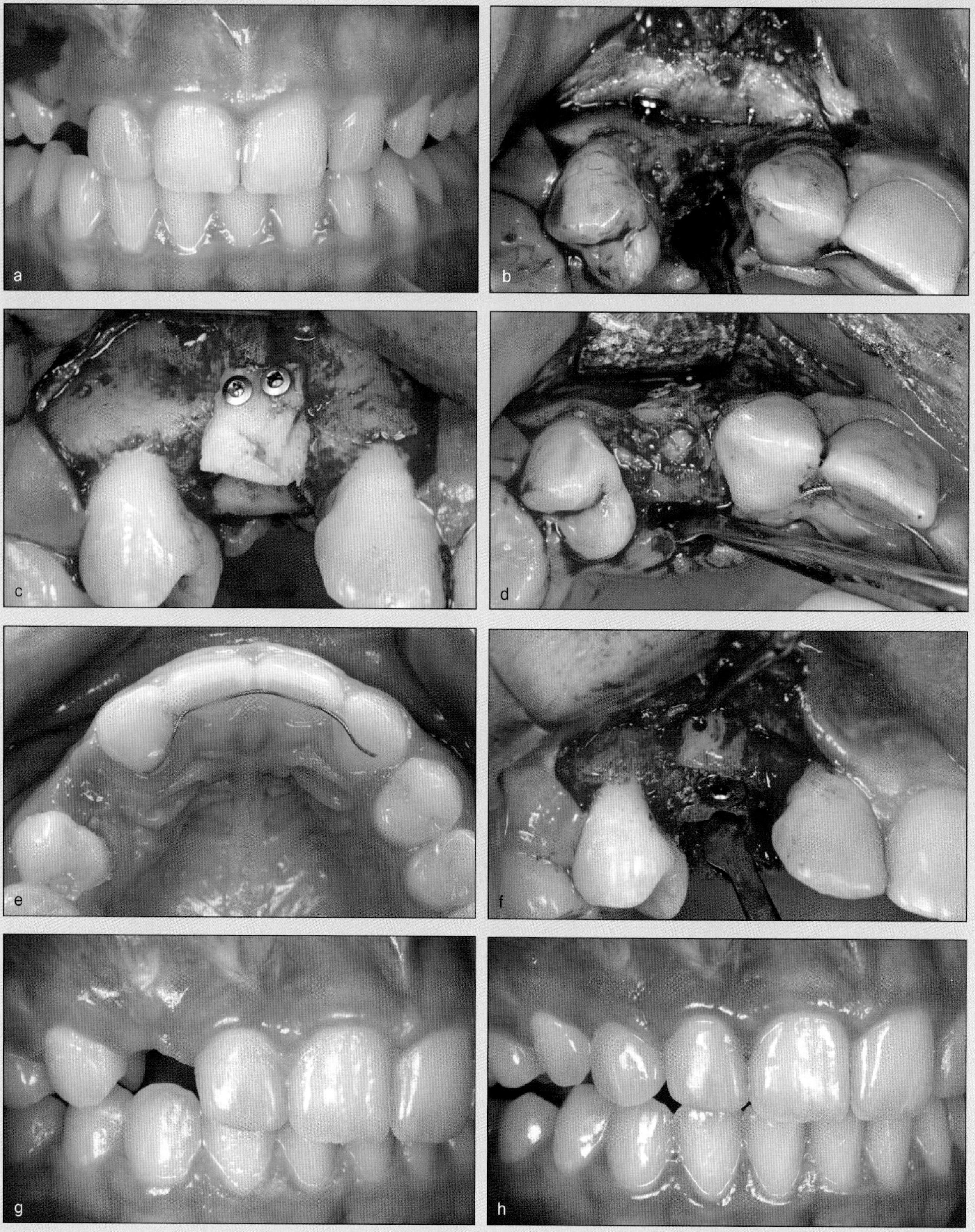

图13-9 /（a）13位点增量失败的临床表现。（b）13位点的骨缺损。钛钉暴露，唇侧和腭侧骨板缺失。（c）用自体骨板重建颊腭侧骨板。（d）骨板之间的空间由颗粒状骨移植物填充。（e）移植术后12周的愈合情况。（f）骨移植物结合良好，13位点成功植入一颗直径3.8mm的种植体。（g）二期手术前，牙槽突已成功重建。（h）修复后的状态。➡

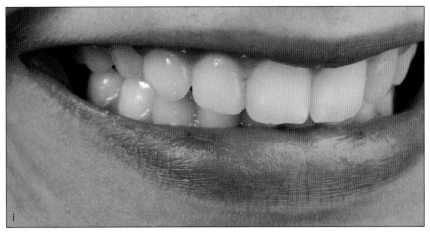

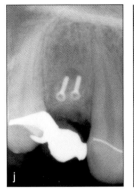
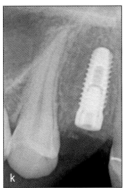

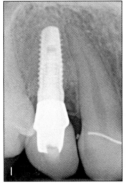

图13-9（续）/（i）
治疗完成后微笑照。
（j）骨增量后的X线
片。（k）种植体植入
后的X线片。（l）修
复完成后6个月的X线
片。（m）最终面部
照。

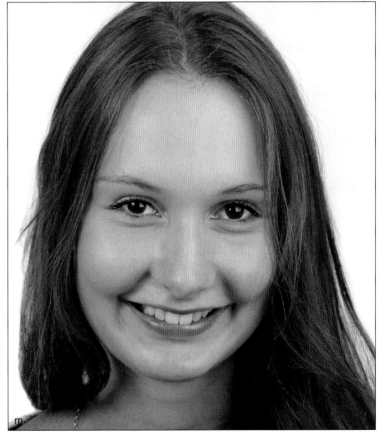

增量失败

引起增量失败的原因很多。除了前文中提到
的由刺激或炎症引起的软组织并发症和吸收外，
还可能由于骨替代材料的潜力常常被高估，或未
能根据适应证来选择移植材料[6]。第9章中描述了

不同技术的局限性。图13-9所示的病例在上颌
右侧尖牙区使用小牛骨替代材料和胶原膜进行增
量，却以失败而告终。由于唇侧骨板和腭侧骨板缺
失，呈现明显的三维骨缺损，在垂直方向上尤为明
显，故该缺损只能通过自体骨移植来治疗。因此，
该病例采用了Khoury的骨板技术重建缺损[7]。

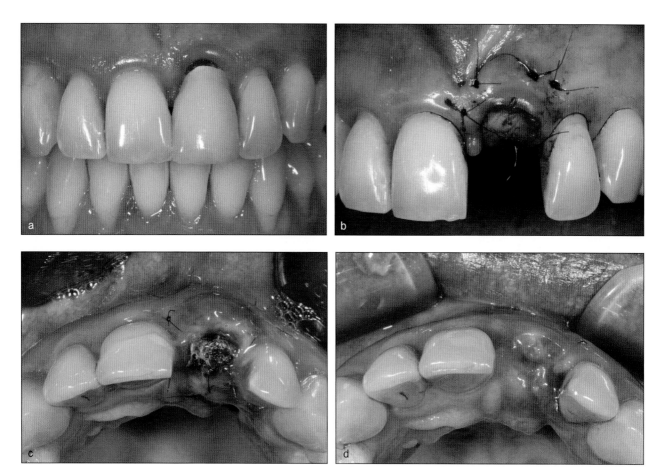

图13-10 /（a）术前情况，21无保留价值。拔牙前可见软硬组织退缩。（b）拔除21并用腭侧结缔组织瓣（CTG）行牙槽窝封闭术。（c）1周后移植物表面坏死，周围组织发炎。（d）术后2周愈合。

软组织并发症

与牙槽嵴保存相关的并发症

　　游离或带蒂的软组织瓣现被用于牙槽嵴保存的外科技术。其中，带蒂的软组织移植瓣体积稳定性似乎更好[8]。使用这两种技术，创面愈合障碍且移植物完全坏死的情况很少见[9-10]。创面愈合障碍通常只引起部分坏死；靠近表面的部分移植物发生坏死，而基底部分增加并随后被邻近组织上皮化。图13-10显示了这种情况：移植的软组织表面发生了坏死，但几乎没有影响最终结果，因为没有明显的组织丢失。

　　如果移植物完全丧失，结果将是不同的（图13-11）。该病例显示带蒂的软组织移植瓣因坏死而完全丧失，因此该并发症发生之后，情况比术前严重得多。患者只能重新进行移植手术和牙周手术。

　　软组织并发症的风险因素是尼古丁的滥用、组织的创伤性治疗、牙龈生物型过薄、移植物成形过薄以及移植物在术后愈合阶段受到的压力。

即刻种植相关的并发症

　　种植体植入前，由软组织并发症引起的组织缺损，仍然可以在种植前或种植同期通过外科手段进行修复。相比之下，即刻种植引起的并发症

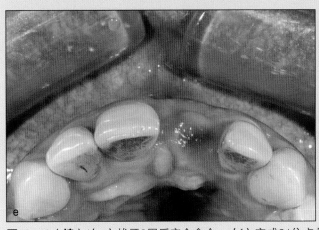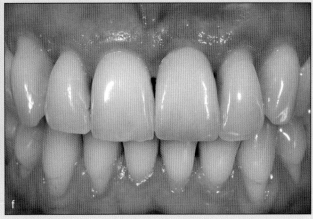

图13-10（续）/（e）拔牙6周后完全愈合。（f）完成21位点单颗牙种植治疗。

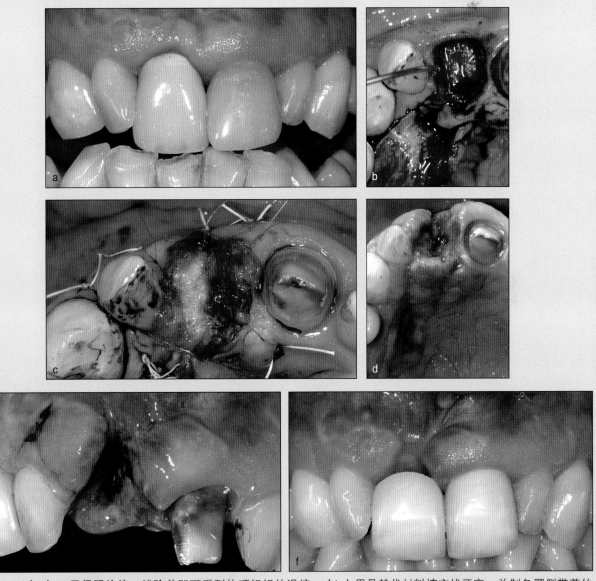

图13-11 /（a）11无保留价值，拔除前即可看到软硬组织的退缩。（b）用骨替代材料填充拔牙窝，并制备腭侧带蒂的CTG。（c）用从11-14处获取的带蒂CTG封闭拔牙窝。（d、e）术后10天，牙槽窝内的瓣发生坏死，殆面出现组织缺损。（f）术后12周的组织缺损情况。

并发症 ➝

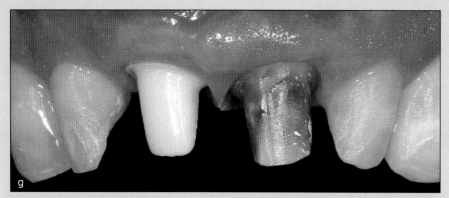

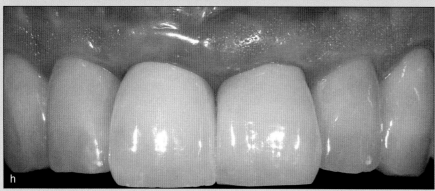

图13-11（续）/（g）在11位点行软硬组织移植以重建牙槽突，并植入种植体。（h）完成上颌前牙列的全瓷冠修复治疗。（手术和修复由G. Körner完成；技工工作由K. Müterthies完成）

256

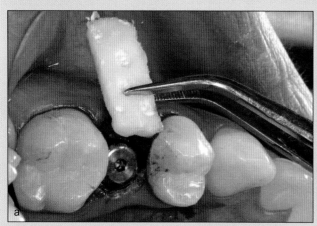

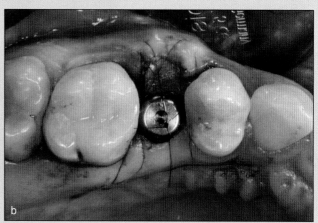

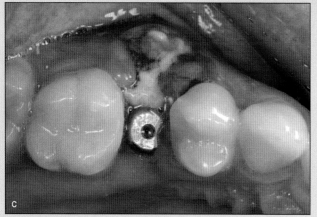

图13-12/（a）15处即刻种植合并猪真皮基质移植。（b）完成即刻种植。（c）术后1周软组织覆盖物坏死，创面愈合不良。

图13-13 / 11种植体远中龈瓷修复龈乳头。龈乳头的缺失是由于12的近中附着丧失。

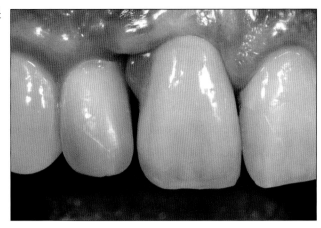

要严重得多，由于种植体已经植入，处理这些并发症的外科操作比较困难。图13-12显示了软组织移植材料的坏死。据推测，材料润湿不足，导致组织无法结合，便可能引起软组织退缩。此外，炎症也可能引起邻牙的附着丧失，从而导致龈乳头的丧失（图13-13）。图13-14显示了另一个病例：即刻种植并使用替代材料进行软组织移植后，出现了伤口的愈合障碍。术后仅1周，软组织表面就发生明显坏死。不过，替代材料最终与周围组织发生结合，种植体在无额外手术的条件下保留下来。手术后1年，仅见轻微瘢痕。

移植后的并发症

软组织并发症是与大范围骨增量相关的主要并发症。因血运障碍，瓣发生坏死，导致移植材料暴露，从而引起口腔中的微生物感染；瓣张力过大或不完善的缝合技术引起的瓣裂开也会导致这种结果。有关此并发症的治疗，请参阅上一节的内容。

修复后的并发症

软组织退缩是美学区的常见问题之一。如果适应证或者方法选择不当，美学区即刻种植尤其容易出现这种情况[11]。不过，延期种植也有发生软组织退缩的风险。其中的原因多样。如果种植体周围角化黏膜不足或软组织不固定，组织稳定性不足往往无法获得长期的美学效果（图13-15）。另外，增量后的骨体积有时是不稳定的，因为骨重塑引起的体积吸收会持续很长一段时间。如果涉及牙槽嵴，它可能表现为覆盖其上的软组织退缩。有时软组织退缩的病因未知，只能根据患者的病史和局部检查进行推测。

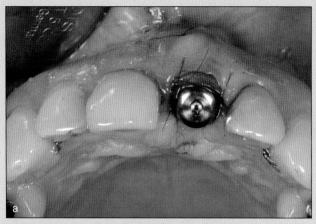

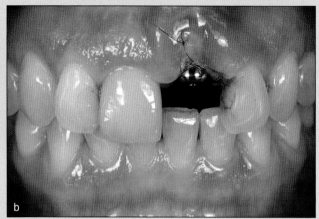

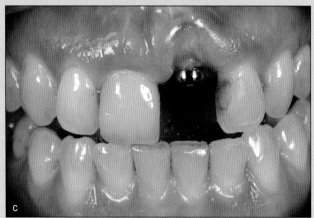

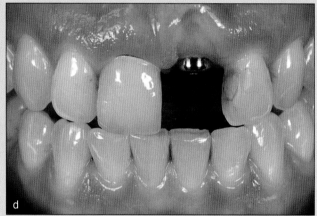

258

图13-14 /（a）即刻种植同期唇侧植入无细胞真皮基质的移植材料。（b）1周后出现浅层坏死。（c）4周后的情况。（d）12周后的情况。（e）术后1年口内照：上部修复体就位，软组织美学没有受到并发症的明显影响。

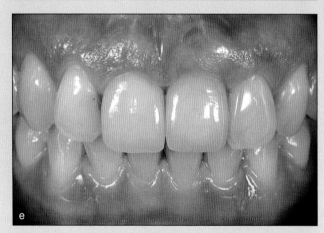

图13-15 / 11-21种植位点出现软组织退缩。这一区域的组织质量和稳定性不足。

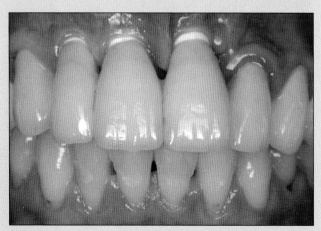

图13-16 / 11-13的临时修复体中13氧化锆基台折断。

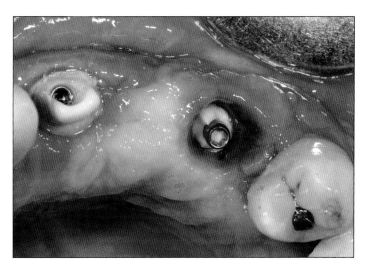

259

基台和修复体的类型、材料和表面不足

基台折裂

基台设计已经在前面的章节做过说明。氧化锆基台的临床效果虽然很好，但折断的发生率较高[12]（图13-16）。主要原因是螺丝松动后的负载不良。螺丝松动可能是种植体–基台界面磨损的结果。使用金属基底则可减少这种磨损，并大大增加氧化锆基台的强度，使其不易折裂[13-14]。

粘接剂过多

粘接剂过多是种植粘接固位修复体会出现的另一典型并发症[15]（图13-17）。当修复体就位时，多余的粘接剂则被挤出、压在黏膜下，引起炎症。一篇关于种植粘接/螺丝固位修复体的综述中总结，螺丝固位修复体会引起更多的机械并发症，而粘接修复体则会引起更严重的生物学并发症，如骨吸收和种植体失败[16]。当冠边缘位于组织下方过深，则多余的粘接剂就不易清除[17-18]。

为了避免这个问题，应尽可能使用螺丝固位修复体，或将冠边缘设计为方便去除粘接剂的形态。因此，应使用个性化氧化锆基台以去除多余粘接剂。特殊粘接剂的可去除性也十分重要：丙烯酸树脂基粘接剂通常会导致更多的问题，因为残留的粘接剂不可见或难以清洁。玻璃离子粘接剂通常更合适，但其不能提供有效粘接力。

崩瓷和折断

种植修复体崩瓷发生率较高，因为种植体的触觉敏感度阈值大约是天然牙的8倍，且种植体与骨之间的连接无缓冲，故常承受较大的咬合力[19]。在动态咬合中常处于超平衡状态（图13-18和图13-19）。图13-19患者的一个较厚的、具有解剖式牙尖的二硅酸锂粘接冠发生折裂；氧化锆基台保持完好。这可能是由于磨牙症引起的机械过载。仔细的风险分析、材料选择和适当的咬合观念是重要的预后因素。

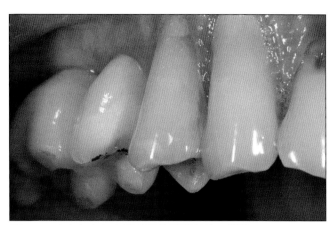

图13-17 / 该种植修复体由于发生崩瓷而被取出，取出后可见在修复体就位时未完全去除多余的粘接剂，压迫了黏膜。

图13-18 / 动态咬合中超平衡接触引起的15崩瓷。

260

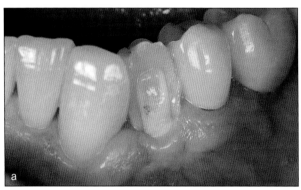

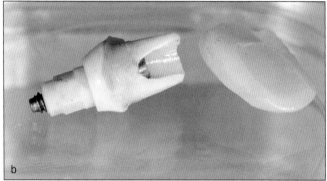

图13-19 /（a）34位点种植体全瓷冠完全断裂。（b）唇侧碎片和完好的氧化锆基台。

易于清洁性

上部修复体的可清洁性对预后起着非常重要的作用。如果患者无法进行完善的口腔清洁，则无法避免种植体周围炎症的发生，这些炎症反应将导致软硬组织吸收和美学并发症。图13-20显示：患者在2年前曾在外院接受过种植修复治疗，出现了严重的种植体周围炎。原因在于上部修复体的形态设计不良：采用龈瓷来修复组织缺损和暴露的种植体颈部，导致患者无法进行自洁。

软组织轮廓塑形和维护不良

二期手术后，组织仍然会经历一个漫长的成熟期，期间可能出现软组织退缩。因此，美学区应在种植体暴露3个月后再进行最终修复[20]。否则，上部修复体周围可能出现组织缺损，进而影响美学效果（图13-21）。此外，软组织太薄或种植体植入深度不足也会导致软组织高度不足，穿龈轮廓无法形成。第5章和第12章探讨了种植深度和穿龈轮廓之间的相关性。在美学区，建议使用结缔组织移植物或替代材料来增厚软组织（请参见第8章）。

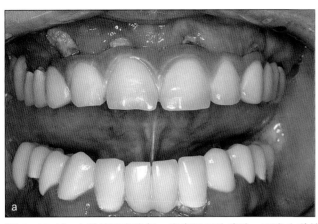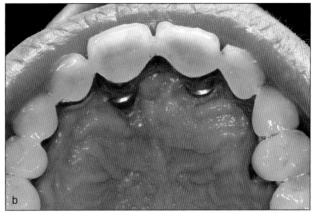

图13-20 /（a）种植固定修复。患者因无法清洁，而发生种植体周围炎及大量骨吸收。（b）软组织水平种植体的肩部位于龈上，种植体位点不理想。

图13-21 /（a）由于软组织不足，21的近中软组织不理想，可能会导致食物嵌塞。11远中龈乳头由于清洁不良而轻微发炎。（b）牙槽嵴吸收后，没有足够的空间维持穿龈轮廓。因此需要采用一种略偏矩形的牙冠外形设计。

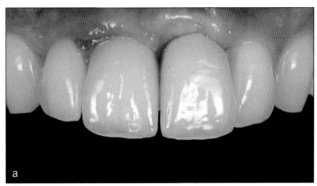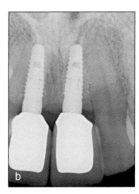

261

（葛雨然　汤春波）

扫一扫即可浏览
参考文献

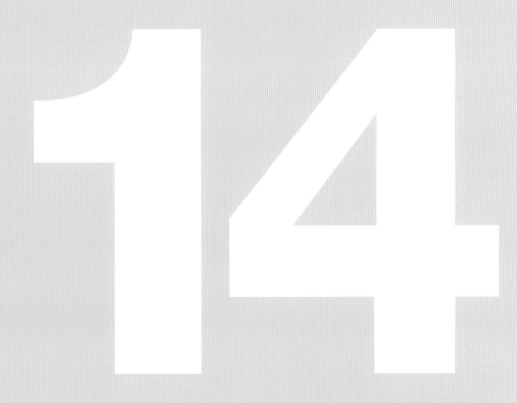

"人生并不是握有一手好牌，而是将手中的
烂牌打好。"

——ROBERT LOUIS STEVENSON

14

复杂病例
Complex Cases

/ Tomohiro Ishikawa, Gerd Körner, Arndt Happe

许多患者存在复杂的口腔问题，需要采用综合性治疗方案。本章专门介绍如何处理在美学区有严重解剖缺陷和复杂要求的病例。每一个病例都详细介绍了治疗决策过程和成功的关键。

复杂病例的一个典型特点是存在因晚期牙周病、外伤或牙髓感染引起的严重的组织缺损。在这些病例中，医生面对的不仅仅是由于感染或外伤引起的单纯牙缺失或组织缺损：由于组织或牙齿缺失会导致余留牙的病理性移动，往往还要处理间隙问题。患者还可能出现先天性咬合紊乱，牙齿发育不全或畸形牙。正因这些额外的并发症，为获得长期稳定的美学和功能，间隙的管理（处理可用的间隙）是治疗计划中一个更重要的部分。

本章探讨了复杂病例最困难的两个方面：牙槽嵴大量缺损的间隙管理和组织重建。

以下是复杂病例获得成功的关键：

- 跨学科的专业医生治疗。
- 恰当的间隙管理。
- 缺损牙槽嵴的组织重建。
- 以修复为导向的合适的三维植入位置。

正畸病例和间隙管理

间隙或空间管理最困难的方面可能是如何精确评估种植体和牙齿的位置。通常需要正畸医生、修复医生和外科医生之间的合作，通过正畸和诊断蜡型来确定位置[1-2]。

正畸和种植治疗通常有3种治疗顺序：正畸—种植—修复（OI）；种植—临时修复—正畸（IO）；数个步骤重复的更复杂正畸和种植相结合的序列治疗（Combination）（表14-1）。

这些治疗方案都是为了最终种植。另一个选择是使用临时种植体来作为支抗。利用这些临时支抗装置（TAD）可以获得足够的间隙，以利于在最佳位点植入种植体。

牙齿移动并不总是遵循正畸计划。在正畸治疗过程中，有时需要进行第二次或第三次修正（诊断模型）。因此，在正畸完成后或尽可能在正畸治疗末期进行种植将更加可靠。

如果治疗需要一颗或多颗种植体提供垂直支抗，或者需要作为支抗装置，则建议选择种植–正畸序列治疗（IO）。而此序列治疗顺序的风险是正畸后最佳植入位点可能改变，导致种植体植入位置不佳。遵循框14-1中列出的3个基本原则有助于降低这种风险（图14-1）。

在整个治疗过程中，治疗团队需要持续合作，以确保成功的间隙管理，建立稳定的后牙咬合关系，在合适的前牙切导下获得满意的美学效果。正畸团队和种植团队在治疗过程中建立良好的合作关系需要付出努力，但医生间良好的沟通所产生的结果完全值得这些努力。

团队合作的成员都应对本学科的治疗负责，也要对其在整体治疗计划中的成效负责。此外，需要结合患者一生的颅面部生长变化，制订远期追踪随访和护理计划。这点对于年轻的患者尤其

表14-1 正畸和种植序列治疗的顺序

名称	治疗顺序	适应证
正畸-种植序列治疗（OI）	1. 正畸 2. 种植手术 3. 临时修复	余留牙作为交互支抗或垂直支抗 通常用于少量牙缺失
种植-正畸序列治疗（IO）	1. 种植手术 2. 临时修复 3. 正畸	缺少互相支抗 缺少垂直支抗
组合序列治疗	复杂序列治疗	牙齿移动难以预测 可以使用临时支抗 最初植入种植体提供支抗，然后正畸为随后的种植提供间隙

图14-1 / 遵循框14-1中3个基本原则的范例图。

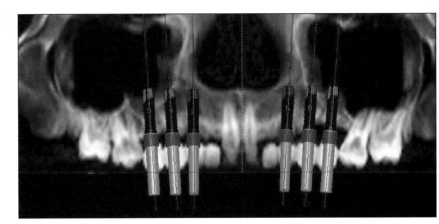

框14-1 复杂情况下种植体植入的3个基本原则

1. 小牙齿（如侧切牙）或美学敏感区的牙齿用桥体修复而不使用种植体。这点和正畸完成前的修复尤其相关。
2. 可能的话，桥体位于天然牙和种植牙之间。
3. 使用平台转移来保留组织和获得空间。

需要注意（请参见病例2）[3]。

病例1

以下是此病例获得成功的关键因素：

- 间隙管理。
- OI治疗顺序。
- 牙周病患者进行正畸治疗。
- 牙周病患者进行美学种植修复。

一位38岁患者，患有重度慢性广泛型牙周炎，伴有安氏Ⅱ类2亚类错𬌗及深覆𬌗。此外，数颗牙齿的病理性移动影响了咬合。计划利用余留牙的交互支抗来进行正畸治疗（图14-2a～f）。

影像学检查确诊了中重度慢性牙周炎及病理性牙齿移动（图14-2g～h）[4]。两颗下颌第一磨牙均已拔除，同时由于大范围龋损和骨吸收，

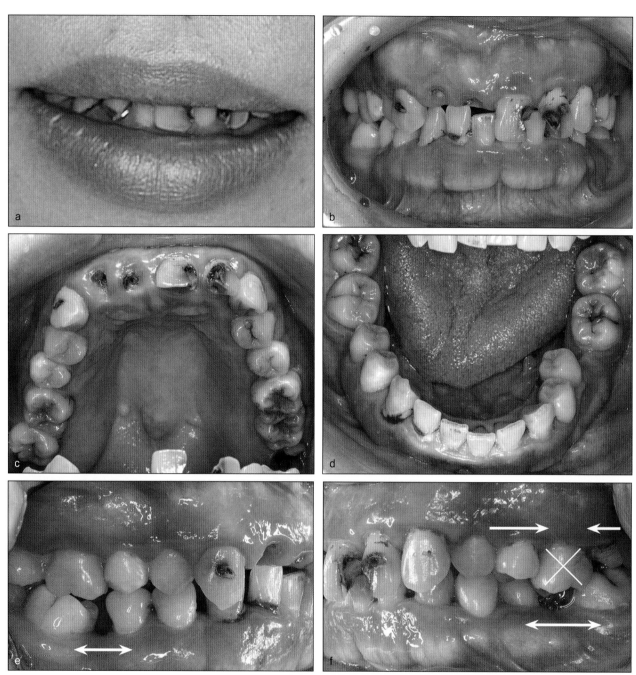

266

图14-2 /（a）首次就诊。患者十分在意自己的牙齿，在初诊照片中完全没有微笑。（b~f）口内情况可见牙齿有严重炎症。白色箭头表示计划正畸移动的方向，白色X表示将被拔除的牙齿。

计划拔除所有上颌切牙及上颌左侧第一磨牙。在正畸治疗和种植外科进行前，所有炎症均完全治愈[5-6]。在本病例中，正畸治疗先于种植治疗（图14-2i~m）。尽管上颌左侧中切牙的炎症难以控制，但保留这些牙齿能保持间隙并作为正畸支抗。正畸治疗完成后再拔除上颌左侧中切牙。4个月后，二维和三维的影像学检查显示了影响美学效果的水平向和垂直向的骨缺损。作为术前计划的一部分，利用放射导板模拟中切牙的边缘位置和效果（图14-2n~s）。本病例中，利用导板

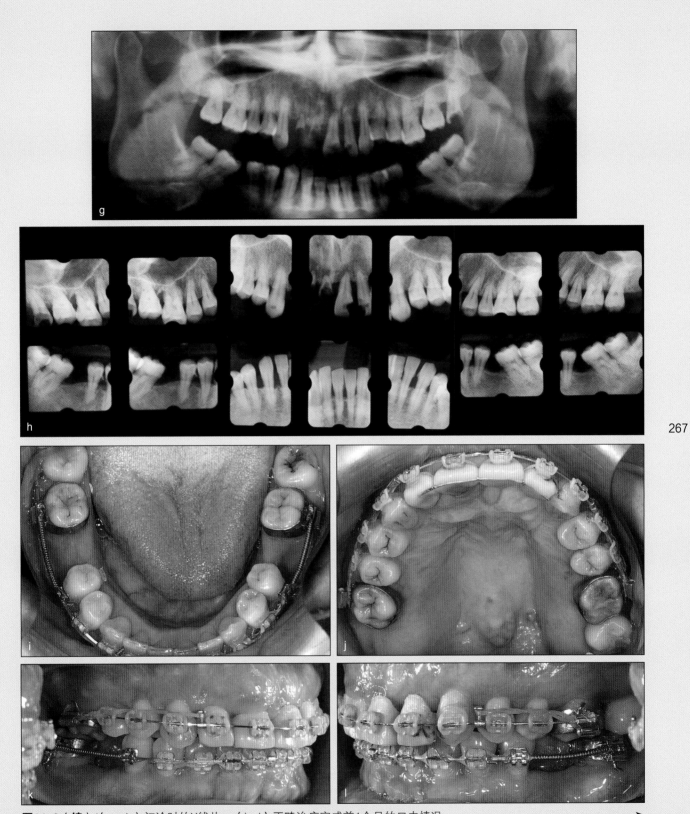

图14-2（续）/（g、h）初诊时的X线片。（i~l）正畸治疗完成前1个月的口内情况。

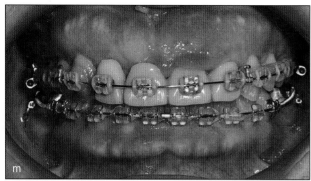

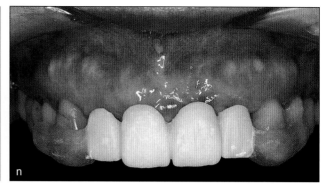

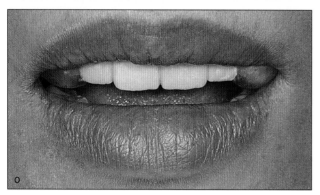

图14-2（续）/（m）正畸治疗快结束时的正面照。（n、o）使用树脂模型检测中切牙的视觉效果。———→

作为虚拟模型。以上颌右侧中切牙和上颌左侧侧切牙作为植入位点。设计种植桥体能避免相邻种植体可能造成的美观问题。拔牙创愈合后，可见非常明显的三维牙槽骨缺损（图14-2t、u）。结合钛网和胶原膜进行的引导骨再生（GBR）成功地修复了局部骨缺损。在上颌右侧中切牙和上颌左侧侧切牙的理想的三维位置，植入两颗带平台转移的种植体。为了检查种植体的位置以及再生组织的体积和外形，骨增量手术中还使用了手术导板[7-8]（图14-2v、w）。软组织进行了两次塑形，具体如下：

1. 塑形开始时，桥体底部范围从软组织底部到牙龈腭侧边缘或覆盖螺丝边缘，然后再在唇侧逐渐添加材料[9]（图14-2x～aa）。

2. 进一步使用丙烯酸树脂塑形1～2个月，直到

覆盖软组织的树脂材料薄到能简单无创地移除（图14-2bb～ee）。然后塑造上部结构，在本病例中，利用CAD/CAM制作了螺丝固位局部义齿。螺丝固位避免了粘接剂过多引起的种植体周围炎。而且出现问题时易于拆卸[10-13]。

涉及牙周、正畸和种植的多学科治疗产生了令人满意的美学效果（图14-2ff～jj）。患者在治疗后恢复了自然的颌面美学微笑。如果没有借助诊断导板的三维组织重建和模型建立，这是无法实现的。此时应特别注意，治疗后所有的患者都应接受口腔卫生指导以减少患牙周炎的风险，并定期进行追踪随访（图14-2kk、ll）。该患者每月接受一次牙周支持治疗（SPT），进行专业牙齿清洁和修复体护理（图14-2mm、nn）。

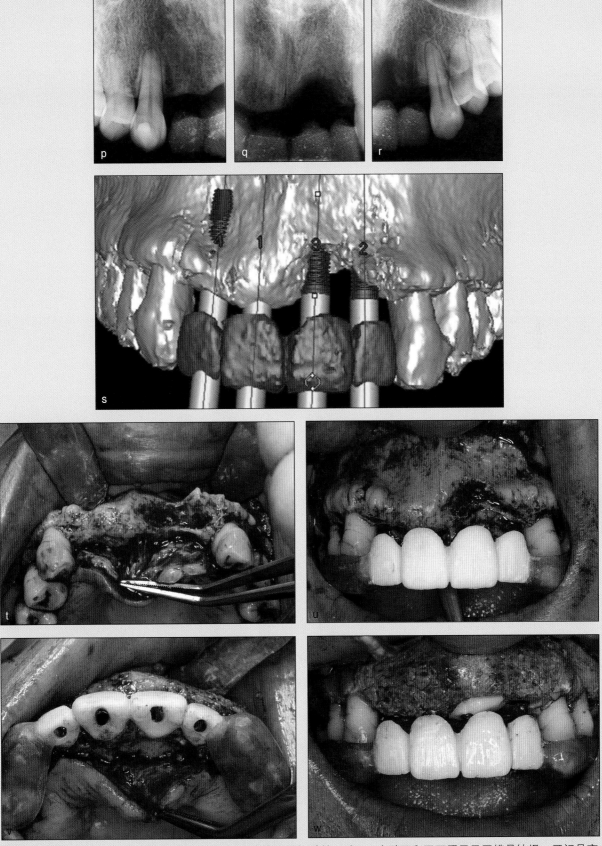

图14-2（续）/（p~s）使用诊断模型的X线片和计算机模拟种植。（t、u）殆面和正面照显示牙槽骨缺损，牙间骨高度不足。（v、w）殆面和正面照显示在牙槽骨增量后，在11和22位点植入种植体。

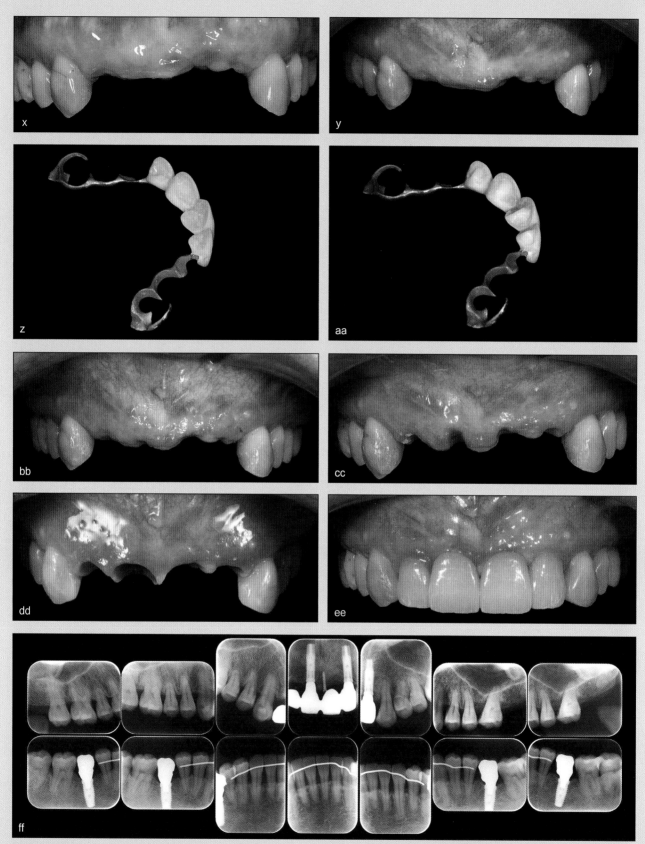

图14-2（续）/（x、y）GBR前后对比图。注意龈乳头形态显著改善。（z、aa）在牙龈塑形开始时，卵圆形桥体通常延展到牙龈的底部，直至埋入式愈合基台或覆盖螺丝的腭缘。然后材料逐渐向唇侧扩展。（bb、cc）第一次桥体组织面调整和2周后的对比图。每周增加不应超过1~1.5mm，局部压迫缺血也在几分钟内消失。（dd）塑形10个月后的最终软组织轮廓。（ee）最终结果。（ff）治疗后的X线片。

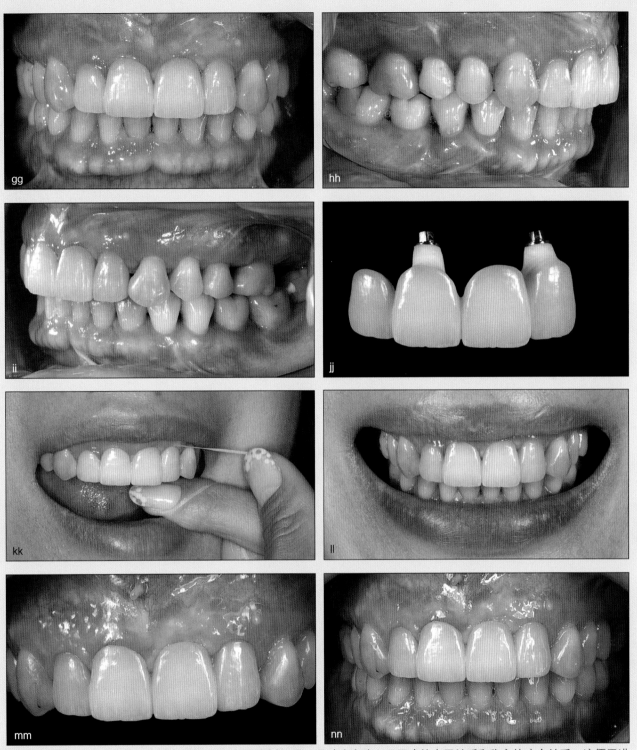

图14-2（续）/（gg）最终正面照。（hh、ii）最终侧面照。通过治疗建立了正确的尖牙关系和稳定的咬合关系，这便于进行口腔护理和维护，保证长期稳定的治疗效果。（jj）CAD/CAM制造的螺丝固位的最终修复体。（kk）指导患者如何在家使用牙线。（ll）患者最终修复的微笑照。（mm、nn）治疗后6年维持良好的功能和美学效果。（手术和修复由T. Ishikawa完成；正畸由K. Kida完成；技工工作由K. Nakajima完成）

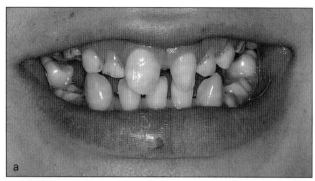
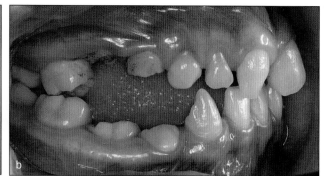
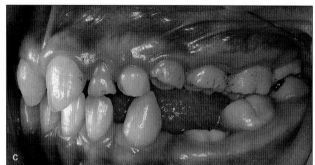
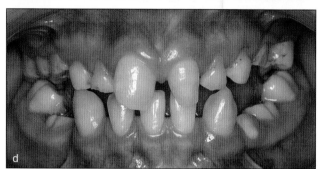
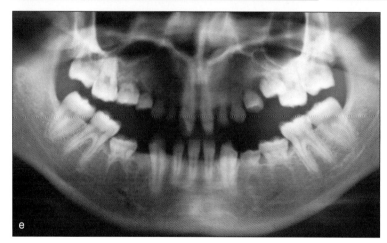

图14-3 / （a）患者笑线高。（b～d）患者共有13颗牙齿缺失。余留前牙畸形，多颗后牙咬合高度不足。（e）初诊时的全景片。➡️

病例2

以下是此病例获得成功的关键因素：

- 间隙控制。
- 上颌种植–正畸序列治疗（IO）。
- 下颌使用组合序列治疗（Combination）。
- 可预期的植入位点。

这是由另一位牙科医生转诊来的一名19岁的患者，伴有13颗恒牙先天缺失和大量牙齿形态发育异常（图14-3a）。上颌两侧前磨牙至侧切牙缺失，下颌前磨牙和下颌左侧侧切牙均缺失。上颌中切牙和下颌尖牙畸形（图14-3b～f）。余留的乳牙伴有明显的低位咬合。该患者为高位笑线。正畸医生制作了一个诊断模型（图14-3g）。正畸医生通常倾向于尽量避免移动磨牙，但可以考虑利用种植体作为支抗。这为整个咬合重建提供了机会。使用硅橡胶导板，将正畸模型转移成由阻射丙烯酸树脂制成的放射导板，进行临床试戴（图14-3h～o）[14-17]。因此，以此检测正畸诊断模型是否

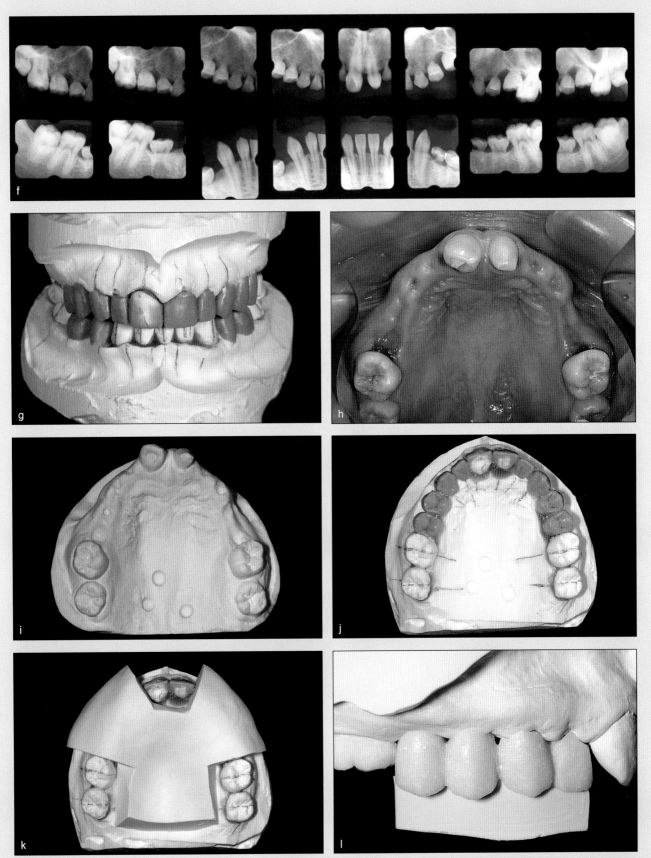

图14-3（续）/（f）根尖片。（g）正畸医生设计制作的第一副诊断模型。（h~j）植入位点从诊断模型转移到第一副工作模型上。首先，通过工作模型上的定位点（腭部3个凹陷）制作硅橡胶导板，再复制出正畸诊断模型，并制作诊断蜡型。（k、l）利用硅橡胶导板将诊断蜡型复制到工作模型上。

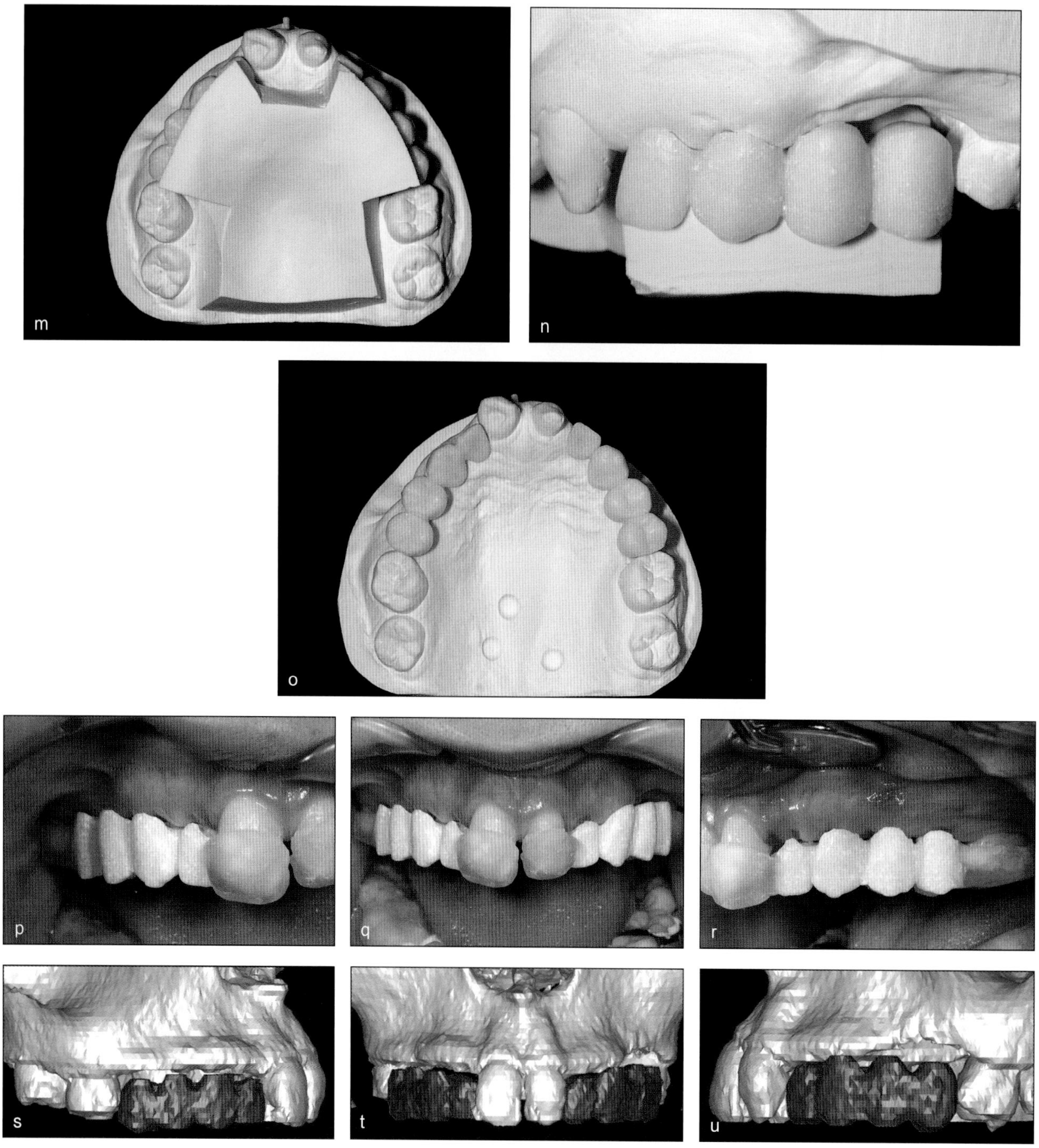

图14-3（续）/（m~o）将诊断蜡型转移到工作模型上后，也将种植位点转移到了工作模型上[14-17]。（p~u）分析数据。根据正畸诊断模型制作的导板，预测理想的牙槽嵴形态。

可行，并通过锥形束计算机断层扫描（CBCT）评估牙槽骨条件（图14-3p~u）。

根据治疗策略，选择上颌尖牙和前磨牙为种植位点（图14-3v~aa；框14-1）。在需要正畸治疗的病例中，选择关键位置作为种植体植入位点尤为重要。一旦种植体可以负载，就可以开始正畸治疗。在上颌，治疗程序遵循种植-正畸序列治疗（IO）。

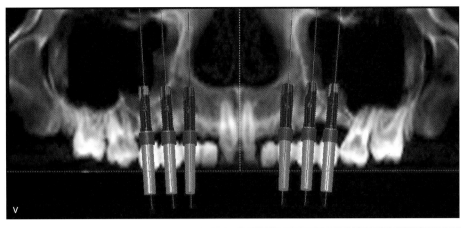

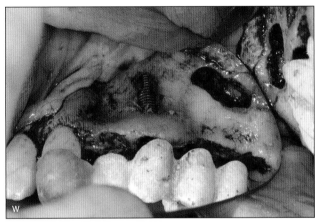

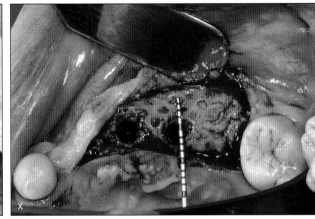

图14-3（续）/（v）根据所述原则选择种植位点（见框14-1）。（w、x）开始植入种植体。

在第一次正畸治疗成功后，准备第二副正畸诊断模型（图14-3bb）。在正畸治疗过程中，可以调整最终牙齿的位置。在此病例中，制作了第二副正畸诊断模型并进行调整[18]。通过调改桥体的形态来适应正畸治疗过程中侧切牙远中间隙的变化。

在下颌，治疗程序遵循IOI组合序列。前磨牙区的间隙不足，无法植入两颗种植体，因此通过正畸将尖牙从计划种植位点移开（图14-3cc~ee）。第一步是在第二前磨牙的位置植入种植体。利用这颗种植体，推尖牙向近中移动，以开辟第一前磨牙种植所需的空间。在第一前磨牙区有足够的间隙后，植入种植体。

当在前磨牙区植入直径4mm的种植体，并进行7mm宽的牙冠修复后，已经没有足够的间隙来保证3mm的种植体间距和1.5mm种植体–天然牙间距（图14-3ff、gg）。治疗团队（如正畸医生、牙科技师、外科医生和修复医生）必须充分掌握这些原则，并始终牢记应用于种植体的两侧。在IOI序列治疗中，团队合作的成员都应确保从治疗开始，每一步治疗计划的制订并不是单独的，而应在整个治疗计划下进行。

最终在美学和功能恢复上获得了令人满意的效果（图14-3hh~rr）。然而，如果利用种植体作为支抗并计划移动磨牙，可以获得更好的咬合关系。

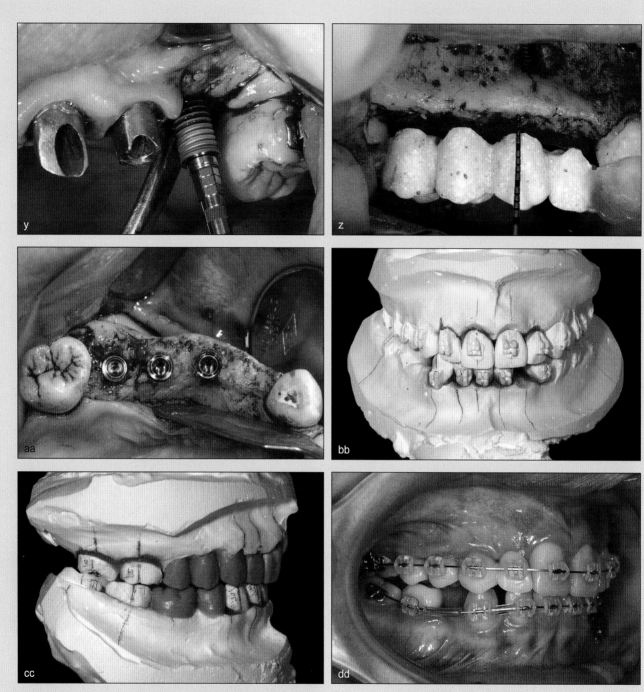

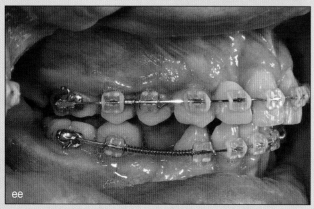

图14-3（**续**）/（y~aa）尽可能精确地将种植体植入计划的位置。（bb）第二副正畸诊断模型。（cc）当为下颌制订治疗计划时，出现间隙不足以容纳两颗种植体和尖牙的问题。（dd、ee）下颌选择IOI序列治疗。　　　　　　　　→

图14-3（续）/（ff~gg）第一前磨牙植入种植体后，没有足够的间隙与相邻第二前磨牙种植体保持必要的3mm距离，以及与相邻尖牙保持1.5mm距离。（hh）患者治疗结束后微笑照。（ii~mm）最终治疗后的正面、侧面和𬌗面照。如果治疗中利用种植体支抗来推动磨牙，可以建立更好的咬合关系。

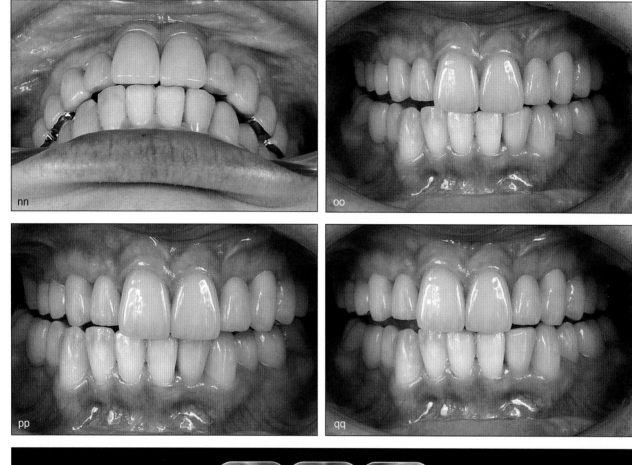

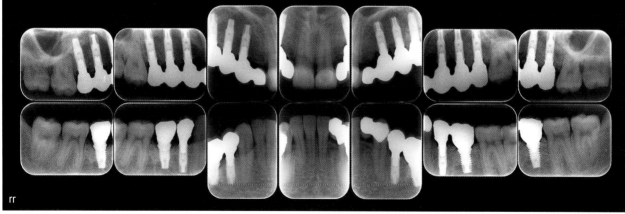

图14-3（续）/（nn～qq）可接受的前牙引导关系。下颌前牙的形态通过直接复合树脂修复来适应正确的前牙引导关系。（rr）治疗结束后的X线片。（手术和修复由T. Ishikawa完成；正畸由K. Kida完成；技工工作由K. Nakajima完成）

广泛组织重建

导致严重牙槽骨缺损的最常见因素包括以下病理变化：

- 创伤。
- 晚期牙周病。

- 大范围的牙髓病变。
- 根折引起的感染。
- 瘤和恶性肿瘤。

当组织缺损严重时，美学种植修复会变得更加复杂。最终修复体的设计受到很多因素的影响，包括功能和美学的需求、患者的经济情况，笑线及龈乳头的恢复、组织重建的复杂程度以及口腔卫生水平。患者和医生必须了解种植修复治疗的生物学局限性，并针对个人情况制订切合实际的目标。

文献报道了各种各样的技术来进行垂直向和水平向骨增量（例如GBR、侧向和垂直向骨移植、牵张成骨等；请参见第9章）。即使采用先进的技术，垂直向骨增量与水平向骨增量相比，其问题仍然更大。此外，垂直向骨增量的必要性标志着是否为复杂病例的特征之一[19-20]。

正畸牵引是软硬组织垂直向增量的一种可预期的技术[21-22]。因此，在一些真性垂直组织丢失伴随因晚期牙周病导致的广泛骨吸收的复杂病例中，正畸牵引已被证明是一种非常有用的措施[23]。

正畸牵引和牙根浸没技术的结合对严重牙周病患者的美学和功能治疗有特定效果[24]。与传统的骨增量技术相比，这两种技术结合时所采用的侵入性措施更少，从而可以获得更可预期的结果。因此，有时即使在治疗计划中没能达到最好的美学效果，也应始终考虑将严重受损的牙齿保留下来。

如果患者出现严重的组织缺损，则团队中所有的参与者都需要合作以针对这个病例制订和实施最佳的治疗方案。在这种情况下，重要的不仅仅是外科技术和修复方案的选择，而是治疗时机和治疗步骤的顺序。

病例3

这个病例的临床问题是伴有严重骨缺损的晚期严重牙周病。以下是治疗成功的关键因素：

• 将种植体用作正畸植入物（即正畸支抗钉）。
• 正畸牵引用于美学区垂直向组织增量。
• 牙根浸没技术用于保存和稳定已增量的组织。

一名56岁的患者，要求恢复其牙列（图14-4a~d）。因为严重的牙槽骨缺损导致骨吸收至根长的2/3，患者的大多数牙齿出现松动且有病理移位（图14-4e、f）。患者的软组织虽然已达到其原有水平；然而，由于广泛的骨缺损，大多数剩余的牙齿表现出了晚期附着力丧失和深牙周袋。考虑到这个病例的所有变量，决定用种植体修复其整个上颌牙列。

当上唇放松时，虽然前牙过凸覆盖过大且牙槽骨平面明显退缩，但其覆𬌗在美学上是可以接受的（图14-4g、h）。如果拔除前牙，软组织将退缩，从美学考虑最终修复体的冠长将过大。理想的方法是使牙槽骨垂直再生3~5mm而没有软组织塌陷。因此，计划正畸治疗以矫正牙齿位置并对牙槽骨进行增量以便于植入种植体。

拔除无用磨牙后，按计划植入种植体。根据正畸模型估算种植体位置并将其作为正畸治疗的支抗[25-27]（图14-4i）。按照正畸模型的理想位置在磨牙区植入种植体并进行同期骨增量（图14-4j、k）。该过程等同于种植体IO序列。在IO序列中，种植体位置的精确评估对于美学效果至关重要。在磨牙种植修复和支抗安装完成后，咬合关系得到恢复，并开始实施正畸治疗，以关闭水平空间并牵引前牙。在牵引过程中，利用复合树脂调整牙齿形态以保持足够的空间。正畸牵引10个月以上以达到牙槽骨和软组织的增量（牵引阶段）。保持6个月后（保持阶段），前牙被牵引到理想的美学位置。牵引后不同的冠根位置表明，每颗前牙的牵引程度都取决于其附着水平，直到足量的牙间骨高度形成（图14-4l~p）。在保持稳定6个月后，用微创方法在双侧上颌侧切牙和第一前磨牙的新鲜拔牙窝中植入种植体（图14-4q~t）。

将种植体植入拔牙窝最腭侧的理想位置。正畸牵引后，余留的牙齿能够保持软组织形态，但其附着丧失太大，无法支持冠或局部义齿修复

279

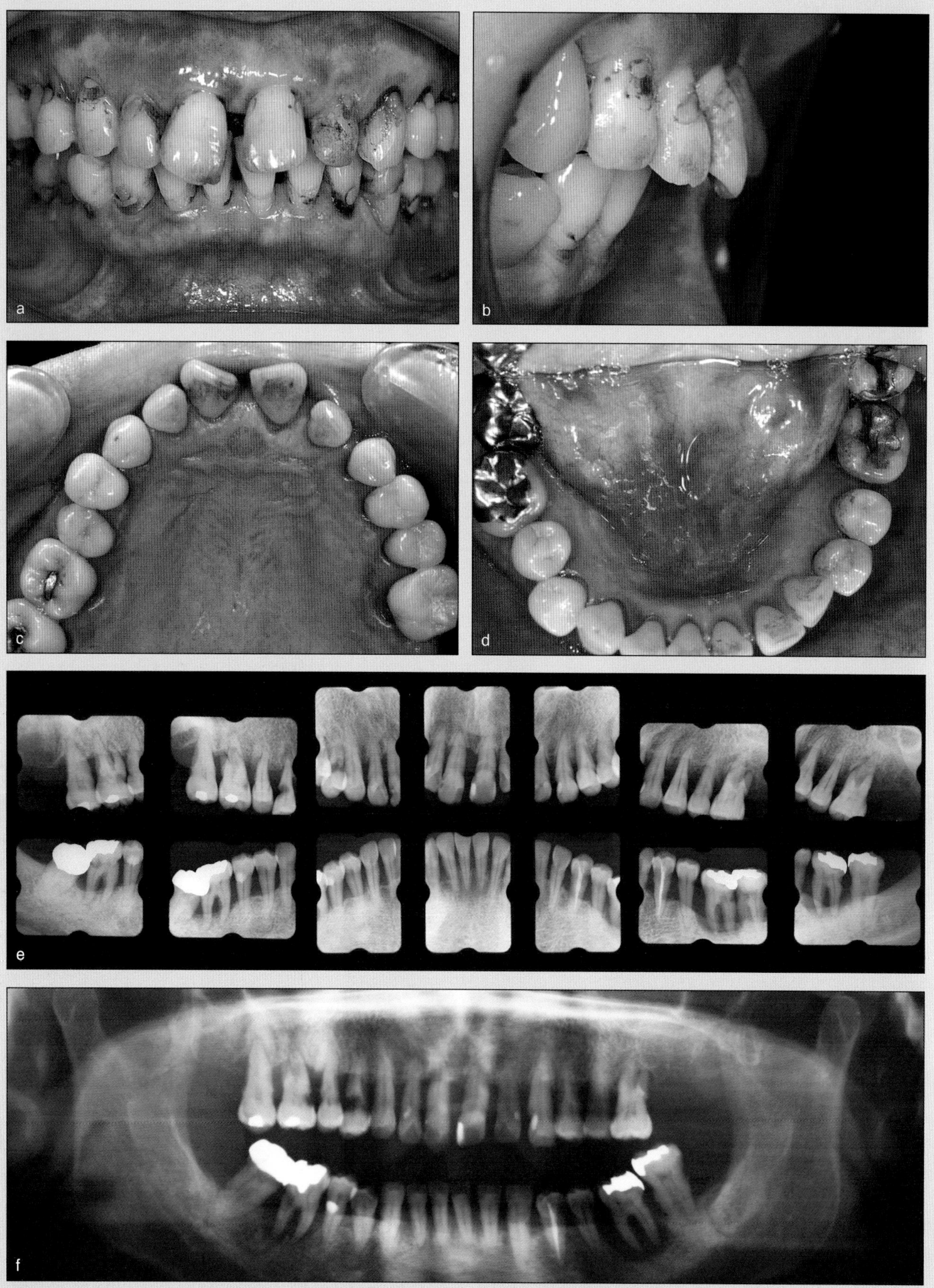

图14-4 /（a~d）术前口内照。（e、f）术前X线片。

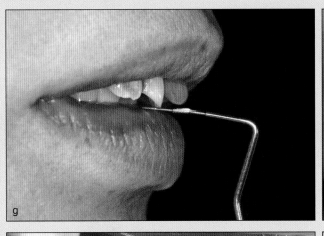

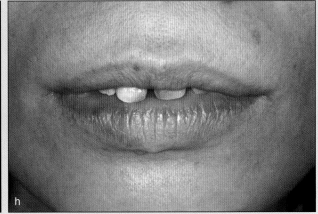

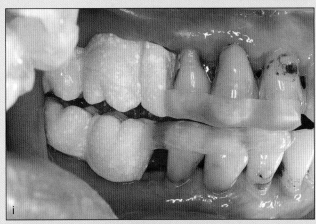

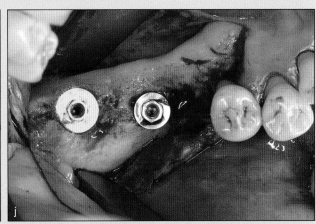

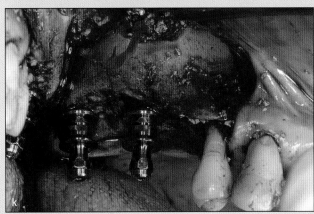

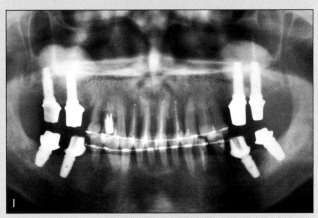

图14-4（续）/（g、h）术前深覆盖及切牙边缘的位置。
（i）诊断模型指示拔除不宜保留的磨牙后计划的种植位点。
（j、k）按正畸计划在磨牙区植入种植体。（l、m）正畸牵
引前后全景片的比较。　　　　　　　　　　→

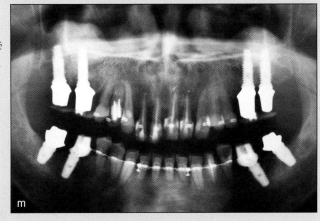

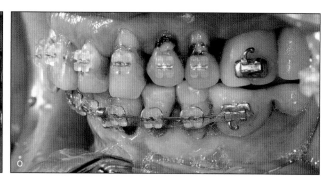

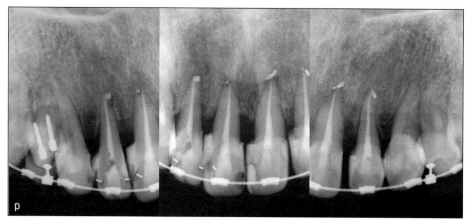

282

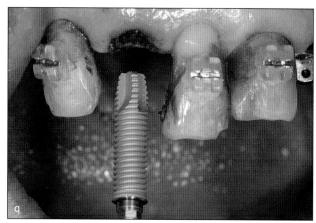
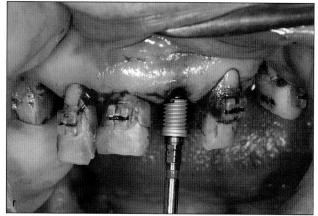

图14-4（续）/（n、o）牵引前后侧面照的比较。（p）每个前牙牙根位于不同的位置，表明每颗牙齿都根据附着水平而被牵引。（q、r）即刻植入种植体。 ⟶

（图14-4u）。即使采用牙槽嵴保存技术，拔除这些牙齿也会导致已优化的软硬组织结构恶化。因此，这种情况是使用牙根浸没技术的良好时机[24]。为避免垂直向问题的复发，建议在开始牙根浸没手术之前，保留正畸牙齿尽可能长的时间，最好长至6个月。牙根浸没技术，即将牙冠磨除，用三氧化矿物聚合物（MTA）直接盖髓（图14-4v）。为避免从腭部获取软组织瓣，牙冠从牙槽嵴水平磨除（即比理想水平更接近根尖），并用浸有富含生长因子血浆的胶原海绵覆盖根部

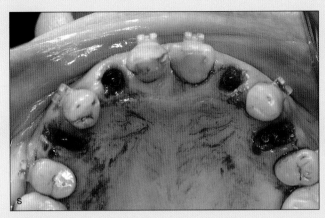

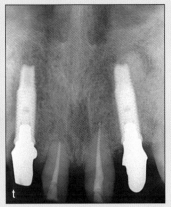

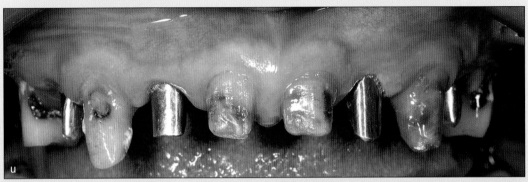

283

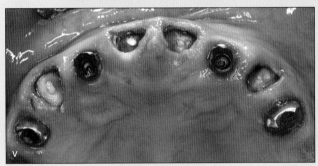

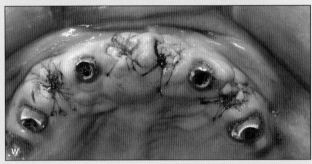

图14-4（续）/（s、t）微创植入种植体。（u）种植体稳定后的软组织情况。（v）在骨水平磨除重要牙齿，并用MTA直接盖髓。（w）用胶原海绵封闭牙根创面。（x）牙根浸没技术可保留牙槽骨水平。（y）软组织由保留的牙根支撑。

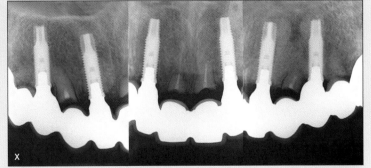

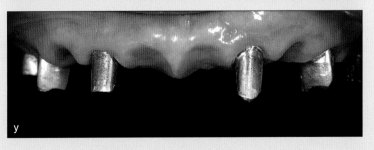

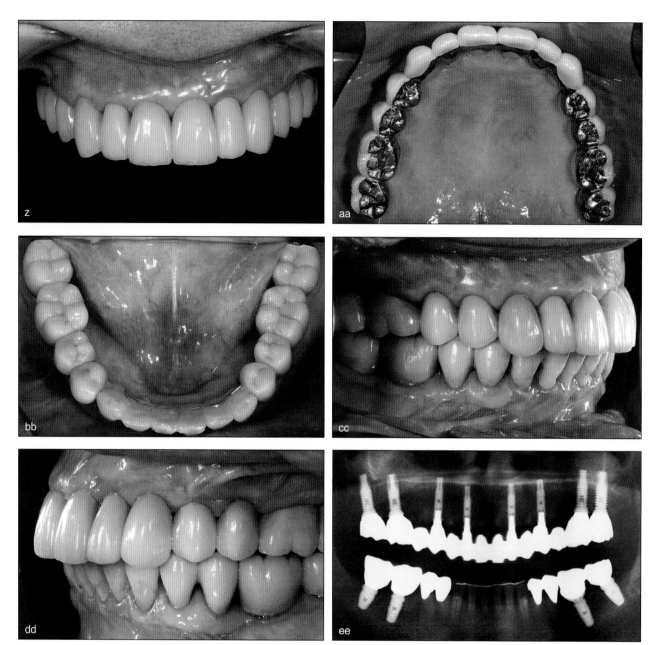

图14-4（续）/（z~dd）最终种植体支持式修复体就位。（ee）术后全景片。

（PRGF；图14-4w）[28-29]。如果不能完全关闭创口，则需要一个小的结缔组织转移瓣（CTG）。如果患者同意接受CTG，则可将牙冠磨除保留至牙槽嵴冠方1mm，这样就可以保留牙根表面的上牙槽纤维。

通过对冠桥位置的良好设计和牙根浸没技术的使用，传统拔牙后的骨重建过程可被避免，并且保留了组织（图14-4x、y）。从最终的修复效果看，由于黏膜下保存的牙根，该病例具有改善的牙间骨水平和理想的垂直向骨高度（图14-4z~ee）。

治疗完成后，必须针对患者的个人牙周炎风险进行专业的维持治疗。牙科保健员应对该患者每月安排一次SPT（图14-4ff、gg）。

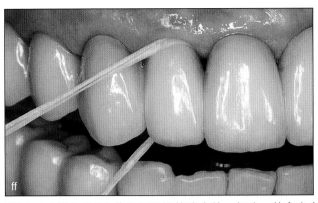
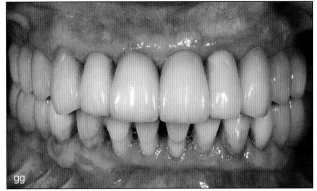

图14-4（续）/（ff）作为牙周维护治疗的一部分，教育患者用牙线清洁。（gg）术后2年口内情况。（手术和修复由T. Ishikawa完成；正畸由K. Kida完成；技工工作由K. Nakajima完成）

病例4

这个病例的临床问题是由外伤引起的严重垂直向组织丧失。以下是治疗成功的关键因素：

- 由于需要替换的牙齿数量减少而进行的间隙管理。
- 两阶段GBR。
- 软组织增量。

这位25岁的患者在10年前的一次车祸中前牙美学区受到了外伤。缺失的牙齿已用固定局部义齿修复。随着患者年龄的增长和持续的生长发育，受损的基牙无法正常维持现状，从而导致广泛的垂直向骨缺损和开𬌗（图14-5a、b）。由于高笑线，使这种垂直向缺损更难修复到理想的美学效果（图14-5c、d）。拔除不宜保留的上颌中切牙后，组织缺损的程度很明显（图14-5e~g）。

制作蜡型，并使用CBCT扫描进行三维放射学诊断评估。诊断蜡型提示了针对有限的近中空间及余留前牙牙龈轮廓不良的解决方案：用3个修复体恢复缺失的4颗牙齿，24可以代替23（图14-5h）。诊断模型和CBCT影像提示缺损的确切大小（图14-5i~k）。计划植入3颗种植体，并同期进行三维骨增量。

将种植体放置在假定的理想位置。种植体的颈部高出现有的骨水平6mm之多。种植体植入后的𬌗面观为垂直向骨增量提供了适宜的骨基础（图14-5l）。对于水平向骨增量来说，种植体唇侧需要至少2mm厚度，方可抵消由正常骨改建引起的任何退缩和龈乳头丧失的负面影响[30]。

有3种可能的口内垂直参考来进行骨增量（图14-5m、n）：（1）骨水平应位于距离邻间接触点或龈乳头顶点根方4mm处；（2）骨水平应位于相邻牙槽骨顶点的假想线上；（3）牙槽间骨水平应位于距种植体平台冠方2~3mm处。邻牙骨高度（即4mm）和邻牙牙槽骨顶点的连线（图14-5m、n中的白线）提示垂直向骨增量要求为9mm。种植体植入后，第三个参照（即相对于种植体平台冠方2~3mm）也定义了与其他两个参照相同的增量目标（即9mm）。这证实了计划的上部结构、邻牙现有的附着水平和种植体位置之间的正确关系[8]。

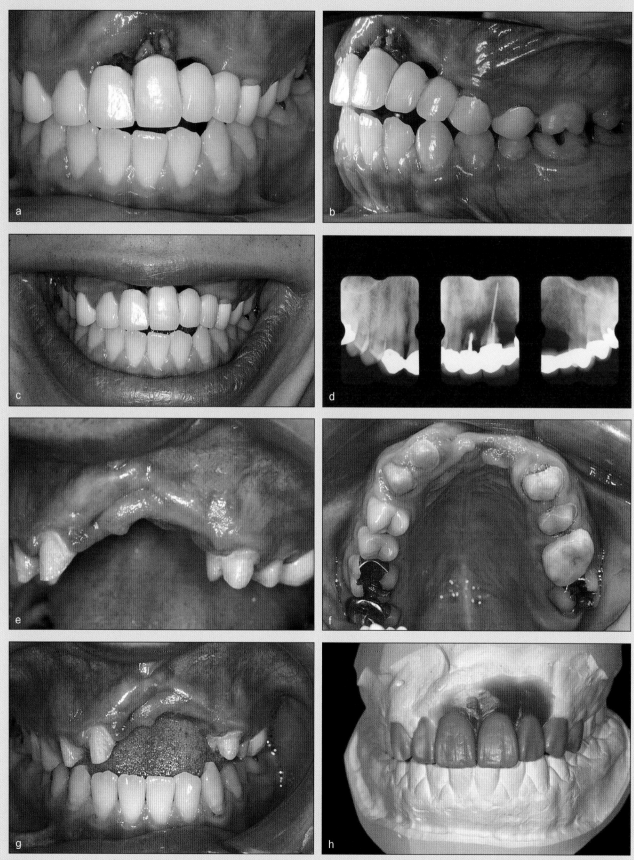

图14-5／（a）初始情况为明显的垂直向组织丧失和开𬌗。（b）侧面照垂直向组织丧失明显。（c）高笑线暴露了缺损，提出了另一个挑战。（d）X线片提示垂直向骨丧失过多。（e、f）拔牙术后3个月牙槽嵴的正面照和𬌗面照。存在广泛的三维缺损。（g）植骨前的正面照。（h）诊断蜡型中将24转移到23位点。

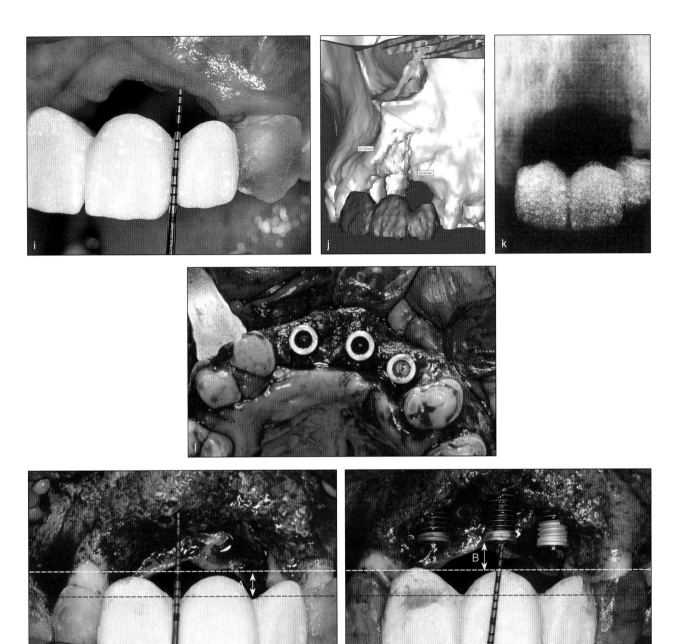

图14-5（续）/（i~k）拔除不宜保留的牙齿后，组织愈合，缺损的整个范围变得明显。诊断模板和CBCT影像显示了缺损的确切大小。（l）将种植体放置在假定的理想位置。（m、n）手术导板指示种植体颈部理想的垂直位置和骨增量的目标。在这个病例中，垂直参考可以用于骨增量。白线穿过相邻牙齿的牙槽嵴顶点，红线穿过龈乳头顶点。牙槽骨应位于龈乳头顶点的根方4mm处（A）。种植体颈部应位于修复后软组织或冠边缘的根方2~3mm处（B）。　　　　　　　→

　　用自体骨碎屑和无机小牛骨（ABBM）进行骨增量后，结合覆盖3个钛网和胶原膜（图14-5o）。这些材料成功骨结合后，可以明显观察到种植体唇侧再生了4mm的骨量（图14-5p）。

　　然而，从垂直向条件来看，在综合考虑3个参考后仍有2~3mm的空间需要进行骨填充，以恢复出重要美学作用的龈乳头（图14-5q）。用钛网进行第二次骨增量，愈合基台提供垂直向支撑（图

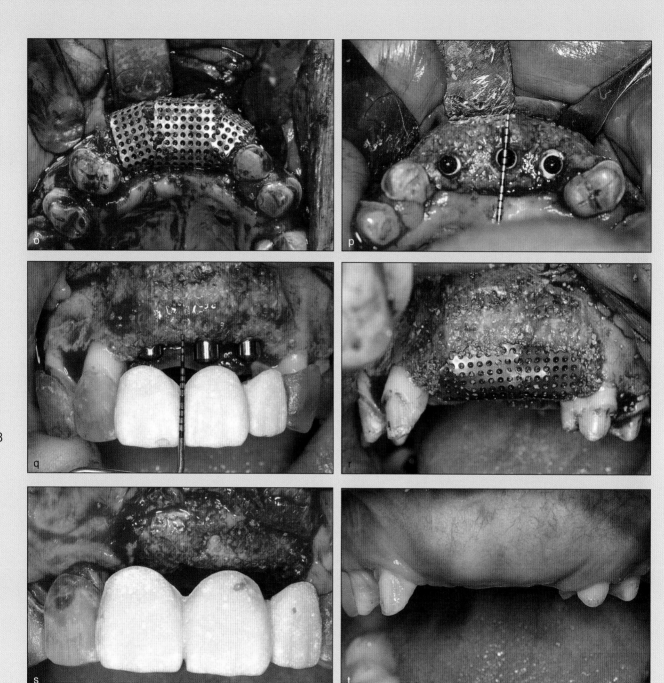

288

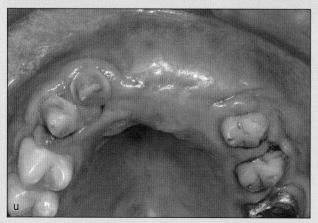

图14-5（续）/（o）用简易钛网支撑骨再生的空间。（p）第一次GBR术后。种植体完全被再生组织覆盖。7个月后，前庭区骨厚度超过4mm。（q）3mm长的愈合基台确定了第二次GBR的目标。为了维持龈乳头，仍然缺损2~3mm的骨高度。（r）在第二次GBR中，愈合基台被当作钛网的垂直向止点。（s）7个月后，手术区域显示再生组织高度完全满足垂直向要求。（t）骨增量后，角化组织明显不足。（u）殆面照显示前庭区牙槽嵴轮廓不足。

→

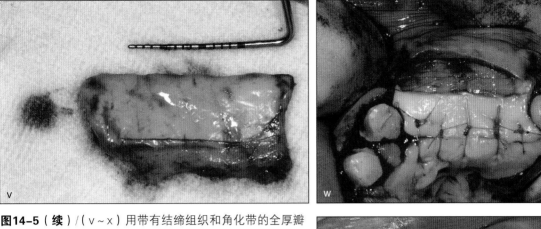

图14-5（续）/（v~x）用带有结缔组织和角化带的全厚瓣完成软组织增量。

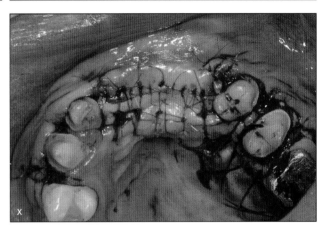

14-5r）。经过另外7个月的愈合，以这种方式增加了9mm的垂直向骨量（图14-5s）。

　　牙槽嵴缺损可能会导致角化黏膜及骨的丧失。黏膜区骨膜的松弛切口不会增加角化组织，它只是延展了皮瓣并冠向移动了膜龈联合处。当垂直向牙槽嵴缺损被治疗后，仅靠骨增量通常不足以达到美观的效果[31-33]。在这个病例中，骨增量的软组织轮廓仍不太理想。尽管有足够的骨，但仍存在软组织不足（图14-5t、u）。因此，仍需进行软组织增量。根据前庭沟移位来计算软组织移植物的大小。为了纠正膜龈联合处的移位并保持足够的软组织厚度，从腭部获取8mm宽的角化黏膜瓣并在缺损区偏腭侧缝合（图14-5v~x）。天然角化组织会向唇侧移位以增加厚

度，保持美观，并将移植物区隐藏起来。移植成功且组织稳定后，开始用最终基台和临时修复体进行软组织塑形（图14-5y~aa）。相较于多个基台的转换，该过程减少了组织损失，还有助于保存再生骨[34-36]。

　　相较于3颗种植体修复，冠桥修复可以增加美学预后。为改善右侧侧切牙区的软组织轮廓，对该牙进行正畸牵引。种植体支持式临时修复体修复2个月后开始正畸牵引（图14-5bb~dd）。1个月内将该牙牵引2mm并保持5个月。在放置最终的修复体之前，使软组织稳定10个月。基台和临时义齿用于调节软组织，形成美观的轮廓（图14-5ee）。

　　术后X线片显示，骨量已恢复至邻牙的牙槽骨

290

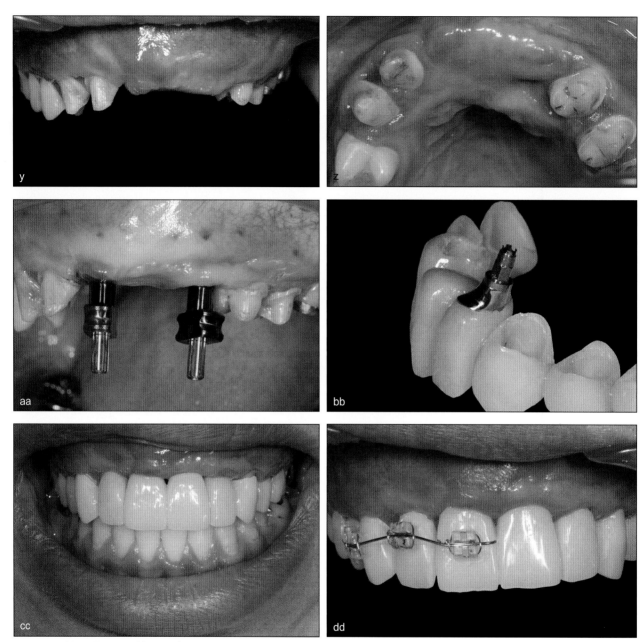

图14-5（续）/（y、z）软组织增量后2个月的情况。三维轮廓得到改善；仅靠骨增量不能实现这个变化。（aa）软组织愈合后，连接愈合基台，对最终基台进行取模。（bb、cc）随后用最终基台和临时修复体进行软组织塑形。（dd）正畸牵引12以改善软组织水平。

→

水平（图14-5kk）。通过冠桥修复而不是3个相邻的冠修复来维持组织高度。平台转换似乎也对种植体周围的骨保存产生了积极影响。

这个病例说明了处理复杂病例可能需要的时长。对于有严重缺损的情况，必须留有足够的时间来确保良好的结果。任何治疗阶段均不应仓促进行。只有这样，即使在极端的术前情况下，也有可能获得非常好的美学效果，即术后6年仍能保持稳定（图14-5ff～mm）。

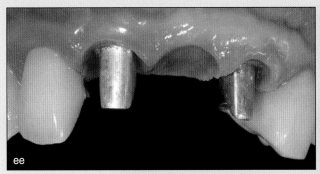

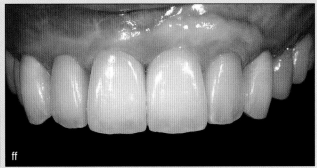

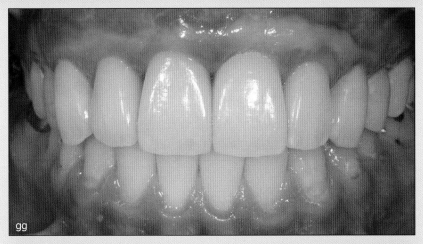

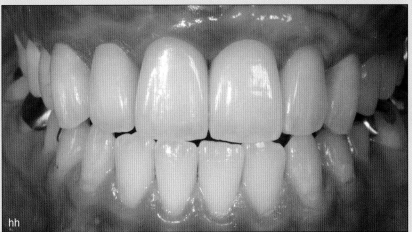

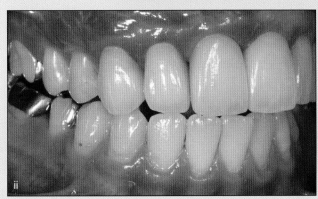

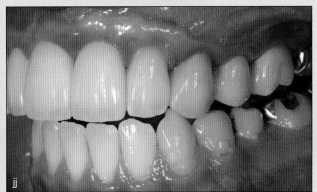

图14-5（续）/（ee）安装最终修复体前的软组织轮廓。（ff~jj）最终结果。以原始24作为23正确地建立了前牙引导。

复杂病例 →

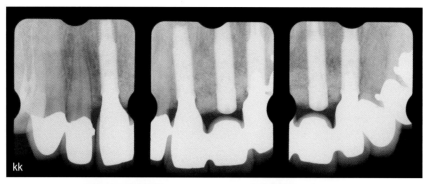

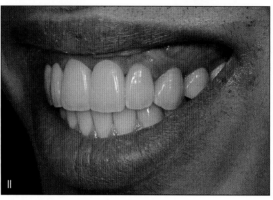

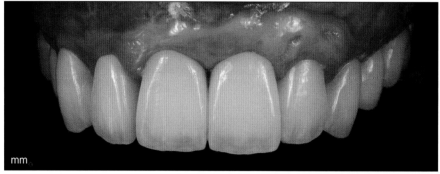

图14-5（续）/（kk）术后X线片。骨再生已达到邻牙牙槽骨顶点水平。21位置的种植体作为"睡眠种植体"保留下来以增强美学效果。（ll）术后3年后患者侧面微笑照。（mm）术后6年，再生组织为外观自然的修复体提供了令人满意的支持和轮廓。（手术、正畸和修复由T. Ishikawa完成；技工工作由K. Nakajima完成）

病例5

这个病例的问题是由外伤引起的严重垂直向组织缺损。以下是治疗成功的关键因素：

• 牵张成骨用作垂直向骨增量。

• 骨劈开和GBR进行水平向骨增量。

• 软组织增量。

这位中年患者希望对其前牙进行美学修复。晚期牙周炎导致垂直向组织缺损。4颗上颌切牙已被局部义齿修复，缺失的软组织已被硅橡胶牙龈所替代（图14-6a～e）。此类的修复体很快会发生颜色变化，并会损害语音和味觉。患者迫切希望改善这种状况。

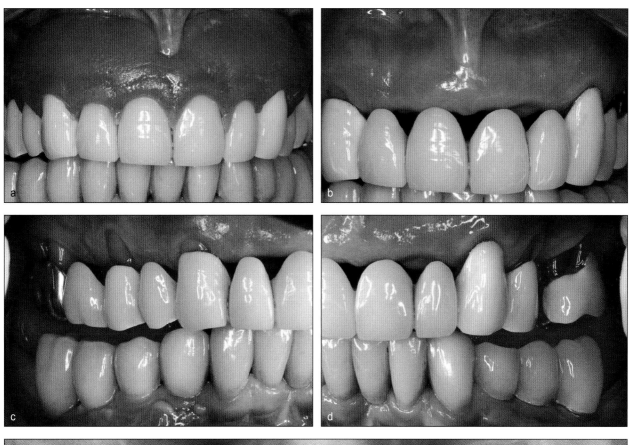

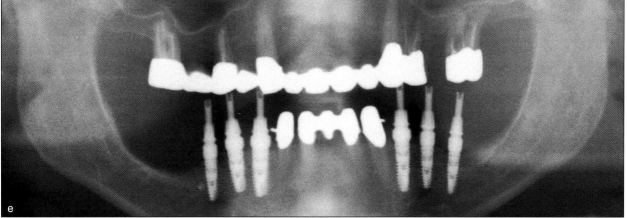

图14-6 /（a）上颌前牙区的硅橡胶牙龈。（b）去除后，尖牙区的垂直向组织缺损和牙龈凹陷很明显。（c、d）上颌骨的术前侧面照。（e）术前全景片。

　　经过系统的牙周治疗后，进行了牵张成骨以增加垂直向骨量（图14-6f～i；请参见第9章）。此后，还需要通过骨劈开和GBR进行水平向骨增量（图14-6j、k）。将两颗种植体植入上颌侧切牙区，作为局部义齿的基牙（图14-6l）。在中切牙的冠桥区，放置最终上部结构之前，先用临时的局部义齿对软组织进行仔细的塑形（图14-6m～o）。

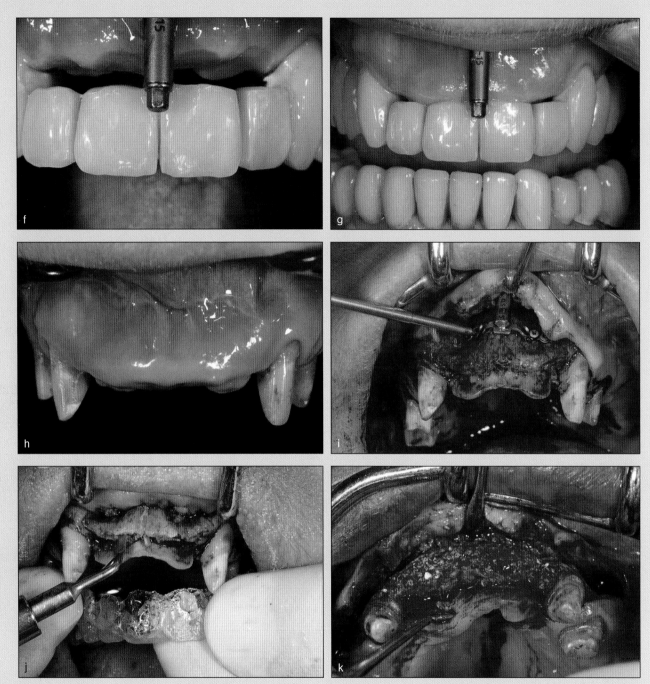

294

图14-6（续）/（f）骨愈合后牵张器的位置。（g）牵张后的牙槽嵴水平。该段明显过度牵张以补偿保留阶段的退缩。（h）2周的保留阶段后，可以看到牙槽嵴高度明显增加。修整牵张器螺钉，使患者更加舒适。（i）牵张器被移除。牙槽嵴高度增加，但水平向宽度尚未增加。（j）为填补水平向缺损，用压电外科器械进行骨嵴劈开，并用GBR技术进行骨增量。（k）3个月后的情况。无机小牛骨充满了牙槽嵴。

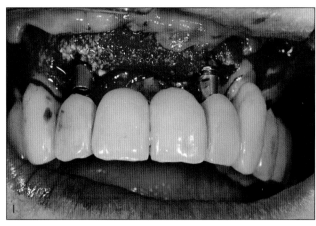

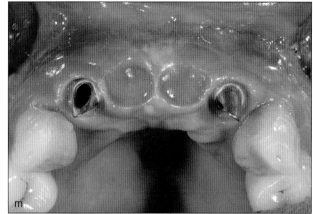

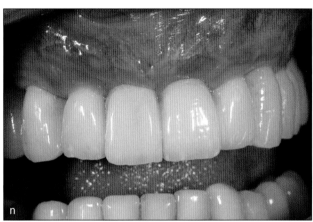

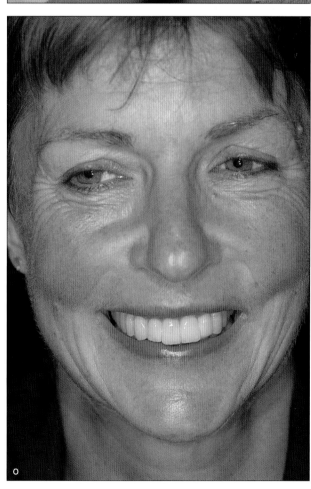

图14-6（续）/（l）在侧切牙的位置植入了两颗种植体。（m）组织稳定后6个月的情况。桥体部位的软组织由临时局部义齿进行塑形。（n）用烤瓷冠对两侧侧切牙种植体进行最终修复。（o）术后患者面部照。（手术和修复由G. Körner完成；技工工作由K. Müterthies完成）

结论

复杂病例通常表现出非常不利的术前情况。可能的病因是牙齿发育不全、错𬌗畸形、牙齿病理性移位、明显的附着丧失以及由感染或外伤引起的广泛垂直向组织丧失。因此，复杂病例需要全面的多学科治疗，主治医生和牙科技师必须从各个学科角度中选择最合适的治疗方案。通过精心的计划、跨学科团队成员间的开放式交流以及面对不断变化情况的适应能力，最终可以获得良好的功能和美学效果。

（聂鹤鹏　袁春平　汤春波）

扫一扫即可浏览
参考文献

图文编辑

刘　娜　刘玉卿　张　浩　封　雨

This is a translation of Techniques for Success with Implants in the Esthetic Zone

Other titles: Erfolg mit Implantaten in der ästhetischen Zone

Edited by Arndt Happe and Gerd Körner

ISBN 9780867158229

Copyright © 2019 Quintessence Publishing Co., Inc.

All Rights Reserved.

图书在版编目（CIP）数据

美学区种植成功之道/（德）阿恩特·哈佩（Arndt Happe），（德）格尔德·克尔纳（Gerd Körner）主编；汤春波主译.—沈阳：辽宁科学技术出版社，2022.3

ISBN 978-7-5591-2330-5

Ⅰ.①美… Ⅱ.①阿… ②格… ③汤… Ⅲ.①种植牙—口腔外科学　Ⅳ.①R782.12

中国版本图书馆CIP数据核字（2021）第231319号

出版发行：辽宁科学技术出版社
　　　　　（地址：沈阳市和平区十一纬路25号　邮编：110003）
印　刷　者：凸版艺彩（东莞）印刷有限公司
经　销　者：各地新华书店
幅面尺寸：210mm×285mm
印　　张：19.25
插　　页：4
字　　数：400千字
出版时间：2022年3月第1版
印刷时间：2022年3月第1次印刷
策划编辑：陈　刚
责任编辑：殷　欣　苏　阳　金　烁
封面设计：袁　舒
版式设计：袁　舒
责任校对：李　霞

书　　号：ISBN 978-7-5591-2330-5
定　　价：498.00元

投稿热线：024-23280336
邮购热线：024-23280336
E-mail:cyclonechen@126.com
http://www.lnkj.com.cn